암,
자연치유가
정답이다

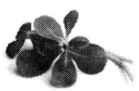

암, 자연치유가 정답이다

발행일　2017년 3월 27일

지은이	김 승 주		
펴낸이	손 형 국		
펴낸곳	(주)북랩		
편집인	선일영	편집	이종무, 권유선, 송재병, 최예은
디자인	이현수, 이정아, 김민하, 한수희	제작	박기성, 황동현, 구성우
마케팅	김희란, 박진관		

출판등록　2004. 12. 1(제2012-000051호)
주소　서울시 금천구 가산디지털 1로 168, 우림라이온스밸리 B동 B113, 114호
홈페이지　www.book.co.kr
전화번호　(02)2026-5777　　　　　팩스　(02)2026-5747

ISBN　979-11-5987-515-1 13510(종이책)　　979-11-5987-516-8 15510(전자책)

잘못된 책은 구입한 곳에서 교환해드립니다.
이 책은 저작권법에 따라 보호받는 저작물이므로 무단 전재와 복제를 금합니다.

이 도서의 국립중앙도서관 출판예정도서목록(CIP)은 서지정보유통지원시스템 홈페이지(http://seoji.nl.go.kr)와 국가자료공동목록시스템(http://www.nl.go.kr/kolisnet)에서 이용하실 수 있습니다.
(CIP제어번호 : CIP2017007442)

(주)북랩 성공출판의 파트너

북랩 홈페이지와 패밀리 사이트에서 다양한 출판 솔루션을 만나 보세요!

홈페이지 book.co.kr　　　　　　1인출판 플랫폼 해피소드 happisode.com
블로그 blog.naver.com/essaybook　원고모집 book@book.co.kr

김승주 지음

암,
자연치유가 정답이다

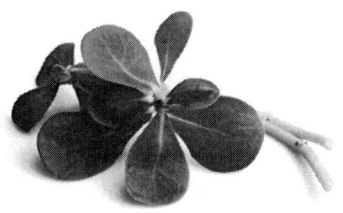

암은 과연 정복될 수 없는 인류의 난제인가?
서양의학도 한의학도 범접하지 못한 새로운 개념의 항암 치유법

북랩 book Lab

머리말

미래학자 앨빈 토플러는 "21세기의 문맹자는 읽지 못하고 쓰지 못하는 사람이 아니라 배우려 하지 않고 낡은 지식을 버리지 않는 사람이다."라고 했다. 사람은 마지막 숨을 거둘 때까지 배움을 계속해야 한다는 평생교육의 중요성을 말하고자 하는 거라고 생각한다. 사람마다 한정되어 있는 인생 여정에서, 알고 있거나 실천해볼 수 있는 것보다 배워야 할 것이 더 많다는 사실은 우리에게 많은 것을 시사해준다.

나는 이 책의 집필을 시작할 때도 그랬고, 마치고 난 후에도 무거운 마음의 부담을 갖는다. 나는 유명한 전문 의료인도 아니고, 영양학 박사도 아니다. 암 전문가로서 책을 쓰기 시작한 것은 더욱 더 아니다. 다만 그동안 삶의 현장에서 건강한 삶의 길에 대해 늘 관심을 갖고 살아오면서, 암에 대해 좀 더 깊이 탐구하고 찾아낸 생각을 글로 정리해보고, 좀 더 깊은 배움의 기회를 갖고자 펜을 들었다가 출판의 길로 들어서게 되었다.

나는 그동안 자연생태 환경 분야에 관심을 갖게 되면서 약초에도 호기심을 느꼈고, 그러다 보니 자연스럽게 건강과 질병 문제로 분야가 확대되었다. 처음 공부할 때는 지식이 쌓이고 재미있어 남들 앞에서 제법 아는 체하기도 했다. 그러나 공부하면 할수록 나 자신이 모르고 있는 게 너무 많다는 걸 깨닫고 나서부터는 말수가 줄어들게 되었다. 그리고 지금도 모르는 게 너무 많아 두렵기조차 하다. 혼자서 공부하는 데는 한계가 있을 것 같아, 좀 더 깊은 지식을 쌓고자 대학원 수업을 다시 시작했다. 그러나 그 역시 만족스럽지 못했다.

건강과 질병에 관해서는 너무도 상반된 주장이 많다. 어느 쪽의 주장이 옳은지 판단하기는 더욱 어렵다. 수많은 연구 자료를 봐야 하고, 때로는 나 자신의 몸으로 체험해봐야 한다. 현대 의학은 너무도 미흡한 게 많다. 미완성의 학문이다. 갈 길이 아직 많이 남았다고 생각되면서도, 어쩌면 처음부터 길을 잘못 들어선 게 아닌가 하는 생각마저 갖게 한다.

현재 우리가 살아가고 있는 시대는 변화의 진폭이 너무도 큰 급변의 시대다. 중심을 바로잡지 못하면 언제 어떻게 휩쓸리게 될지 모른다. 그런데도 우리 사회는 아직까지 여러 가지로 중심이 제대로 잡혀 있지 않은 것 같다. 국가 경영의 책임을 지고 있는 정치 지도자들이나 국민의 건강을 돌보아야 하는 의료계 모두 본연의 의무에는 관심이 없는 것 같다. 어제 한 말과 오늘 한 말이 다르고, 미래에 대한 비전 제시도 없다. 도무지 종잡을 수가 없다.

국민의 생활에 직접 영향을 미치는 생활규범은 왜 그렇게 자주 바뀌는가? 건축법, 도시계획법, 도로교통법, 농지법, 산림법 등은 사흘이 멀다 하고 바뀐다. 정부기관이나 지방자치단체의 부서 이름은 왜 또 그렇게 자주 바뀌는가. 하는 일은 전과 별반 달라진 게 없는데, 이름은 최고 권력자나 부서의 책임자가 바뀔 때마다 달라진다. '내무부' 하면 간단히 알 수 있을 것을 총무처, 행정자치부, 행정안전부, 안전행정부 또다시 행정자치부……. 우리나라 국민 중 정부 부처 이름을 완전히 알고 있는 사람이 얼마나 될까? 대형사고가 터지면 정부 부처나 기관이 하나 더 신설되고, 해당 공무원들은 줄줄이 승진하고, 예산도 특별히 추가 편성된다. 책임을 지는 모습은 찾아보기 어렵다.

의료와 관련된 정보는 더욱 어지럽다. 일반 사전에도 없는 새로운 의학 용어와 들어보지도 못한 병명이 계속 쏟아져 나오고, 모두 어려운 영문투성이다. 의료에서 우리말 우리글은 찾아보기 어렵다. 병원에서 환자를 돌봐야 할 의사가 거의 매일같이 방송에 출연하여 말솜씨를 경쟁적으로 자랑하고 있다. 그러나 그들이 하는 말의 내용을 어디까지 믿어야 할지 종잡을 수가 없다. 채소는 반드시 익혀 먹어야 한다고 주장하던 의사가 녹즙이 뜨니까 불과 몇 개월 만에 생으로 녹즙을 만들어 먹으면 해독 효과가 뛰어나다며 해독 전문가로 변신한다. 단식은 위험하다고 목소리를 높이던 의사가 간헐적 단식이 확산되니까 단식의 전문가로 변신해서 매스컴에서 자신의 몸매와 말솜씨를 뽐내고 있다.

햇빛의 자외선은 건강에 해롭다고 언론을 동원해 그렇게 떠들더니, 이제는 우리 국민 80% 이상이 햇빛을 적게 쏘여 비타민 D의 부족이 심각하고 골다공증 환자가 증가하고 있다고 한다. 그리고 그 대안으로 제약회사가 만든 합성제품인 비타민과 칼슘 보충제를 먹어줘야 한다고, 그것도 반드시 전문의사의 처방을 받아서 복용해야 한다고 목소리를 높인다. 비타민 보충제 하나 먹을 때도 의사에게 먼저 돈을 보태주고 난 후에 먹으라는 것이다.

이처럼 일관성 있게 추진되고 지켜져야 할 법규, 시책, 의료지식이 사흘이 멀다 하고 바뀐다. 앞의 주장이 잘못이었다는 게 명확히 밝혀져도 잘못을 시인하거나 책임지는 사람이 아무도 없고, 그로 인해 많은 사람들이 피해를 입고 건강을 망쳤음에도 실수나 잘못을 인정하는 모습을 어디에서도 찾을 수 없다. 암, 당뇨, 고혈압 등 수많은 난치성 질환으로 고통받고 있는 환자들은 늘어만 가는데, 자칭 명의라는 사람들은 매스컴에 출연하여 대부분 "병의 원인은 모른다. 그러나 병이 나면 반드시 자기들에게 와서 치료를 받아야 한다."라고 목소리를 높인다. 원인을 모르는 채 병을 치료한다는 것이다. 마치 장님이 코끼리의 한 부분만 만져보고 그것이 무엇인지 판단하고 처치하는 것과 같다. 자동차를 운행하면서 가야 할 목적지도 모른 채 눈앞에 보이는 길만 보고 무조건 출발부터 하고 보는 것에 다름 아니다.

얼마 전까지만 해도 병원에만 있던 혈압 측정계가 정부기관의 사무실을 비롯하여 어디나 흔히 놓여 있다. 지나다가 무심코 혈압을 재면 혈압이 기준치보다 높게 나오거나 낮게 나오는 경우가 다반사로 발생한다. 그렇게 되면 불안해서 병원을 찾는데, 그러면 대부분 혈압약을 복용하라고 권유받고, 그때부터 고혈압 환자가 된다.

혈압은 하루에도 수십 차례 오르내림을 반복한다. 측정할 당시의 신체활동 상황이나 마음 상태에 따라 혈압은 수시로 변한다. 혈압이 올라가는 것은 혈액의 흐름을 정상적으로 유지하기 위한 우리 몸의 항상성의 발로이기 때문에 웬만한 혈압은 걱정할 필요가 없다. 그런데 약을 먹는 순간부터 환자로 변하게 되는 것이다.

환자가 넘치고 있다. 요즈음은 과거엔 들어보지도 못했던 병명이 넘쳐난다. 과민성 대사증후군, 장 누수증후군, 만성피로증후군 등……. 허리둘레가 남자는 90cm, 여자는 80cm 이상이면 과민성 대사증후군 판별의 다섯 가지 항목에 해당되어 환자로 지정될 가능성이 매우 높아진다. 도대체 어떤 근거로 이러한 기준이 설정되었는가? 사람마다 키가 다르고 체형이 다르다. 각 개인의 특성을 완전히 무시하고, 누구에게나 똑같은 기준을 들이대 환자를 만들어내는 황당한 기준이 의학이라는 그럴듯한 명분으로 도처에 산재해 있다.

우리 주변을 보면 암 환자가 하루가 다르게 늘어나고 있다. 국민 3.5명당 1명이 암으로 고통받고, 앞으로 이 수치는 더욱 줄어들게 될 것이라고 한다. 실로 두려운 일이 아닐 수 없다. 암에서 우리 국민 누구도 자유로울 수 없다는 것이다. 그런데도 대부분의 사람들이 잘못된 의학 이론과 건강 지식에 세뇌되어 올바른 치유의 길을 찾으려고 하지 않는다. 소위 전문가나 권위자라고 하는 사람들의 말이면, 그들의 말이 옳은지 그른지에 대한 의문을 제기해보지도 않고, 액면 그대로 받아들이는 경향이 너무 강하다. 전문가라는 호칭은 어떤 특정 분야에 대해 모든 것을 알고 있다는 느낌을 주지만, 애석하게도 이 시대의 많은 전문가라는 사람들은 자기중심적인 편견과 권위에 사로잡혀 진실을 왜곡하고, 변화와 발전을 가로막는 주장을 되풀이하는 경우가 너무도 많다.

지금 정부나 정치권에서 해야 할 가장 중요한 일은 국민들을 질병의 불안에서 벗어나게 해주는 것이다. 그러나 유감스럽게도 정부나 정치권, 의료계 그 어디에도 이러한 낌새조차 찾을 수 없다. 병이 나면 병원에 가고, 경제적으로 어려운 사람에게는 약간의 도움을 주겠다는 것이 전부다. 안타깝고 또 안타까운 일이 아닐 수 없다.

지구 기후변화의 흐름에 가속도가 붙고 있다. 기후 전문가들의 예고가 아니더라도, 변화의 속도를 우리 스스로 피부로 느낄 수 있을 정도로 기후 변화의 속도가 빨라지고 있다. 기후가 변하면 가장 먼저 식물의 생태계가 변하게 될 것이고, 다음에는 식물과 더불어 살아가는 미생물, 곤충을 비롯한 동물들도 위험해지게 된다. 우리 인간의 생활 환경은 어떻게 되겠는가? 아마 가장 큰 피해를 입는 생물은 우리 인간이 될 가능성이 높다. 삶의 패러다임이 바뀌고, 새로운 질병들이 창궐하게 될지도 모른다. 산소 부족으로 암 환자가 엄청나게 증가하게 될지도 모른다.

정부는 기후변화와 관련한 명확한 대응 방안을 국민들에게 제시해야 한다. 그러나 가끔 매스컴에서 특집 편성을 통해 일부 보도하고 있으나, 정부 차원에서는 아직까지 어떤 방향 제시도 없다. 현재 벌어지고 있는 사회 현상들에 관해 조금만 관심을 갖고 살펴보면 한숨과 두려움이 앞선다. 특히 우리의 건강에 대해서는 정부나 의료계 그 누구도 믿기 어려운 시대가 되어버린 것 같다. 환자가 늘어나면 경제적 수입이 증가하는 이익 집단들이 매스컴을 이용해 남발하는 건강 정보도 국민들을 더욱 혼란스럽게 만들고 있다. 이제 믿을 수 있는 것은 오로지 나 자신밖에 없다. 암이나 당뇨, 고혈압, 비만, 우울증 등의 실체와 근본 원리 정도는 우리 국민 모두가 일반교양 과목 과정으로 인식하고 공부하여 스스로 알고 있지 않으면 안 되게 되었다.

 암은 결코 치유가 불가능한 불치병도 아니고, 완치가 어려운 난치병도 아니다. 다만 우리 스스로가 어렵고 복잡한 병으로 만들어 고난을 자초하고 있을 뿐이다. 본서에서 기록한 자연치유와 항암약초 활용 방법은 암 환자만을 대상으로 한 치유법이 아니다. 대부분의 만성질환에서 승리할 수 있는 가장 확실한 치유법이며, 몸과 마음, 영혼까지 치유할 수 있는 전인 치유법이다.

 나 자신의 잘못으로 방향을 잃은 내 몸의 암세포를 나 스스로 다시 정상세포로 돌려놓을 것인가? 아니면 하나밖에 없는 나의 생명을 남에게 맡겨두고 모든 것을 포기할 것인가? 최종 결정권자는 나 자신이다. 당신은 어떤 길을 선택할 것인가? 아주 작은 이 한 권의 책이 많은 분들에게 큰 보탬이 될 수 있기를 간절히 기원할 따름이다.

지리산 자연건강학교에서

김승즉

차례

머리말   4

제1장 암이란 무엇인가?

1. 세포(cell)의 변이	16
2. 악성 종양(tumor)	18
3. 암세포의 발생	20
4. 종양의 성장	23
5. 현대 의학의 치료법에 대한 소견	25
6. 암은 전이하지 않는다	31
7. 조기검진의 유혹에서 벗어나야 한다	36
8. 암의 자연 소멸	41

제2장 암, 자연치유가 답이다

1. 새로운 트렌드 자연의학	48
2. 암 발생 후 먼저 할 일	51
:: 충격에서 빨리 벗어나야 한다	51
:: 암에 대한 올바른 이해와 치료 방법을 생각하자	52
:: 발생 원인을 스스로 찾아내야 한다	53
:: 암에 대한 자신감과 희망을 가져야 한다	54

3. 암을 극복하는 최선의 비방 56
　:: 생활환경을 바꾸어야 한다 56
　:: 생활습관을 바꾸어야 한다 59
　:: 경험자, 조력자와 함께할 수 있으면 좋다 60
　:: 규칙적인 생활이 중요하다 61
　:: 마음이 몸을 지배한다 62

제3장 인체의 자율조정 기능과 산소를 극대화시켜라

1. 인체의 3대 자율조정 기능 72
2. 저하된 자율조절 기능을 회복시키자 77
3. 몸속 산소의 함량을 늘려야 79

제4장 꼭 알아두어야 할 식품 영양

1. 식습관의 변화 88
2. 필수 영양소 95
　:: 탄수화물 95
　:: 단백질 98
　:: 지방 102
　:: 비타민 106
　:: 미네랄 114
　:: 식이섬유(Dietary Fiber) 123
　:: 영양 섭취의 종합 원리 124
3. 농산물 생산 방법을 바꾸어야 한다 127
4. 떠오르는 영양소 파이토케미컬과 글리코 영양 140
5. 육식을 멀리하자 146
6. 암을 이기는 식생활 154
　:: 영양 섭취의 현주소 154
　:: 암환자의 식생활 160

제5장 최고의 항암제 자연영양

1. 물   180
2. 소금   187
3. 햇빛   191
4. 흙   194

제6장 생활환경

1. 지구 환경 문제는 우리 모두의 문제다   198
2. 독소(Toxin)   204
3. 전자파   215
4. 방사능 피해   219
5. 장수 시대   222

제7장 항산화 성분의 보고 약초의 활용

1. 항암 약초를 식품으로 활용하자   232
2. 약초의 생산, 관리 방법을 개선해야 한다   246
3. 식약재의 섭취 방법   257
4. 산약초는 파이토케미컬의 보고다   267
5. 25가지 항암약초   269
   :: 뛰어난 효능에 감탄하는 감태나무   270
   :: 모든 약초를 조화시키는 신비의 감초   272
   :: 아름다움과 활용성을 겸비한 기린초   276
   :: 만능 약재 꾸지뽕나무   278
   :: 숨어 있는 보석 꿀풀(하고초)   281
   :: 해독의 명약 노박덩굴   283
   :: 염증 치료의 명약 느릅나무   285
   :: 약용수의 왕 마가목   287

:: 사람이 좋아 사람과 함께 살아가는 민들레	289
:: 최고의 토종 다육식물 바위솔	291
:: 여린 듯 강한 태양초 비단풀	293
:: 강인한 생명력의 대명사 부처손	295
:: 위장을 편안하게 하는 산사	297
:: 보석보다 귀한 삼지구엽초	299
:: 항암 과일의 대명사 가정의 상비약 살구	302
:: 불가사의한 생명력 석창포	304
:: 음양오행의 기운을 갖춘 오행초 쇠비름	307
:: 야생초의 왕 왕고들빼기	309
:: 난치병 치료의 명약 옻나무	311
:: 다양한 생리활성 물질의 보고 엉겅퀴	314
:: 갖가지 독을 해독하는 잔대	316
:: 최고의 단방약초 지치	318
:: 독소 배출의 명약 청미래덩굴	320
:: 몸을 따뜻하게 하는 최고의 향신료 지리산 초피	323
:: 귀신같이 잘 듣는 화살나무	326

맺는 말	328
참고문헌	337

제1장

암이란 무엇인가?

1. 세포(cell)의 변이

사람의 몸은 약 60조 개의 세포(cell)의 집합체로 이루어져 있다. 세포는 몸을 구성하고 있는 가장 작은 단위의 생명체로서, 세포 스스로의 조절 기능에 의해 성장(Growth), 분화(Differentiation)하면서, 역할을 다하면 프로그램화된 죽음(Apoptosis)의 과정을 밟으며 세포수의 균형을 유지한다. 각 세포는 역할에 따라 생존 기간이 다르다. 뇌세포는 영구적이고, 간세포는 10~180일 정도, 위장 세포는 2~3일 또는 40~50일 정도로, 부위와 역할에 따라 수명이 다양하다.

세포는 약 70%가 물로 구성되어 있고, 단백질, 지방, 탄수화물 등의 유기물이 26% 정도이며, 나머지 4%는 미네랄로 형성되어 있다. 나트륨, 칼륨, 칼슘, 마그네슘, 황, 인 등 아주 소량의 미네랄에 의해 세포의 생명 활동이 큰 영향을 받는다. 우리가 섭취하는 음식에 따라 세포의 기능이 직접적인 영향을 받고, 건강과 비(非)건강, 생과 사의 구분도 세포의 상황에 따라 결정되는 것이다.

세포는 PH 농도가 항상 7.4 정도의 중성을 유지해야 한다. 그런데 산성 식품인 육류나 정제 가공식품을 많이 섭취하면 혈액이 산성으로 기울게 된다. 그러면 세포는 산성을 중화시키기 위해서 알칼리성인 나트륨이나 칼륨을 과다 소비하게 되어, 미네랄의 균형이 깨지고 몸의 균형을 유지하는 항상성이 제 기능을 발휘하지 못하면서 질병이 발생한다.

세포 내에 존재하는 액상 물질을 세포 내액(intracellular fluid, ICF)이라고 하며, 외부에 존재하는 물질을 세포 외액(extracellular fluid, ECF)이라고 한다. 외액의 대부분은 혈장과 간질 액의 두 가지 성분으로 구성되어, 필요한 양양 성분을 흡수하고 불필요한 물질을 배출하는 작용을 반복한다. 세포는 항상 충분한 수분이 유지되어야 하는데, 세포 내액은 칼륨이, 세포 외액은 나트륨이 수분의 보유를 조절한다. 각 세포들은 존재하는 위치에 따라 역할이 다르지만, 각 세포들은 서로 간에 긴밀한 커뮤니케이션을 하고 서로 협조하면서 인체의 활동을 정상적으로 유지케 한다. 몸의 뼈, 근육과 장기를 만들고 영양을 흡수하는 대사 활동과 외부로부터의 불청객을 처리하고 배설하는 등 인체의 모든 생명 활동을 주관한다.

그러나 세포가 어떤 원인으로 손상을 입을 경우, 죽어 없어지거나 본래의 제 기능을 발휘하지 못하게 되면, 우리 몸은 질병의 형태로 이상 증상이 나타난다. 세포에 유전자 변화가 일어나고 돌연변이를 일으키면, 원래의 세포가 가진 특성과는 다르게 변해 불완전하게 성숙되고, 분열을 계속하면서 덩어리가 커져간다. 이것을 유전자의 이상에 의한 유전자 질환, 곧 암(cancer)이라고 표현하는 것이다.

2. 악성 종양(tumor)

　세포의 성장 환경에 문제가 발생하거나 오염되어, 정상 조직으로부터 비정상적인 형태로 변하거나 증식하는 새로운 신생 증식물을 종양이라고 한다. 의학적으로 종양은 조직의 자율적인 과잉 성장으로서, 개체에 대해 이롭지 않을뿐더러 정상 조직에 대해 파괴적인 것으로 판단한다. 종양을 영어로 Neoplasia(new+growth, 신생물)라고 하는데, 본래는 없었던 새로운 성장물이라는 뜻이다. 일반적으로 종양은 조직이나 세포 이름에 '종'이라는 접미어를 붙여서 부른다. 예를 들면, 지방 조직에서 유래한 것은 지방종, 섬유 조직에서 유래한 것은 섬유종, 근육 조직에서 유래한 것은 근육종이라고 한다.
　종양은 몸속 환경이 오염되어 증가된 체내의 노폐물과 독소가 몸속을 돌아다니지 못하게 가두어 두는 역할을 한다. 혈액, 림프액, 그리고 조직 속에 산재해 있는 독성 물질을 흡수하여 저장해 두는 오폐수 임시보관소 역할을 함으로써 신체의 부담을 최소화하는 역할을 한다. 그러므로 종양 그 자체는 결코 병이 아니며 우리 몸을 스스로 지켜 내려는 항상성의 발로로 보는 것이 맞다.

그러므로 종양 한두 개 때문에 사람이 죽는다는 것은 너무도 과장된 억지 주장이다. 심지어 뉴스에서는 수술 중 의사의 실수로 몸에 칼이나 주사기 등이 들어갔는데도 오랜 기간 동안 아무 이상 없이 살아온 사람들의 이야기가 보도되기도 하지 않는가.

종양은 크게 양성 종양과 악성 종양으로 구분한다. 양성 종양은 피막 형성이나 덮개로 둘러싸기 때문에 다른 부위로 침범하지 않고 서서히 성장한다. 신체 여러 부위로 확산되거나 전이하지 않기 때문에, 특별한 경우를 제외하고는 제거하는 치료를 실시하지 않아도 자연 치유될 수 있는 종양을 말한다.

악성 종양은 분열을 반복하면서 주변의 정상 조직들을 압박하고 침범하거나 파괴한다. 때로는 원래의 발생 장소에서 이동하여 또다시 다른 위치에서 새로운 악성 종양을 발생시키는 위험한 종양으로 의학계에서는 정의한다(그러나 전이 부분에 대하여는 뒤에서 별도로 필자의 의견을 밝힐 것이다).

양성 종양과 악성 종양은 관련이 없다고 의학계에서는 주장하나, 필자는 동의하지 않는다. 양성 종양이 곧바로 악성 종양으로 변하지는 않을지라도, 양성 종양이 발생했다는 것은 몸의 면역력이 이미 많이 저하되어 있다는 것을 나타내는 증표이다. 머지않은 날에 악성 종양도 발생할 수 있음을 암시하는 예고편과 같은 것이다. 우리의 몸은 머리끝에서 발끝까지 온몸 전체가 하나의 유기체로 연결되어 있어, 신체의 각 조직 간에 관련 없는 부위가 있을 수 없으므로, 어떤 한 부분에 이상이 발생했다면 다른 부위에서도 다시 이상 증상이 나타날 수 있음을 깨달아야 한다.

3. 암세포의 발생

 우리의 몸을 이루고 있는 60조 개의 세포는 각 세포마다 역할과 수명 또한 다르며, 우리가 섭취하는 산소와 수분, 영양에 의해 생명 활동이 이루어진다. 이 세 가지 필수 요소 중에서도 산소의 부족은 세포의 생명 활동에 가장 즉각적이고도 치명적인 위협 요인으로 작용하고, 몸속에 누적된 합성 화학물질들과 독성 물질들은 세포를 더욱 극한 상황으로 몰아가게 된다.

 잘못된 생활환경, 습관 등으로 인해 몸속 독성 물질이 증가해서 혈액이 오염되어 산소 공급이 줄어들면, 생명의 위협을 느낀 정상 세포가 어려운 환경에서 살아남기 위해 몸부림치다가 유전자가 변이를 일으켜, 당초와는 달리 비정상적으로 성장하는 세포로 변하면서 산소가 부족한 환경에서 더욱 잘 적응하는 생명체로 바뀐다. 그리고 일정한 수명이 다하면 새로운 젊은 세포를 만들어 내고, 당초 세포는 아폽토시스를 일으키면서 전체의 개체수에는 큰 변화를 일으키지 않는 정상 세포와는 달리, 세포의 자연 사멸 없이 기하급수적으로 숫자가 늘어나면서 부피가 커져 가고 그로 인해서 신체 장기에 장애를 일으키기도 하지만 몸속의 독성 물질을 가두어 두는 역할을 하는 것이 암이라는 종양의 실체다.

비유하자면 나라의 통치자가 자신의 쾌락과 탐욕에 젖어 국가의 근간인 백성(세포)의 안위를 생각지 않고 자기 마음대로 먹고 마시고 즐기면서 백성들을 고통으로 내몰면, 백성은 살아남기 위해 모든 방법을 동원해 몸부림치다가, 스스로 새로운 무기로 무장(암)을 하고, 자기를 돌보지 않은 통치자(주인)를 공격하기 시작하는 것이다. 암은 몸을 스스로 잘 관리하지 못하고 있는 몸의 주인에 대한 세포의 반란이다. 이러한 악성 종양의 발생 기전을 명확히 이해하는 것이 암으로부터 자유로워질 수 있는 첫 번째 가장 중요한 관문이다.

암세포의 발생 과정을 몇 가지로 요약하면 다음과 같다.

① 잘못된 식생활 → 소화 분해 과정 → 일산화탄소 증가 → 산소 부족 → 일산화탄소 체내에 축적 → 과잉 섭취된 단백질과 지방에 화학적 결합 → 산소 부족 심화 → 종양 발생
② 합성 화학물질, 노폐물 축적 → 산소 부족 심화 → 활성산소 증가 → 염증 발생 → 세포 증식활동 이상 발생 → 암 유전자 출현
③ 스트레스 → 교감신경 긴장 → 과립구 증가 → 활성산소 방출 → 림프구 감소 → 염증으로 인한 조직 파괴 → 혈관수축 → 배설능력 저하 → 독소 누적 → 세포 변이

④ 몸속 환경오염 → 산소 부족 → 유해세균, 암세포 발생 → 백혈구 증가 → 적혈구 감소 → 영양, 산소 부족 심화 → 고영양 요구 → 영양 섭취 → 바이러스, 암세포 더욱 증식 → 정상세포 영양부족 → 생명 위협 → 세포 변이

4. 종양의 성장

 현대를 살아가는 모든 사람들 중 어느 누구도 환경으로부터 온전히 자유로운 사람은 거의 없다. 본인의 의지와 관계없이 현재 활동하고 있는 곳의 공기를 마셔야 하고, 물과 음식도 달리 섭취하기란 거의 불가능하다. 거의 모든 사람들이 정도의 차이는 있으나, 항상 암세포가 발생할 수 있는 환경에 노출되어 있는 것이다. 사람에 따라 차이가 있으나 몸속 환경오염으로 인한 산소 부족과 악성 세포가 좋아하는 독성 물질 증가 시, 보통 하루 수천수만 개의 암세포가 발생하는 것으로 연구 보고되어 있다.

 암세포 1개의 크기는 평균 $10\mu m$(100분의 1mm)로서, 암세포의 숫자가 10억 개가 넘으면 1cm의 종양 덩이가 생성되는 것으로 확인되고 있다. 몸속 환경의 차이에 따라 종양세포의 분열, 증식의 속도가 차이가 있겠으나, 직경 1cm의 종양으로 자라는 데는 보통 10년에서 20년 정도의 기간이 소요되는 것으로 확인되고 있다. 이러한 종양은 대부분 불완전 연소한 단백질과 지방, 일산화탄소로 구성되어 있는데, 일반 세균에 의한 염증과 달리 증식의 속도가 빠르지 않은 종양이라는 점에 유념할 필요가 있다. 암세포가 발견되더라도 긴급하게 치료하려 하거나 당혹해 하지 말고 천천히 심사숙고할 것을 권유하는 이유가 바로 이것이다. 몸속의 환경오염으로 암이 발생했더라도, 성장 조건이 맞지 않으면 더 이상 분열하지 않고 잠복해 있는 암도 있고, 성장 속도가 극히 느리거나 빠른 진행암 등 다양한 형태의 암종이 있을 수 있다.

종양이 어느 순간 갑자기 커지는 것은 몸속이 더욱 오염되어 노폐물이 증가되었거나 종양의 노폐물 흡수력이 향상되어 일시적으로 나타나는 현상이므로 결코 당황하거나 두려워해야 할 사안이 아니다.

5. 현대 의학의 치료법에 대한 소견

현대 의학에서 적용하는 암 치료법은 외과적 치료, 방사선 치료, 내과적 치료 등으로 크게 3가지로 분류할 수 있다.

첫째, 수술(surgery)이다.

말 그대로 체내에 형성되어 있는 조직의 일부분을 절단해서 제거하거나 이식하는 방법이다. 눈에 보이는 이상 조직을 처리하는 데 가장 분명하고 빠른 방법이다. 그러나 이상 조직의 제거 과정에서 신체 내의 정상적인 신경, 혈관 등 수많은 정상 조직이 절단되어 잘려 나간다. 하나의 생명체로 탄생하면서부터 죽을 때까지 변하지 않고 간직되어야 할 신체 조직에 커다란 충격과 변형을 초래하는 것이다. 이는 인체의 항상성과 자생력, 방어막을 깨트리는 극단적인 처치 방법이다. 이 과정에서 대량으로 발생하는 활성 산소에 의해 몸속 환경은 크게 악화되고, 수술 후에 필수적으로 따르는 화학 요법이나 방사선 치료로 면역력과 자연치유력은 더욱 약화된다.

그리고 특히 유념해야 할 사항은, 눈에 보이는 암 덩이는 제거했더라도 다른 부분의 아직 보이지 않는 암세포는 그대로 남아 있다는 사실이다. 남아 있는 암세포는 수술 과정에서 받은 충격과 면역력 저하로 더욱 빠르게 성장할 수 있고, 없던 암세포가 추가로 발생할 수도 있다는 것이다. 수술이 불가능하거나 다른 이유로 수술을 하지 않고 방치한 암 환자의 수명이 수술한 환자보다 몇 배나 길었다는 조사결과 보고서는 수도 없이 많다. 수술은 생명이 위험을 느끼는 마지막 단계에서 하는 최후의 수단이 되어야 하는 것이다.

둘째, 방사선 치료(radiation)법이다.

마이크로 단위의 소립자나 전자파를 체내로 투과시켜 종양 세포를 파괴하고 태워 없애는 방법이다. 수술과 달리 신체의 다른 조직을 절단하지 않고 종양을 파괴할 수 있는 이점이 있지만, 방사선은 조직에 대한 파괴력이 워낙 강하기 때문에 어떤 생명체에게도 치명적인 타격을 가하는 결코 유익하지 않은 방법이다. 일본 게이오 대학의 곤도 마코토 교수도 "방사선에 노출된 세포는 회복이 불가능한 상태가 되고, 후유증으로 몇 년 후에 심각한 암이 발생한다."라고 말했다. 일본 후쿠시마 원전 사고 이후 방사능의 위험성에 대한 인식이 한결 높아졌으나, 우리는 아직까지도 방사능에 대해 모르고 있는 게 너무 많다. 뒷편의 발암 원인과 치유편에서 다시 설명하겠지만, 방사선의 위험성을 결코 간과해서는 안 된다. 암 조직을 파괴하기 위해 방사선이 우리 몸을 통과하면서 주변의 정상세포 조직이 크게 상처를 입고 사멸된다. 방사선을 사용할 경우 암세포 1개를 제거하기 위해 10만 개의 정상 세포가 손상을 입는다고 한다.

암세포의 연구 실험을 위해 일반 쥐에게 100만 개의 암세포를 투입해도 암에 걸리지 않으나, 방사선을 쏘이면 암에 걸리는 것을 확인한 연구 보고도 있었다. 방사선을 사용하면 당초의 암 덩이는 상처를 입고 위축될 수도 있겠으나, 방사능에 노출된 세포의 파괴와 장기 기능의 손상으로 면역력을 크게 떨어뜨려 새로운 암이 발생할 가능성을 크게 높이고, 기존 암의 악성화를 초래하게 된다.

세 번째, 화학요법(Chemotherapy)이다.

항암 약제인 화학물질(chemical)을 사용하는 치료법이다.

독극물 투여로 일시적으로 암세포가 위축되어 크기가 줄어들기도 하나, 오히려 암을 악화시키고 더욱 빠르게 증식시키는 증암제 역할을 하기도 한다. 1988년에 발표된 미국 국립 암 연구소의 보고서에서도, 항암제는 암을 더욱 빠르게 증식시키는 증암제라고 단정했다.

항암 약제의 맹독성으로 인체가 일차적으로 치명적인 타격을 입는다. 항암 약제는 우리 몸속에서 분열이 활발한 세포를 먼저 공격하는데, 모근 세포, 정자생식 세포, 혈구 세포가 먼저 치명상을 입고, 그로 인해 암과 싸워나가야 할 NK 세포 등 면역세포가 먼저 섬멸됨으로써 면역력이 최악의 상황으로 내몰린다. 그리고 항암제에서 살아남은 암세포는 악바리 세포가 되어 더욱 빠르게 증식하고, 바이러스, 곰팡이균 등 각종 유해 세균들도 더욱 빠르게 증식을 시작하여 인체는 최악의 위기 상황으로 내몰린다. 먹은 음식의 소화 분해도 잘 이루어지지 않아 영양 결핍, 신체 장기의 기능저하를 초래하고, 더불어 과독으로 인해 교감신경이 긴장하고 부교감신경이 저하되어 신체의 밸런스가 무너진다. 심한 구토가 계속되고, 머리카락이 빠지고 눈썹이 빠지기도 한다.

현재 사용 중인 항암제의 대부분은 암세포의 활동을 강제로 억제시키는 맹독성 물질로서 일반 질환자에게는 사용할 수 없는 약이 대부분이다. 강한 독성으로 정상세포에도 치명적인 타격을 가하고, 항암치료가 거듭되고 강해질수록 암세포도 점점 강해져 간다.

독성 물질이 몸속으로 들어오면 우리 몸의 면역계는 이를 제거하기 위해 면역 세포인 과립구를 증가시키고, 과립구는 독성 물질을 제거하기 위해 활성산소를 대량으로 발생시킨다. 그리하여 인체의 조직과 생리 활성 물질들도 산화시키면서, 과립구 자신도 활성 산소에 의해 파괴되어, 면역력이 더욱 크게 떨어지는 현상이 발생한다.

미국의 암 전문의 새뮤얼 엡스타인 박사는 연방 의회의 증언에서 "항암 화학요법 약은 인간의 몸에 투여할 목적으로 만든 약 중에서 가장 독성이 강한 물질이다. …… 항암 요법과 방사선 요법은 새로운 암이 발생할 확률을 100배 이상 높인다."라고 증언했다. 또 "암을 직접 공격하는 것은 생명을 직접 공격하는 것"이라고 단언했다.

그동안 여러 과학자들의 연구 결과에 의하면, 인체 내에 한번 투입된 약물은 대사 과정을 거쳐 체외로 배설되고 난 이후에도 체내에서의 피해가 기억되어, 훗날 우연한 기회에 또다시 체내에 반응하여 새로운 불치병을 발생시킬 수도 있는 것으로 밝혀져 있다. 이것은 항암제뿐 아니라 일반 약물의 경우도 마찬가지다.

이상에서 살펴본 바와 같이 3대 항암 요법은 암과 싸울 자연치유력과 면역력이 가장 먼저 파괴되면서 바이러스, 곰팡이균, 기생충 등의 침입을 쉽게 하여 새로운 질병을 발생시키고, 독성 약물의 투입으로 위축되었던 기존의 암세포는 약제에 대한 내성을 가져 더욱 강하게 성장하게 하는 지원 사격 역할을 한다고 볼 수 있다. 앞에서 국가 권력자와 고통받는 백성으로 비유했듯이, 관리자(나 자신)의 잘못으로 내 몸의 세포가 고통을 이기지 못해 몸부림치다가 악성 종양으로 변해서 나에게 저항한다고, 독한 화공약품이나 무기(방사선, 수술)로 죽이는 게 과연 올바른 방법일 수 있겠는가?

전쟁에서 화생방전은 적은 물론 아군에게도 큰 피해를 입힌다. 월남 전쟁에서 적을 섬멸하기 위해 사용한 화공약품으로 인해 얼마나 많은 우리의 군인들이 큰 피해를 입었는가? 지금도 그 당시에 사용된 고엽제의 피해로 인해 고통받고 있는 참전 용사들이 또 얼마나 많이 있는가? 가장인 내가 가정을 잘못 다스려 잘못된 길로 벗어나 있는 내 자식을 무자비하게 공격해서 죽음으로 내몰면 어떻게 되겠는가. 원래 내 몸의 일부분이었던 암세포를 강압적으로 제거하는 어떤 방법도 결코 올바른 방법이 아니다. 내 몸의 환경을 정화하여 암세포가 스스로 본래의 상태로 돌아가게 해야 한다.

"현대의 암 치료법은 유리창의 파리를 잡으려고 망치로 유리를 내리치는 식이다. 자연에 맡기면 저절로 나을 수 있는 것을 잘못 치료하여 서둘러 무덤으로 보내고 있다."

— 뉴욕 의과대학 알론조 클라크

6. 암은 전이하지 않는다

전이란 발생한 암세포의 일부가 원 발생 장기를 떠나 다른 장기로 옮겨가서 다시 성장하는 것을 말한다. 암이 신체의 다른 부분으로 퍼지는 것은 크게 원 발암에서 암 조직이 성장하여 직접적으로 주위 장기를 침윤하는 것과, 멀리 있는 다른 장기로 혈관이나 림프관을 따라 원격 전이를 하는 것으로 판단한다. 예를 들어 폐암의 경우, 암세포는 원발 장기인 폐에서 생긴 것이나 직접적으로 흉막까지 침윤할 수 있으며, 혈관과 림프관을 따라 뇌와 간, 뼈 등의 다른 장기로 퍼질 수 있다는 것이다.

암을 진단할 때, 주위 장기로의 침윤 여부나 원격 전이 여부를 검사한다. 또한 암의 치료 중이나 치료 후에 원발 장기에서의 재발이나 원격 장기로의 전이 여부를 정기적으로 검사한다. 전이암은 원 발암의 증상과는 다른 증상이 나타나므로, 새로운 증상과 징후의 변화를 살펴 치료 방법을 다시 선택한다.

그러나 필자는 의학계의 전이 주장과는 다른 생각을 갖고 있다. 암은 몸속의 환경오염으로 정상세포가 유전자 변이를 일으켜 비정상적으로 성장하는 이상 세포라는 데 이의를 제기하는 사람은 거의 없다. 그런데 최초 발견 후 다른 조직에서 암세포가 발견되면, 맨 처음 발견된 조직에서 일부가 떨어져 나와 전이되었다고 단정한다.

  필자는 처음 암에 관심을 갖고 공부할 때, 여러 부분에서 기존 의학계의 주장에 대해 의문이 풀리지 않는 부분이 많았다. 특히 암의 조직이 떨어져 나와 다른 곳으로 옮겨가서 다시 증식한다는 주장을 도무지 이해할 수가 없었다. 기존에 밝혀져 있는 학계의 정설은 우리 몸속의 세포 중 위치를 옮겨 다니는 세포는 줄기세포와 백혈구, 적혈구를 비롯한 혈구세포뿐이라는 것이었다. 그런데 느닷없이 암세포가 다른 위치로 옮겨간다는 것이다. 암세포의 전이설에 어떤 과학적인 근거가 있는지 수없이 살펴보았지만, 현재까지 어떤 논리적인 근거도 찾을 수 없었다. 다만 약 170여 년 전에 홀스테드라는 의사가 암세포가 전이된다는 주장을 한 이후 모든 의사들이 그의 주장을 따라서 같은 주장을 하고 있다는 사실 외에는 어떤 과학적인 기전을 찾을 수 없었다. 필자가 현재까지 알고 있는 지식의 범주 내에서는 이 지구상에서 암세포가 다른 곳으로 옮겨가서 다시 증식하는 현상을 과학적으로 확인한 사람은 단 한 사람도 없는 것으로 알고 있다.

  필자가 암의 전이설을 부정하는 이유는 첫째, 몸속 환경의 악화로 정상세포가 변이를 일으키게 된다면, 어찌 60조 개의 세포 중 1개의 세포가 한 장소에서만 변이를 일으킬 수 있겠는가? 오염된 부위 주변에서나 또 다른 여러 곳에서도 같은 현상이 나타나게 될 것이라는 것은 너무도 자명한 일이다.

둘째, 암세포가 혈관을 타고 다른 곳으로 이동한다면, 암이 재발할 가능성이 가장 높은 곳은 혈관 내의 어느 부위일 가능성이 높다. 물론 정맥이나 동맥 내에서는 빠른 혈액의 흐름으로 부착이 어렵더라도, 혈액의 흐름이 늦은 혈관 내에서 부착하여 증식하게 될 가능성이 높은 것이다. 그러나 현재 발견되고 있는 암 대부분이 혈관 내가 아닌, 인체 내의 조직에서 발견되고 있다.

셋째, 암세포가 다른 곳으로 이동하기 위해서는 모세혈관을 통과해야 한다. 모세혈관의 지름은 위치에 따라 차이가 있지만 보통 $2\sim20\mu m$이다. 세포의 크기는 보통 $10\mu m$이다. 모세혈관은 적혈구 세포 1개가 겨우 통과할 수 있는 지름이므로, 암세포 조직이 모세혈관을 통과하기는 사실상 불가능하다.

마지막으로, 암세포가 혈관을 타고 전이해서 암을 발생시킨다면, 우리 몸은 순식간에 암세포에 점령당할 수밖에 없다. 하루에도 수천 개씩 발생하는 암세포가 또 다른 곳으로 전이되어 증식을 시작한다면, 우리 몸은 한번 암이 발생하면 얼마 가지 않아서 암세포로 뒤덮일 수밖에 없다. 그러나 이러한 사례가 발생한 일은 아직까지 한번도 없었다.

1개의 세포가 변이되어 증식해서, 그 중의 일부가 떨어져 나와 혈관이나 림프관을 타고 다른 곳으로 이동한다는 것은 일반 상식적으로도 납득이 가지 않는 소리다. 우리 몸의 조직 세포가 다른 곳으로 옮겨가서 증식을 한다는 건 한 마디로 넌센스다. 코 세포가 배꼽으로 옮겨가면 코가 되겠는가, 배꼽이 되겠는가. 배꼽 세포가 이마에 가서 증식하면 또 어떻게 되겠는가?

우리 몸에는 보통 하루에 수천에서 수만 개의 암세포가 발생할 수 있다. 발견되는 시기는 암의 크기가 평균 1cm 정도 이상 될 때가 가장 발견 확률이 높은데, 암세포가 그 정도 크기로 자라는 데는 10~20년 정도가 걸린다는 게 학계의 공통된 의견이다. 암세포가 발견되었다면, 이미 내 몸속에서 암세포가 증식하기 시작한 지가 10여 년 이상 되었다는 것이다. 발견된 암세포는 여러 암세포 중에서도 가장 먼저 증식하여 먼저 발견되었을 뿐이며, 이미 다른 곳에도 암세포가 자라고 있을 수 있다는 것을 충분히 짐작할 수 있는 것이다. 현재 과학의 수준에서는 아주 작은 암을 발견하지 못하고 있을 뿐이다. 현미경이나 시각적으로 암세포가 발견되지 않는다고 해서 암이 없다는 생각은 암의 발생 기전을 너무도 모르고 있는 것이다.

처음 발견된 암세포를 약제나 방사선 등의 화학적인 방법으로 억제하거나 제거하면 내 몸의 면역력은 더욱 떨어지고, 그로 인해 기존의 암이 더욱 빠르게 성장하거나 새로운 암세포의 발생을 촉진하는 현상이 발생할 가능성이 한층 높아진다.

새로운 자리에서 다시 암이 발견되는 것이 전이냐? 아니면 원래부터 따로 발생한 것이냐? 하는 것은 암을 극복하는 데 매우 중요한 포인트가 될 수밖에 없다. 의학계에서는 전이로 간주하기 때문에, 암세포가 발견되면 다른 곳으로 전이하는 것을 방지하기 위해 수술 시에도 주변 정상조직을 광범위하게 제거하고, 항암제를 투여하고, 방사선을 투여하여, 신체의 기능을 극도의 위험 상태로까지 몰고 간다. 전이를 방지하기 위함이라는 단지 그 하나의 이유 때문이다. 그러나 그러한 치료 후에도 암이 재발되는 사례는 너무도 비일비재하다.

  암이 처음 발견된 위치와 다른 곳에서 다시 발견되면, 처음의 암이 전이된 것이냐, 아니면 새롭게 발생한 암이냐 하는 것은 매우 중요한 문제다. 암의 치료방법 자체가 완전히 뒤바뀔 수 있는 중대 사안인 것이다. 독자의 깊은 통찰과 냉철하고 지혜로운 판단이 필요하다.

7. 조기검진의 유혹에서 벗어나야 한다

　제도권 의학계에서는 조기검진, 정기적 건강검진을 적극 권유한다. 그러나 몸속의 환경오염으로 변이를 일으킨 암세포에 대해 조기 건강검진이 정말 필요한 것인지 깊이 고민해보아야 한다. 정상인들도 하루 평균 수천 개씩 발생하는 암세포를 두고, 어디까지가 암 환자라고 정의해야 한다는 규정이 없다. 현대의학에서 주장하는 대로 암의 전이설이나 무한 증식설의 이론을 적용하면, 의사들이 마음만 먹으면 거의 모든 사람들을 암 환자로 만들 수도 있는 것이다.

　최근 검진기기의 발달로 조기 발견자가 늘어나고 있다. 특히 갑상선암의 경우 최근 10년 동안 10배 이상으로 환자 수가 급증했다. 이 숫자는 OECD 국가의 평균 수치보다 10배나 더 많은 숫자다. 어떻게 갑상선암이 갑작스럽게 증가했는지에 대한 명확한 설명은 없다. 짐작컨대 검진기기의 발달로 조기 발견자가 늘어나고 있기 때문일 것이다. 조금만 되돌려 생각해보면, 과거에는 암이 있는 줄도 모르고 아무 이상 없이 건강하게 살았던 사람들이 조기 발견으로 어느 날 갑자기 암환자라는 벼락을 맞은 것이다. 두려움과 공포감으로 인체는 극도의 스트레스 상황으로 내몰리고, 활성 산소가 대량으로 생성되면서 체내의 조직이 산화되고 중환자가 되어간다. 모르고 있을 때는 아무런 이상 없이 정상적인 사람이었는데, 암으로 진단받는 순간부터 충격과 공포감으로 휘청거리기 시작한다.

어느 연구 기관에서 사형수에게 당신의 피를 뽑아내어 죽이는 방법으로 사형을 집행하겠다고 이야기하고, 눈을 가린 채 피는 뽑지 않으면서 물방울을 떨어뜨려 피가 떨어지는 상황을 연출했는데, 마지막에 피가 모두 빠진 것처럼 물방울 소리가 점점 가늘어지고 그치자 사형수도 숨을 거두었다는 연구 결과가 보고된 적이 있다.

의료계는 물론 정책 당국자나 언론에서도 암의 조기검진을 적극 권장한다. 암을 조기 발견하면 어떤 점이 좋아지는지 깊이 생각해보아야 한다. 암을 모르고 살아가는 것과 암환자로 병원을 드나들며 살아가는 사람의 삶의 질의 차이는 어느 정도 차이가 나는지를 생각해보면, 그 결론은 너무도 명확해진다. 암세포를 조기 발견하면 완치율이 월등히 높아진다고 한다. 과연 그럴까? 암을 찾아내기 위해 사용되는 각종 약물과 촬영 기기에서 나오는 방사선을 비롯한 수많은 유해 물질들에 의한 피해는 어떻게 할 것인가. CT 촬영 1회에 노출되는 방사선의 양이 10~20밀리시버트라고 한다. 한 번 촬영에 들어가면 4~5회는 기본적으로 실시된다.

일본 후쿠시마 원전의 폭발 사고로 인해 방사선이 강력한 발암 물질이라는 것을 모르는 사람이 없다. 미국 국립과학 아카데미에서도 방사능에 의한 암 발생에는 역치(암이 발생하지 않는 피폭량)가 존재하지 않으며, 의학적 안전기준치는 제로라고 발표했다. 어떤 경우에도 피폭의 양과 상관없이 암을 발생시킬 수 있다는 것이다. 상황을 알기 위한 검사가 몸속 환경을 더욱 오염시켜 새로운 암의 발생을 촉진시키고, 기존의 암세포를 더욱 악화시켜 빠르게 자라게 하는 과정 외에 무슨 이로움이 있겠는가.

암을 발견하면 그것이 어떤 종류의 암이든지 간에, 조기 발견이든 말기 발견이든 관계없이 치료 방법은 동일하다. 수술, 방사선, 항암 약물 처리의 3대 항암 요법이 전부다. 암이 발견되었다는 것은 몸의 면역력이 크게 약화되어 있음을 말한다. 조기발견, 조기치료로 인체의 면역력을 더욱 더 약화시킨다면 어떻게 될 것인가?

일반 질환도 마찬가지다. 심각한 증상도 없는 상황인데 검진을 하면, 몸속에 비정상적인 증상이 나타난다. 조금이라도 의심스러운 증후가 나타나면 정밀검사가 필요하다고 한다. 불안과 공포감이 엄습하고, 그 순간부터 우리 몸의 신경계는 교감신경 우위의 상태로 변해 면역력이 급속히 저하되기 시작한다. 또다시 정밀검사가 시작되고 CT, MRI 등의 검사가 진행되면, 우리 몸의 자율 조절 기능은 더욱 저하되어 간다. 언제 암으로 변할지 모르기 때문에 계속 정기검진이 필요하다고 강요한다. 그러면 환자는 극도의 공포감에 빠져든다. 검진이 계속되고 기일이 경과하면서 면역력은 극도로 떨어지고 진짜 환자가 되어간다.

건강검진을 어떻게 생각할 것인가? 환자가 늘어날수록 제약회사나 병원, 의사의 수입은 늘어난다. 당신이 의료인이라면 어떻게 하겠는가? 건강검진을 이용해서 불안을 부채질하고, 환자를 만들어 자기들의 수입을 올리려고 하는 의료인도 있을 수 있지 않을까? 그런 일은 없으리라고 믿고 싶지만, 과연 그럴지는 자신 있게 말할 수 없다.

우리의 몸은 수많은 항원에 끊임없이 노출되어 있기 때문에 수시로 문제가 발생하기도 하지만, 인체의 놀라운 자율조절 기능에 의해 웬만한 이상은 자연 치유된다. 몰랐으면 그냥 치유되었을 것을 공연히 발견해서 큰 병을 만들고 있지나 않은지 깊이 생각해보아야 한다.

자연치유력과 면역력을 극도로 떨어뜨리는 치료방법이 내 몸 건강에 정말 도움이 되는지, 아니면 몸을 더욱 나쁘게 하는 것인지? 판단은 오로지 환자와 그 가족의 몫이다. 한순간의 잘못된 판단으로 내 몸을 힘들게 하고, 스스로 죽음의 길을 재촉하는 어리석음을 범하지 않아야 되겠다.

일본의 저명한 암 전문의 나카무라 진이치 박사도 "건강검진과, 암 검진은 환자를 만들어내는 우수한 시스템이고, ……암 검사는 의미가 없다는 연구 자료가 산더미처럼 많은데도 그렇지 않다고 주장하면서 검진을 계속하고 있어, ……조기발견은 조기치료로 이어지고, 오히려 목숨을 단축시키는 길"이라고 경고했다.

암에서 진정으로 자유로워지고 싶다면 암의 본질을 깊이 통찰하지 않으면 안 된다. 내 몸에서 암 종양이 발견되었다면, 내 몸의 면역력이 이미 많이 떨어져 있음을 알리는 것이고, 발견된 암 조직 외에도 수많은 암세포가 자라고 있음을 알아야 한다. 그렇다면 답은 자명하다. 발견된 암 조직 한두 개를 제거한다고 내 몸의 암세포가 모두 없어질 리는 만무하지 않겠는가? 자연치유력과 면역력이 더욱 떨어진다면, 남아 있는 암세포는 어떻게 될 것이며, 새로이 발생하는 암세포는 또 어떻게 할 것인가? 멕시코의 오아시스호프 병원의 프란시스코 콘트라레스 병원장도 "종양 전문의는 출판물을 통해 항암제의 이점을 극구 칭찬하나, 자기가 암에 걸리면 자신에겐 절대로 사용하지 않는다."고 했다.

  암에 대한 이해가 부족하고 원인도 모르는 상태에서 조기 발견하고 조기 치료하면, 결과는 너무도 참혹하다. 우리 국민 모두 암에 대한 깊은 통찰과 지혜로운 판단이 필요하다.

8. 암의 자연 소멸

우리 몸은 하루에도 수천에서 수만 개의 암세포가 생겨났다가 사라지는 것을 반복한다. 우리가 살아가는 모든 환경이 완전하지 않기 때문에, 몸속 환경도 항상 가변적이다. 발생한 암은 면역 작용에 의해 제거되나, 면역력이 저하되고 암세포가 자라기 좋은 환경이 조성되면 암세포가 자리를 잡고 성장하기 시작한다. 암은 성장하기 시작한 이후에도 증식과 사멸을 수없이 반복한다. 암이 아닌 다른 유해 세균들도 마찬가지로 수없이 증식과 사멸을 반복한다.

1965년에 발표된 미국의 에버슨 롤 박사의 자연퇴축(自然退縮) 이론을 참고하여 암의 자연소멸 원인에 대한 필자의 생각을 5가지로 요약해 보았다.

첫째, 마음의 작용이다.

다른 어떤 병보다 암은 마음의 영향을 많이 받는 병이다. 발생 원인도 치유도 마음의 영향이 가장 큰 질환이다. 정신적 고뇌와 불안, 긴장감에서 벗어나 활기차고 희망이 가득한 여유로운 생활을 하게 되면, 저하되어 있던 부교감 신경이 항진되고 면역력이 되살아나 암의 자연 소멸이 일어나는 것이다. 누군가를 깊이 그리고 뜨겁게 사랑하게 되면, 그보다 더 좋은 치유법이 없다. 인체의 3대 자율조절 기능을 활성화시키고 좋은 호르몬의 분비를 촉진시키는 데는 진실한 사랑보다 좋은 명약이 없다. 마음이 행복하고 평안하면 몸도 행복하고 평안한 상태로 변하면서, 우리의 신체 기능도 정상적으로 변한다.

둘째 식생활의 변화이다.

우리 몸속에 있는 수많은 생명체들, 유해 세균을 포함한 100조 개가 넘는 생명체들은 우리가 섭취하는 음식의 영양을 먹고 산다. 각 생명체가 필요로 하는 영양이 적절하게 공급되면 그 생명체는 건강하게 성장할 수 있고, 영양이 부족하면 생존하기가 어려워진다. 정상세포가 필요로 하는 영양을 충분히 공급하고, 암세포가 좋아하는 물질을 공급하지 않게 되면 암세포는 살아가기 어려워진다. 결핍되었던 영양이 보충되고 항산화 성분이 풍부한 음식을 섭취하여 활성 산소의 발생을 억제하고 제거하는 기능을 향상시킨다면, 우리 몸은 잃었던 자율조절 기능을 되찾게 된다. 암에 걸린 후 본인이 의식적으로 바꾸었든 우연히 바뀌었든 간에, 암세포가 살기 어려운 식습관으로 바뀌면 암세포는 생존을 포기하게 된다.

셋째, 신생 혈관의 억제이다.

암세포는 원래 우리 몸의 정상 조직이 아니기 때문에, 그들에게 영양을 공급하기 위한 혈관이 없다. 따라서 암세포는 영양을 공급받기 위한 자기만의 전용 혈관을 만들어가면서 성장한다. 그러나 암의 부피가 커지면서 신생 혈관이 꼬이고 다른 요인에 의해 제 기능을 발휘하지 못하게 되면, 암은 영양 공급을 받지 못해 죽음을 맞이하게 된다.

넷째, 감염과 발열이다.

많은 연구 결과 암은 섭씨 39도 전후에서부터 생존이 어려워지고, 42도 이상에서는 완전히 소멸되는 것으로 보고되어 있다. 많은 환자들이 암이 열에 약하다는 것을 알고 몸을 따뜻하게 하려고 노력하는 경우가 많다. 그러나 그것은 매우 좋지 않은 방법이다. 39도 이상의 고온은 우리 몸이 견디기 어려운 온도. 인위적으로 외부의 온도를 이용해 체온을 올리려는 방법은 지양되어야 한다. 체온을 올리기 위해 기구를 사용하거나 약물을 사용하는 등 외부 작용을 통해 체온을 올리려 하면, 우리 몸은 스스로 정상 체온을 유지하고자 하는 자율조절 기능을 잃어간다.

간혹 세균에 감염되거나 바이러스 감염, 곰팡이 감염으로 발열이 일어날 경우, 예외 없이 몸속에 있던 상당량의 노폐물이 제거되고 암세포가 축소되거나 사라지는 현상이 수없이 확인되었다. 암세포가 위축되고 없어지는 이유가 감염에 의한 것인지, 아니면 발열에 의한 것인지는 아직까지 과학적으로 명확히 규명되지 못했다. 하지만 감염과 발열로 인해 혈관이 확장되어 독성 노폐물이 제거되면서, 혈액순환이 원활해지고 부족했던 산소가 공급됨으로써 암세포가 사멸하거나 정상세포로 돌아가게 되는 것은 분명하다. 질병으로 분류하는 감염과 발열에 의해 암세포가 사라지는 현상을 어떻게 설명해야 할까. 또 다른 원인에 의해 일시적으로 고열 현상이 오면, 한꺼번에 모든 암이 사라지는 행운을 얻게 될 수도 있을 것이다.

다섯째, 발암 물질의 해독, 배설이다.

오늘날 지구상에 존재하는 모든 인간은 합성 화학물질로부터 자유로울 수 없다. 일상생활 용품에서부터 음식, 약품에 이르기까지 합성 화학물질이 첨가되지 않은 물질을 찾기란 거의 불가능하다고 할 정도로 우리의 삶이 합성 화학물질에 노출되어 있다. 피부나 호흡, 식도를 통하여 들어온 합성물질들은 체내에 축적되면서 수많은 문제를 일으키고, 상호 결합하면서 다시 새로운 발암 물질을 만들기도 한다. 몸 안의 독소가 배설되고 추가 유입이 줄어들면, 자율신경계가 정상화되고 산소의 흐름이 원활해지면서 암은 더 이상 버티기가 어려워진다. 미국의 저명한 암전문의 안드레아스 모리츠는 모든 암의 90~95% 가량이 발병했다가 저절로 없어진다고 밝혔다.

이상에서 살펴본 바와 같이 암세포 자연소멸의 기전을 이해하고 관심을 갖는 것만으로도 우리는 아주 쉽게 암에서 해방되는 길을 찾을 수도 있을 것이다. 암의 진행 단계가 초기든 말기든 상관없다. 오히려 암덩이가 커질수록 자연 소멸될 가능성은 더욱 높아진다.

"암 치유의 미래는 더 성공적이고 더 나은 세포를 파괴하는 화학 무기에 있는 것이 아니다. 이 무기들은 정상 세포를 죽이지 않고서는 악성 세포를 죽일 수 없다. 잠자고 있는 면역체계가 반응하도록 자연치유력을 일깨우는 것이 중요하다. 방사선 치료와 화학요법 자체도 돌연변이를 유도하여 암을 발생시킨다는 것을 명심하라."

— 앤드류 와일

제2장

암, 자연치유가 답이다

1. 새로운 트렌드 자연의학

현대인들이 겪고 있는 질병은 크게 3가지로 요약할 수 있다. 순환기 장애성 질환과 세균성 질환, 그리고 기능 저하성 질환이다. 현대 의학은 세균성 질환과 신체의 구조에 이상이 생긴 문제에 대해 높은 치료 효과를 보이고 있다. 그러나 이러한 부분에 대해서도 그런 결과를 초래한 원인에 대해서는 무관심하거나 소홀히 함으로써 또다시 새로운 질환이 발생하거나 재발되는 상황이 반복되고 있고, 순환기 장애성 질환에 대해서는 극히 낮은 치료 성과를 보이고 있다. 질병의 원인을 제거하지 않고, 나다난 증성을 억제하거나 제거하는 대중요법에 의존하는 한, 우리는 결코 질병에서 자유로울 수 없다

이 세상 삼라만상의 모든 현상에는 반드시 원인이 있고 과정과 결과가 있다. 원인 없는 결과란 있을 수 없는 것이다. 하물며 우리 몸에 나타나는 질병 역시 반드시 원인이 있다. 원인을 알지 못하고 질병을 치료한다는 것은 마치 장님이 코끼리의 한 부분만을 만져보고 무슨 물체인지 판단하고 대응하는 것과 같다.

21세기 들어 전 세계 의학계의 새로운 트렌드로 떠오르고 있는 자연의학의 바람이 점점 거센 회오리바람으로 변해가면서 우리 곁으로 다가오고 있다. 세계보건기구(WHO)에서도 전 세계 질병 인구의 60% 이상이 자연의학으로 질병을 치료하고 있다고 최근 발표할 정도로, 자연의학의 트렌드는 거스를 수 없는 대세가 되어가고 있다.

자연의학은 질병을 고치는 의학이 아니다. 모든 생명체를 대자연의 일부분으로 보고, 그들의 존엄성과 가치를 존중하고 함께 살아가야 할 동반자로 인식한다. 질병보다 사람을 중심으로 그들의 몸과 마음, 영적인 상황을 함께 고려하여 치유 활동을 하는 전인의학(Holistic Medicine)이다. 기존의 제도권 의학도 아니고, 대체의학도 아니고, 통합의학도 아니다. 질병보다 바른 생활의 실천에 중심을 두고 사람을 고치고, 자신의 삶을 만들고 가꾸어가는 근본 철학이며 근본 의학이다. 한 번 실천하고 나면 어쩔 수 없어 다시 하는 것이 아닌, 즐거워서 계속 실천하게 되는 생활의학이다.

필자는 질병 치료와 관련해서 꽤 오랫동안 여러 길을 헤매고 다녔다. 그러다 자연의학의 길을 발견한 이후 다른 길에는 관심이 없어졌다. 아니, 관심이 없어졌다기보다 자연의학의 길로만 가기로 결심했다. 나는 자연의학을 알게 된 것을 무척 고맙고 기쁘게 생각한다. 앞으로 자연의학의 전도사가 되어 많은 사람들에게 나와 같은 기쁨을 선물하고 싶다.

자연의학은 병의 결과가 아닌 원인을 치료하는 데 중점을 둔다. 합성 약물이나 의료기계에 의존하지 않고, 환자 스스로 질병의 원인이 되는 생활습관을 고치는 자연치유를 대원칙으로 한다. 자연치유에서는 인체가 본래부터 갖고 있는 '항상성'(恒常性)과 '면역력'(免疫力), '자연치유력'(自然治癒力)을 가장 중시한다. 그리고 환자 스스로 치유할 수 있도록 도와주는 데 주력한다.

현대인들에게 공포의 질병인 암에 관심을 가지면서 나는 암이야말로 진정으로 환자 자신이 치유할 수 있는, 아니 반드시 스스로 치유해야 하는 질환이라는 확신을 갖게 되었다.

2. 암 발생 후 먼저 할 일

충격에서 빨리 벗어나야 한다

 가장 먼저 할 일은 암으로 진단받은 직후의 충격과 공포심에서 빨리 벗어나는 것이다. 정신적 충격과 두려움은 교감신경을 항진시키고 과립구를 증가시켜, 혈액순환 장애로 이어지면서 면역력을 떨어뜨리는 가장 큰 요인이 된다. 내 몸에서 발견된 악성 종양이 직경 1cm 정도일 경우, 내 몸속에서 자라기 시작한 지가 이미 10~20년 정도 경과된 암이라는 사실을 먼저 인식해야 한다. 악성 종양이 자라서 내 생명을 위협할 때까지는 다시 그 정도의 기간이 걸릴 가능성이 있다는 이야기다. 초기인지 아닌지 구별하지 말고, 우선 천천히 증식하는 암인지, 빠른 속도로 증식하는 진행성 암인지 알아볼 필요가 있다.
 의사가 빨리 수술하는 편이 좋다는 말을 해도, 서둘러 수술하지 않는 것이 좋다. 진행성 암이든 잠복성 암이든, 어떻게 대처하는 것이 옳은지 충분히 시간을 갖고 천천히 깊이 생각해보아야 한다.

　일반적으로 암은 장기간에 걸쳐 서서히 진행하는 경우가 많다. 암은 결코 긴급하게 서둘러야 할 병이 아니다. 남에게 전염되는 병도 아니고, 응급처치를 요하는 병도 아니다. 앞으로 어떻게 하는 것이 가장 지혜로운 방법인지 차분하게 평정심을 갖고 암의 발생 원인과 앞으로 대처 방안을 생각해보는 것이 중요하다. 수술 등의 3대 요법은 피하고, 몸속 환경의 개선을 위한 마음의 개선과 식습관의 개선을 비롯한 생활습관을 개선할 수 있는 방법을 먼저 찾아보아야 한다.

암에 대한 올바른 이해와 치료 방법을 생각하자

　연구 논문이나 서적을 구입해 암에 대한 기본 지식을 습득하고, 암에 대한 지식과 경험을 가진 주변사람을 찾아보고 많은 대화를 하기 위해 노력해야 한다. 치료를 의논하러 병원에 가기 전에, 평소 존중하고 믿는 사람과 많은 대화의 시간을 갖는 것이 좋다. 병원에 갔을 경우에는 치료 방법과 관련된 모든 분야에 대해 치료에 따른 기대 효과와 부작용, 장점과 단점을 상세하게 물어보아야 한다. 가능하면 암에 대한 지식과 신뢰감을 갖춘 사람과 동행하여 의사의 말을 같이 들어보는 것이 좋다. 의사로부터 긴급한 치료 필요성을 제의받았더라도, 서둘지 말고 시간을 갖고 차분하게 생각해야 한다.

　악성 종양은 내 몸 안의 환경이 오염되어 발생한 질환이므로 세균성 질환, 신체구조의 이상으로 인한 증상치료 의학으로 발전한 제도권 의학으로는 치유가 어려운 병이다. 내 몸의 오염된 환경을 정화하기 위해서 어떤 방법이 좋을지 깊이 생각해보아야 한다.

발생 원인을 스스로 찾아내야 한다

　암은 다른 어떤 질환보다 생활환경, 생활습관의 영향이 크다. 그동안 내가 살아온 과정 어디에서 문제가 발생했는지 깊이 생각해보고, 지나온 삶을 되돌아보고 어느 부분에서 문제가 있었는지, 잘못된 생활습관들은 무엇이었는지 살펴보아야 한다.

① 주거 환경

　지난 10년, 20년 전까지의 내가 살았던 주거지 전반에 대해 살펴본다. 잠자리 상황은 어떠했으며, 전자파의 영향은 없었는지, 벽지 도료 등 합성 화학물질에 가까이 접했던 적은 없었는지, 식수는 문제가 없었는지 등도 생각해본다.

② 직장 환경

　개인 사업이나 직장 생활에서의 업무 과중이나 스트레스는 어느 정도 있었는지? 정신적 충격과 오염물질, 화학물질 등에 어느 정도 노출되었는지?

③ 생활습관

가장 중요한 식습관에 대한 고찰과 자기반성이 있어야 한다. 동물성 단백질과 지방의 섭취는 어떠했는지? 발효식품의 섭취 정도, 섭취한 채소 과일의 종류, 품질, 양은 어떠했는지? 수면, 휴식, 운동, 흡연, 음주, 성생활 등 생활습관 전반에 대해 전문가와의 상담을 통해 잘못된 습관이 없었는지 살펴본다.

암에 대한 자신감과 희망을 가져야 한다

암은 결코 어렵거나 완치 불가능한 병이 아니다. 지난날의 삶에 대한 반성과 치유에 대한 확신을 갖고 생활환경과 습관을 바꾸어 내 몸을 정화한다면, 오히려 그 이전보다 정신적, 육체적으로 더욱 건강한 사람으로 거듭나, 더욱 발전적인 새로운 삶을 시작하는 소중한 동기를 부여하게 되는 행운을 맞보게 될 것이다. 암에 걸린 것을 내 인생의 새로운 출발점이요 전환점으로 삼겠다는 강한 의지를 갖고, 새로운 삶에 대한 희망과 꿈을 키워야 한다.

암을 고치는 것은 의사도 아니고, 전문가도 아니다. 그들은 그저 환자를 도와주는 조력자이거나, 수익을 극대화하기 위해 애쓰는 직업인일 뿐이다. 암은 다른 어떤 병보다도 오직 자기 자신의 각오와 생활습관의 변화를 통해서 몸속 환경을 정화함으로써 온전히 벗어날 수 있는 질환이다.

　암세포의 종양이 크게 자라 3기, 4기, 말기 단계로 접어들었다 해도, 낙심하거나 포기할 필요가 없다. 우리 몸을 지키는 정상세포는 암세포의 숫자보다 수천만 배, 아니 수십억 배 이상 많기 때문에, 우리가 하기에 따라서 얼마든지 암세포를 이겨낼 수 있는 것이다. 몸속 환경을 암세포가 발생하고 성장하기 어려운 환경으로 바꾸어주면, 어떤 상태의 암세포도 소리 소문 없이 원래의 모습대로 돌아가고 사라져갈 것이다.

3. 암을 극복하는 최선의 비방

생활환경을 바꾸어야 한다

내 몸속의 암은 그동안 내가 살아온 생활환경, 생활습관에 의해 발생했다. 암에서 벗어나기 위해 가장 먼저 해야 할 일은 발생 원인을 제공한 환경에서 벗어나는 것이다. 나의 생활환경과 습관에 의해 내 몸이 오염되어, 몸속의 숨 막히는 환경에서 정상세포가 살아남기 위해 유전자 변이를 일으켜 비정상적으로 성장한 내 몸의 일부분이다. 나의 잘못으로 인해 내 몸의 소중한 정상세포가 변이를 일으켰고 세포가 살아남기 위해 돌연변이를 일으킨 것이므로, 그런 원인을 제거할 책임은 당연히 나에게 있다. 그럼에도 자신을 변화시키려 하지는 않고, 화학적인 요법으로 살해, 제거하려고 하는 데서부터 심각한 문제가 발생하는 것이다.

몸속에 암세포가 자리 잡고 있음을 알고 난후 가장 먼저 실천해야 할 행동은 그런 원인을 제공한 환경에서 벗어나는 것이다. 몸속 환경오염의 원인을 처음부터 정확히 집어내는 것은 쉽지 않다. 가정에서 섭취하는 음식과 물, 공기, 합성 화학물질, 전자파 등과 직장 또는 외부 생활에서 발생하는 스트레스 등, 모든 상황을 종합 판단할 필요가 있긴 하다. 그러나 일부 전문적인 지식이나 경험, 시간을 필요로 하므로, 먼저 실천해야 할 일은 현재의 나의 생활환경에 변화를 일으키는 실천 가능한 일부터 시작 하는 것이다.

그 첫 번째의 일은 생활환경을 바꾸는 것이다. 기존에 살고 있는 주택에서 계속 머물거나 직장, 사업을 계속하면서 환경을 바꾸는 것은 거의 불가능하다. 주생활 공간을 바꿈으로써 새로운 마음가짐과 새로운 생활습관을 정착시키는 강한 동기를 부여할 수 있다. 사람의 일생에서 자기의 생명보다 더 중요한 것이 또 어디에 있겠는가. 그런데 많은 사람들이 암을 몸속에 갖고 있으면서도, 여러 가지 이유를 내세우면서 변화를 피하려 한다. 자식 때문에, 아내 때문에, 남편 때문에, 직장, 사업 때문에 그렇게 할 수 없다는 것이다. 그러나 그런 사람들을 살펴보면, 진짜 이유는 대부분 변화된 환경을 수용할 용기와 자신감의 결여 때문이다. 자신의 나약함을 감추기 위해 자기가 처한 현상을 핑계 삼아 현실에 안주하려 하는 것이다. 기존의 환경에서 벗어나지 않고 가족 핑계, 사업 핑계 등을 내세우며 현상에 머물려 하는 것은 무지함과 나약함, 어리석음의 3중주 외에 아무것도 아니다.

이 시대 최고의 CEO이며 혁신의 아이콘으로 평가되고 있는 미국 애플사의 스티브 잡스의 죽음을 두고, 일부 인사들이 스티브 잡스의 채식 중심의 식이요법이 조기사망의 원인이 되었을 수도 있다는 견해를 표명했다. 또한 일부 언론도 이에 동조하는 듯한 보도를 했다. 그러자 대다수의 사람들은 깊은 통찰 없이 '의사의 말을 잘 듣고 빨리 수술하는 것이 맞겠다'는 생각을 한다. 그러나 조금만 더 생각해보면, 이는 너무도 무책임하고 어리석은 판단이 아닐 수 없음을 쉽게 알 수 있다. 당시 언론은 현대인들의 10대 암 중에서 췌장암이 사망률 92.4%의 가장 무서운 암이며, 5년 생존율은 5% 정도인데, 잡스는 8년간 투병 생활을 한 것으로 보도했다. 잡스가 그나마 식이요법을 하지 않고 일찍 수술 받았다면, 수년 전에 이미 죽었을 확률이 95%인 것이다.

잡스가 채식 중심의 식이 요법을 실천한 것은 그나마 다행스러운 일이었으나, 안타깝게도 그는 환경을 바꾸지 못했다. 신제품 개발과 기업의 성공을 위해서 모든 열정을 쏟은 잡스는 그의 몸에 암을 발생시킨 사업장과 작업장을 떠나지 못했다. 컴퓨터와 스마트폰에서 내뿜는 전자파를 온몸으로 받아들일 수밖에 없었을 것이다. 탁한 공기와 업무상의 스트레스를 비롯한 수많은 발암 요인에서 벗어나지 못한 것이 가장 큰 사망 원인이리고 필자는 단언한다.

생활하는 환경이 달라지면 마음이 달라지고, 습관을 변화시키기가 쉬워진다. 원래의 장소에 머물면서 가족이나 주변 사람들에게 심리적인 부담을 주고, 질병의 발생 환경에 내 몸을 그대로 노출시키는 것이 과연 옳은지 생각해보면, 답은 너무도 자명하다. 이 세상에서 자신의 생명과 바꿀 수 있는 것이 무엇이 있는지 다시 한 번 깊이 생각해보아야 한다. 냉철한 신념과 회복에 대한 자신감을 갖고 새로운 환경에서 새로운 삶에 도전해야 한다.

우리의 몸과 마음, 영혼이 진정으로 안식을 찾기 위해서는 숲속보다 더 좋은 곳이 없다. 보리수 나무 아래에서 큰 깨달음을 얻은 석가모니를 비롯한 위대한 사상가, 철학자들은 예외 없이 숲속에서 영감을 얻었다. 암, 당뇨 등의 난치병에서 벗어나기 위해서는 반드시 숲속으로 가야 한다. 나무와 자연을 친구삼고 함께할 때, 진정한 치유의 기쁨을 맛볼 수 있을 것이다.

생활습관을 바꾸어야 한다

생활환경을 바꾸는 가장 큰 목적은 생활습관을 바꾸기 위함이다. 생활습관은 내가 태어나면서 가진 유전적 소인, 자라온 환경, 교육환경, 직장환경, 배우자 등 실로 다양한 요인에 의해 오랫동안 되풀이하여 몸에 익숙한 상황으로 굳어진 개인의 생활 자세이다. 마음, 성격, 식습관, 섹스, 호흡, 배설, 수면, 운동 등 다양한 습관들이 나의 삶에 직접적인 영향을 미치며 나의 인생을 결정짓는다. 그동안 살아온 오랜 세월 동안 나의 영혼과 마음, 육신에 고착되어온 습관을 바꾸는 일은 그 어떤 일보다도 어렵고 힘든 과정이 될 수 있다. 특별한 각오와 실천이 따르지 않으면 바꾸기 어려운 일일 수 있다.

하지만 그렇다고 해서 결코 불가능한 일도 아니다. 일체유심조

(一切唯心造)라고 했다. 세상만사 모든 게 마음먹기에 달렸다고 하지 않았던가. 기구가 필요한 것도 아니고, 재물이 필요한 것도 아니다. 특별한 지식이 필요한 것도 아니다. 누구나 마음먹고 실천하면 할 수 있는 것이다. 생각이 바뀌면 행동이 바뀌고, 행동이 바뀌면 습관이 바뀌고, 습관이 바뀌면 생활이 바뀌고, 생활이 바뀌면 인격이 바뀌고, 인격이 바뀌면 운명이 바뀐다고 하지 않았던가. 내 몸속의 암세포로 인해 나의 생활습관이 바뀌게 되면, 미래의 나의 삶과 운명이 바뀌는 커다란 행운을 누리는 기쁨을 얻게 될 수도 있는 것이다.

경험자, 조력자와 함께할 수 있으면 좋다

그동안 살아온 생활환경을 바꾸고 습관을 바꾸는 일은 내 인생에 있어서 가장 크고 중요한 전환점이 될 가능성이 높다. 중대한 결정의 전후에는 항상 불안함과 초조함이 따른다. 아무리 심사숙고해서 올바른 결정을 내렸다고 하나 불안하고 혹시나 잘못 하고 있지 않은지 걱정이 뒤따른다. 오랫동안 가까이 해온 가족이나 동료마저 변화된 환경에서는 항상 가까이 있기가 어렵다. 용기 있게 혼자 별도의 공간을 마련해서 생활하는 도전 정신과 자신감은 높이 평가할 수 있을 것이다. 그러나 새로운 환경에서 부딪치는 문제들을 혼자서 결정, 처리하는 일은 결코 바람직하지 않을 수도 있다.

　수십 명 또는 수백 명의 환우들이 모여서 하는 큰 규모의 요양원이나 여타 공동생활 장소도 여러 가지 장점이 있을 수 있으나, 불편함이 많을 수도 있다는 점을 생각해보아야 한다. 혼자도 아니고 다중도 아닌, 적당한 인원이 함께할 수 있으면서, 살아온 환경도 다르고 생각도 다른 다양한 사람들과 사귀면서 정을 나누고 정보를 나누면서, 그동안 경험해보지 못했던 새로운 일에 관심을 갖고 배울 수 있는 장소라면 금상첨화가 아니겠는가.

　필자는 오래전 100세 이상 장수하는 새로운 시대를 어떻게 살아갈 것인가를 고민하던 중에, 가장 먼저 나 자신이 새로운 사람으로 변하지 않으면 안 되겠다는 생각을 했다. 그러면서 새로운 친구를 사귀어야겠다는 것을 새로운 미래의 목표 중 하나로 세웠다. 나름대로 정한 새로운 친구의 기준은 첫째, 나이 불문, 둘째, 성별 불문, 셋째, 학벌, 직업 불문이었다. 새로운 삶에 관한 가치관과 대화만 가능하다면 만족하다는 생각에서였다. 인간은 사회적 동물이다. 아무리 유능하고 자신 있다 해도, 혼자 생활하는 것은 바람직하지 않다.

규칙적인 생활이 중요하다

　우리 신체의 각 부분을 이루는 장기 등의 모든 세포들은 각기

맡은 역할을 수행하기 위해 한시도 쉬지 않고 생명 활동을 한다. 위장 세포는 음식이 들어오는 시간이 되면 음식을 받아들이기 위해 소화액을 분비할 준비를 하고, 술이 들어오는 시간이 되면 알코올을 분해하는 ALDH 효소를 대기하게 한다. 매일 반복되는 생체 리듬의 일정이 갑자기 바뀌면, 우리의 생체순환 시스템은 혼란을 겪고 힘들어진다. 아침 기상 시간부터 밤 수면 시간까지 규칙적인 일상을 지킬 수 있다면, 우리 몸의 세포들은 훨씬 평안하고 조화롭게 각자의 역할을 수행할 수 있을 것이다.

마음이 몸을 지배한다

지구상에 존재하는 모든 물질의 최저 단위는 입자인 동시에 파동으로 존재한다. 모든 물질은 독자적인 주파수를 갖고 파동으로 진동하며 물질과 물질 간에 공명 현상을 일으킨다. 동종의 생명체이거나 동종의 물질일 경우 더욱 강한 공명 현상을 일으킨다. 특정한 사람을 생각하며 사랑하는 마음이나 미워하는 마음을 가지면, 신기하게도 상대방도 같은 마음을 갖게 된다. 그리고 이 파동은 계속 흘러 순환한다. 흐름과 순환이야말로 대우주 삼라만상의 근본 원리인 것이다. 파동의 흐름에 문제가 생기거나 왜곡되면 삶에 문제가 발생하고 건강에도 문제가 생길 수 있다. 우리가 갖는 마음가짐이 우리의 건강과 비건강에 직접적인 영향을 미치게 되는 것이다.

　인간은 다른 동물과 달리 영혼과 정신, 몸으로 구성되어 있다. 이 3가지 요소들은 상호 긴밀하게 연결되어 서로가 서로를 지배하고 구속한다. 어떤 경우에도 따로 분리되어서는 아무런 의미도, 기능도 수행할 수 없다. 영혼과 정신은 눈에 보이는 물질은 아니지만 육신에 커다란 영향을 미치고, 육체 또한 정신에 직접적인 영향을 미친다. 몸과 마음의 건강을 결코 분리해서 생각할 수 없는 이유이다. 그러나 실상은 마음의 상태가 그 사람의 건강에 더 큰 영향을 미친다. 마음가짐이 그 사람 몸속의 생물학적 환경을 변화시켜 몸의 건강에 직접 영향을 미친다.

　암에서 벗어나기 위해 제일 먼저 실행해야 할 실천 항목은 마음을 비우는 것이다. 물질적인 욕망, 자기만의 고집, 고정관념, 불안·공포·긴장 등 교감신경을 항진시키는 스트레스 요인을 모두 비워내야 한다. 스트레스 상태가 되면 우리 몸의 세포에 산소와 영양을 공급하는 혈관이 수축되고 좁아진다. 잠시도 쉼 없이 순환해야 할 혈액의 흐름에 장애를 받으면 당장 산소의 공급이 줄어들고, 산소의 부족은 세포의 활동에 즉각적이고도 강력하게 치명적인 영향을 미치게 된다.

　암은 산소가 부족해서 발생하는 이상 현상이다. 혈액의 흐름을 좋아지게 하고 내 몸을 산소가 풍부한 환경으로 만들기 위해서는 마음을 개선하여 나의 정신세계를 바꾸지 않으면 안 된다. 정신과 감정이 어느 상태에 있느냐에 따라 치유의 성패가 결정된다. 모든 사람은 행복해지기를 바란다. 도대체 행복이란 무엇인가? 마음이다. 사물을 긍정적으로 바라보고 좋은 생각을 하면 좋은 일이 생기고 마음이 즐거워진다. 행복에 내 의식의 파동을 맞추면 행복해지는 것이다.

행복과 불행도 마음먹기에 달려 있다. 몸의 건강과 치유는 몸속에 내재되어 있는 정신과 감정에 의해 절대적인 영향을 받는다. 어떤 종류의 천하제일의 명약이나 의료기술도 마음의 상태를 능가할 수 없다는 것을 명심해야 한다.

스트레스

우리가 스트레스를 받으면 가장 먼저 뇌신경 세포가 스트레스를 감지하고, 뇌의 시상하부에 있는 중추신경이 자극되어 부신피질 호르몬이 분비된다. 이 호르몬은 암세포막을 보호하기 때문에, 임파구에서 생산되는 인터루킨이 암을 공격하려 해도 막이 분해되지 않아 암을 제거하지 못하게 된다. 스트레스를 받으면 분비되는 호르몬인 코티졸(cortisol)은 면역억제 작용을 하여, 암을 살상하는 면역세포인 NK 세포와 대식세포의 기능이 약해진다. 스트레스가 계속되면 아드레날린과 노드 아드레날린의 분비가 증가하여 산소 수요를 늘려서, 몸은 더욱 심한 산소 부족 상황으로 내몰리기 쉽고 면역 기능은 더욱 저하된다.

과도한 스트레스가 모든 질병의 원인이라고 주장하는 아보도오루 교수는 과도한 스트레스의 대표적 원인을 과로, 정신적 고민, 과독(지나친 약물복용)으로 본다. 그로 인해 교감신경의 긴장이 유발되고 부교감신경이 저하되면서 림프구가 감소하고 배설 능력이 떨어진다. 그러면 아드레날린의 과잉작용으로 혈관이 수축하고, 과립구의 증가와 활성산소의 과잉으로 세포가 산화되면서 염증이 생기고, 그로 인해 암유전자가 출현한다고 밝혔다. 세계적인 자연 치유가로 인정받는 미국의 앤드류 와일 박사는 "모든 질병은 심신상관병"이라고 단언하고, "신념만으로도 병을 치료할 수 있다"고 주장했다. 많은 전문가들의 연구 결과에서도 현대인들의 질병이 치유되는 원인의 30%는 플라시보 효과라고 보고한다. 마음과 뇌신경, 면역계가 직접 상호작용으로 연계되어 신체의 건강과 비건강에 강한 영향을 미치는 것이다.

그런데 정신적 스트레스는 어떻게 우리에게 오는가? 대부분의 사람들은 나의 잘못이 아니라, 외부로부터 가해지는 부당한 정신적 압박 때문이라고 규정한다. 과연 그런가?

인간을 비롯한 모든 생명체는 생명 활동을 하는 동안 수많은 위험 요소에 노출되고 외부로부터의 충격으로 고통을 겪는다. 때로는 불구가 되기도 하고 생명을 잃기도 한다. 야생 동물과 식물들은 인간과 비교할 수 없을 정도의 강한 스트레스 요인에 노출되어 있는 것이다. 그러나 야생 동식물이 스트레스로 병들었다는 연구 결과가 보고된 적이 있는가? 그들은 외부의 위험 요인을 최대한 지혜롭게 극복하기 위해 노력할 뿐 스트레스로 자기 몸을 상하게 하지 않는다. 오직 사람만이 스트레스로 병을 불러들인다. 평생 동안 수없이 맞닥뜨리는 외부의 충격을 당연한 것으로 받아들이고, 분노하거나 고민하지 않고, 삶의 여정에서 겪어야 할 과정이라고 생각하면 그만이다. 스트레스는 자기가 불러들이는 것이다.

우리의 육체와 마음을 자극하고 일깨우고 억제하면서 생명 활동을 조절, 지배하는 역할을 하는 호르몬은 마음 상태에 따라 분비되는 종류가 달라지고 양도 달라진다. 항상 긍정적이고 기뻐하는 마음을 가지면 몸에 좋은 호르몬이 많이 분비되고, 부정적이고 스트레스를 많이 받는 사람은 그 반대의 호르몬이 분비된다. 마음이 사람의 건강과 운명을 좌우한다고 단정할 수 있는 이유이다.

신경 계통

우리의 생체 활동을 조절하는 신경 계통은 뇌에서 척추를 통해 전해지는 중추신경과 생각, 의지와는 관계없이 우리의 신체 기관에서 스스로 조절되는 2종류의 자율신경계로 구분된다. 위장, 혈관, 췌장, 내분비샘, 땀샘, 침샘, 자궁, 방광 등의 신경계는 뇌의 지시와는 상관없이 자율적으로 각자의 기능을 수행한다. 자율신경계는 다시 교감신경과 부교감신경으로 구분된다. 교감신경은 주로 주변 환경에 영향을 받는 신경이다. 활동적, 공격적이고 쉽게 흥분하거나 스트레스를 많이 느끼고, 산성 체질인 사람이 교감신경이 항진되어 있는 경우가 많다. 그에 비해 부교감신경은 평온하고 휴식 상태이거나 식사 시간, 생식 활동을 할 때, 또는 알칼리성 체질의 상태일 때 우위에 있다. 이 두 가지의 자율신경계가 상호 조화롭게 균형을 이룰 때 우리의 건강은 최상의 상태를 유지할 수 있는 것이다. 그러나 복잡하고 바쁜 일상을 살아가는 현대인들의 대부분이 교감신경의 우위 상태에서 살아가는 경우가 많아, 몸과 마음이 비건강의 위험에 항상 노출되어 있다고 볼 수 있다. 생체의 신경계통과 신경전달물질(호르몬)은 모두 그 사람의 마음에 의해 가장 큰 영향을 받고 있음을 잊어서는 안 된다.

암환자들을 관심 있게 살펴보면 공통점이 있다. 그들은 대부분 열정이 강하고 책임감이 강하다. 또래의 주변사람들에 비해 뒤처져 있지 않다. 그러다 보니 항상 바쁘고 긴장되어 있다. 인체의 신경계가 긴장하면 교감신경이 긴장하고, 혈관이 수축된다. 혈관이 수축되면 산소의 공급량이 줄어들고, 노폐물의 배출이 장애를 받는다. 인체의 신경계와 스트레스와 마음을 따로 분리하여 설명하는 것은 사실상 올바른 방법이 아니다.

부교감 신경이 우위에 있는 사람은 자연치유력, 면역력이 강하여 질환을 치유하는 데도 좋은 결과를 보인다. 그러나 지나치게 항진되어 있으면, 림프구가 과잉반응을 일으켜 오히려 나쁜 결과를 불러들이기도 한다. 알레르기 질환이 좋은 예다. 그 어떤 것도 지나침은 좋지 않다. 과유불급(過猶不及)이다. 상호 균형을 이룬 중용(中庸)의 상태가 최적의 상황인 것이다.

명상

마음을 여유롭고 충만하게 하는 데는 여러 가지 방법이 있다. 그 중에 최근 가장 폭넓게 활용되고 있는 방법 중 하나가 명상이다. 마음의 부담으로부터 벗어나 순수한 마음 상태로 되돌아가는 것을 초월(transcendence)이라 하며, 이를 실천하려는 것을 명상

(meditation)이라고 한다. 모든 상념과 생각들을 벗어놓고, 나 자신의 내면세계에 귀 기울이고, 내 몸 세포의 소리를 듣는 것이다. 하루 20~30분 정도만이라도 명상을 지속적으로 실천하면, 의식의 구조가 바뀌고 마음이 바뀌면서 몸도 바뀌게 된다.

음악

다음으로 마음을 평안하게 하는 방법은 좋은 음악을 듣는 것이다. 우리의 뇌는 뜻밖에도 마음보다 소리, 말에 더욱 민감한 반응을 보인다. 싫은 소리를 한 번만 들어도 우리의 뇌는 아주 민감하게 반응하고, 그 여진이 오래도록 영향을 미친다. 남과 다툰 짧은 순간의 말 한 마디가 몇 날, 몇 달 또는 수십 년이 지나도록 내 삶에 상처를 남기고 영향을 미치기도 한다. 좋은 소리를 듣는 것만으로도 그 소리의 파장이 내 몸의 세포에 공명 현상을 일으켜 심리적 안정과 상승효과를 일으키고 생명 활동을 활성화시키는 것이다. 노래방에서 내 마음속의 모든 것을 내려놓고 음악에 몸과 마음을 맡기면서 소리치고 율동하는 것도 좋은 방법이 될 수 있다. 노래는 아주 효과적인 복식호흡 방법이기도 하다. 동물이나 식물에게도 좋은 음악을 들려주면 생명 활동이 활성화되는 것을 확인할 수 있다.

사랑

저하되어 있는 부교감신경을 항진시키고 정신건강에 최고의 효과를 나타내는 것은 단연코 사랑이다. 이 세상에서 사랑만큼 아름답고 숭고하고 가치 있는 것은 없다. 사랑 중에서도 이성간의 정신적, 육체적 사랑만큼 강렬하고 큰 영향을 미치는 것은 없다. 사랑의 감정을 품으면 암 세포만을 제거하는 NK세포의 기능이 활성화되고 면역글로빈이 증가해 면역세포의 기능 또한 활성화 된다. 사랑하는 사람에게 행복을 선사하기 위해 내 몸의 암세포를 반드시 정상으로 돌려놓고야 말겠다는 강한 신념과 실천을 이행한다면, 반드시 그렇게 될 것이다. 진정한 사랑은 모든 것을 초월한다.

건강한 성생활(sex)은 삶의 질을 높이고 삶의 길이도 늘린다. 엔돌핀, 도파민, 테스토스테론 등 각종 쾌감 호르몬의 분비를 늘리고, 뼈와 근육 심장의 기능을 강화시키며, 노화방지 물질(DHEA)을 분비하고 면역력을 강화시킨다. 섹스가 우리의 생명 활동에 미치는 긍정적인 효과는 지면이 부족해 다 나열할 수조차 없다. 철학자 쇼펜하우어는 "섹스는 신의 선물이며 인간에게 산란기가 없음은 성이 종족보존 이외의 다른 의미가 있기 때문이다."라고 설파했다. 독일의 의사 빌헬름리히도 "하루 한 번 이상의 성적 흥분은 정신적, 육체적 건강을 유지하는 데 최상의 방법"이며, "섹스를 자주 하면 평생 의사를 멀리할 수 있다."라고 했다. 마음과 몸이 허락하는 상태라면 섹스는 많이 하면 할수록 좋다. 사랑하자. 나 자신을 사랑하고, 가족과 이웃을 사랑하고, 내 몸의 암까지도 사랑하자.

세상만사 모든 물질들은 바라보는 방향에 따라 모습이 다르게 나타난다. 마음먹기에 따라 다르게 보인다. 마음을 어떻게 가지느냐에 따라 고정된 사물의 형태마저도 달리 보이는 것이다. 내 몸, 내 삶의 모습도 마음먹기에 따라 달라진다. 창의적이고 긍정적인 마음이 자신을 창조적이고 진취적인 인물로 만든다. 할 수 있다고 생각하면 할 수 없는 일이 없고, 할 수 없다고 생각하면 할 수 있는 일이 없는 것이다. 암을 이기지 못하고 죽을 수도 있다고 생각하면 죽을 것이고, 틀림없이 암을 이기고 더욱 더 멋지게 살아갈 것이라고 확신하면 반드시 살게 될 것이다. 마음과 몸의 건강이 그 사람의 운명을 결정하고, 우리의 건강은 정신력에 의해 좌우된다는 사실을 잊어서는 안 된다.

제3장

인체의 자율조정 기능과 산소를 극대화시켜라

1. 인체의 3대 자율조정 기능

우리의 몸은 수많은 위해요소들로부터 자유스럽지 못하고, 항상 위험한 상황에 노출을 반복하면서 생명 활동을 영위해 나간다. 그런 상황이 발생할 때마다 우리의 몸은 스스로의 자율조정 작용을 통해 인체의 생명 활동을 영위해 나간다.

첫째, 항상성(恒常性, homeostasis)이다.

모든 생명체는 자신의 생존에 적합한 상황을 만들어 생명의 안전성을 확보하려는 자율조절 기능을 갖고 있다. 위기상황에서도 뇌의 지시가 있기 전에 우리 몸은 먼저 스스로 판단해서 위험 상황에서 벗어나기 위한 적절한 조치를 취한다. 항상성이란 우리의 인체가 생체의 내부와 외부를 비롯해서 여러 가지 환경의 변화에도 본래의 정상 상태를 유지하는 능력을 말한다.

인체의 항상성은 자율신경계와 내분비(호르몬)계의 상호작용으로 이루어지는데, 생명을 유지하기 위하여 체온이나 PH, 삼투압 현상을 비롯한 각종 생화학 성분이나 모든 조직들이 정상적인 기능을 일정하게 유지하도록 한다. 특히 혈액 내의 산성과 알칼리를 적절하게 조절하여 PH를 중성으로 유지하는 작용은 인체의 항상성 중에서도 가장 중요한 작용이라고 할 수 있다.

항상성은 체내의 여러 가지 요인들에 의해 영향을 받는다. 물과 산소, 염분, 영양소, 독소, 체온, 그 밖에 전해질(electrolyte, 용액 안에서 이온을 형성하거나 전기를 만드는 화학물질)의 농도 등에 의해 영향을 받는다. 우리의 몸은 항상성이 제 기능을 발휘할 때 정상적인 생활을 유지할 수 있다. 항상성의 파탄은 질병이나 죽음으로 연결된다. 암은 독소와 산소 부족으로 죽음으로 내몰리던 세포가 살아남기 위해, 스스로 항상성을 발휘해서 생명을 이어가는 현상으로 볼 수도 있다.

둘째, 면역력(免疫力, immunity)이다.

몸에 해로운 유해 세균이나 독소 등 항원(antigen, 외부 침입자)이 생명 활동을 위협할 때, 병원체가 들어오는 것을 방어하고 침입한 항원을 물리치며 저항하는 능력이다. 인체의 면역을 담당하는 중심세포는 백혈구이며, 약 20조 개의 면역계로 구성되어 있다. 우리 몸이 외부로부터 침입하는 항원을 1차적으로 방어하는 기관은 피부와 침, 그리고 기관지의 섬모와 위장 점막이다.

백혈구는 교감신경의 지배를 받으면서 식균 작용이 뛰어난 과립구와, 부교감신경의 지배를 받고 이물질을 응급 처리, 면역 반응에 작용하는 림프구로 구분한다. 백혈구는 면역조절 물질인 사이토카인(cytokine))을 분비하여 세포 간의 의사소통을 담당하게 한다. 면역세포 중 대식세포(매크로파지)는 강력한 식균 능력을 갖고 있다. 암을 억제하거나 살해하는 T세포와 암세포만을 골라서 잡아먹는 NK 세포(Natural Killer Cell)가 있는데, 암을 극복하기 위해서는 특히 NK 세포를 활성화하는 노력이 필요하다. NK 세포는 스트레스를 받거나 항암치료를 받으면 그 기능이 극도로 약화되고, 즐거운 마음으로 생활하고 숲속 산책이나 유산소 운동을 병행하면 활성화된다. 그러나 면역계가 지나치게 강하면 우리 몸의 정상 조직을 공격하는 자가 면역질환을 일으키기도 하지만, 적정한 면역세포는 국가의 안보를 책임지는 든든한 군사력과 같다. 적정한 면역력을 유지하는 것은 외부의 침입자로부터 내 몸을 지키는 가장 확실한 방안이다.

셋째, 자연치유력(自然治癒力)이다.

인체의 조직이 어떤 요인에 의해 장해를 입었을 때, 스스로 본래의 상태로 되돌리는 힘이다. 인체 내에서 발생한 이상 현상을 치유하는 것은 오로지 자연치유력에 의해서만 가능하다. 의료인들이 행하는 치료 행위는 몸 안의 자연치유력이 정상적으로 이루어질 수 있도록 도움을 주는 약간의 처치에 불과할 뿐이다. 찢어지거나 떨어진 신체조직을 원래의 형태대로 꿰매거나 부러진 뼈를 원래의 모양대로 맞추어서, 우리 몸이 스스로 본래의 기능을 회복하는 데 약간의 도움을 주는 역할에 지나지 않는다. 그러나 이러한 치료 행위가 과잉되어 오히려 자연치유력을 떨어뜨리는 현상이 반복적으로 발생하고 있음은 심히 우려스러운 일이 아닐 수 없다. 항생제를 비롯한 약물을 투여하고 방사선을 쏘이는 일이나 신체조직을 절단하는 일들은 몸 안의 자연치유력을 저하시키는 데 결정적인 작용을 한다. 우리가 질병에서 벗어나는 일이나 건강과 비건강의 갈림길도 몸 안의 자연치유력이 정상적으로 유지되고 있느냐 아니냐에 달려 있다.

인체가 가진 놀라운 자율조절 기능은 자신의 의지에 의해 조절되는 기능이 아니다. 자신의 생각과 관계없이 우리의 몸은 스스로의 필요와 판단에 따라 이러한 자율조절 기능을 발휘한다. 그런데 현대인들 대부분이 이러한 자율조절 기능이 저하되어 있어 수많은 질병의 위험에 노출되어 있는 것이 가장 큰 문제인 것이다.

우리 몸을 이루고 있는 60조 개의 세포는 몸속 환경만 좋으면 자율조절 기능을 결코 상실하지 않는다. 자율조절 기능의 실조는 몸속의 환경이 오염되어 있다는 말에 다름 아니다. 암 종양이 발견되었다는 것은 3대 자율조절 기능이 제대로 발휘되지 못하고 있다는 것을 나타내는 중요한 증표인 셈이다. 그러므로 발견된 종양 외에도 내 몸속 여러 곳에서 암 종양이 자라고 있을 수 있다는 것을 인식해야 한다.

다 같은 증상의 질병일지라도 사람마다 원인은 각기 다르다. 현대인들의 면역력과 자연치유력이 떨어져가는 데는 여러 가지 복합적인 원인들이 있지만, 가장 큰 이유는 세포가 생명 활동을 하는 데 절대 필요한 영양의 불균형과 외부로부터 흡입된 합성 화학 물질이다. 그리고 이러한 현상들이 상호 복합적인 작용을 일으켜 몸속의 산소 부족 현상을 일으키는 것이 가장 결정적인 원인이다.

3대 자율조절 기능은 우리의 건강을 지켜주는 가장 확실하고 튼튼한 주춧돌이며, 인체의 경비원이자 환경 미화원이다. 그러므로 우리의 몸을 지키고 정화하는 기능이 정상적으로 유지될 수 있도록 특별한 관심과 노력이 필요하다. 2,500년 전 의성 히포크라테스도 "진정한 의사는 내 몸 안에 있다. 내 몸 안의 의사가 고치지 못하는 병은 어떤 의사도 고칠 수 없다. 의사는 자연치유력을 도와주는 조력자일 뿐이다."라고 자연치유력의 위대함을 설파했다. 수천 년의 시공을 뛰어넘는 그의 혜안에 감탄할 따름이다.

2. 저하된 자율조절 기능을 회복시키자

필수 영양소를 균형있게 섭취한다.

인간을 비롯한 모든 생명체의 생존을 좌우하는 가장 중요한 것은 산소와 물, 소금 그리고 필수 영양소다. 모든 생명체는 정상적인 생존 활동을 위해서 영양을 반드시 필요로 한다. 생명 활동에 필요한 영양이 부족한 상태에서는 본래의 제 기능을 발휘할 수 없다. 그러나 이러한 영양도 부족할 때만 문제가 있는 게 아니고, 과잉 상태에 달할 경우에도 우리 몸은 심각한 어려움에 처하게 된다. 사용하고 남은 영양 물질은 일부 저장분을 제외하고 우리 몸에 독성 물질로 작용한다.

현대인들의 변화된 식습관에 의해 가장 문제를 일으키는 과잉 영양은 단백질과 지방이다. 그러나 식물에 포함되어 있는 영양 성분은 수많은 성분들의 상호작용에 의해 과잉으로 인한 장해를 발생시키지 않지만, 동물성 단백질은 복잡한 분자구조를 갖고 있어 소화 흡수, 대사, 배설이 매우 어려우며, 남는 부분은 몸의 독소로 작용한다.

몸속의 환경을 개선한다.

　우리가 섭취하는 음식이나 호흡, 가공식품 등을 통해 우리 몸속으로 들어와 밖으로 배출되지 못하고 축적되어 있는 합성 화학물질들과 체내에서 발생한 독소들은 세포의 생명 활동에 치명적인 타격을 가한다. 그래서 인체의 항상성과 면역력, 자연치유력을 떨어뜨리는 결정적인 작용을 하게 되는 것이다. 대부분 암이 잘 발생하는 부위는 외부에서 들어온 오염물질과 직접 접촉이 많은 위장, 폐장, 간장 등이고, 체내에서 발생한 노폐물이 통과하는 대장, 방광, 전립선 등에서 암세포의 발생 비율이 높다. 몸속의 독소들을 해독하지 않고서는 결코 암과 질병에서 자유로울 수 없다.

　여러 차례 반복해서 강조한 대로, 암은 인체의 환경이 나빠져서 발생한 것이다. 암뿐만 아니라 거의 대부분의 만성질환(생활습관 병)도 몸속 환경의 오염에서 발생한다. 현대의학이 아무리 첨단 장비로 무장하고 새로운 항암 약제를 개발해도, 몸 안의 환경을 정화하는 것은 영원히 불가능하다. 수술이나 방사선, 항암 약제들은 몸 안의 환경을 더욱 크게 오염시킬 뿐이다. 오염의 근본 원인이 제거되어야 한다. 외부로부터의 흡입이 중단되거나 최소화되어야 하고, 체내의 오염원을 체외로 배출시켜야 한다. 그렇게 되면 과학(의학)이 밝혀내지 못한 미세 암까지 사라지고, 다시 재발하는 일이 없을 것이며, 다른 만성질환들도 일거에 사라지게 될 것이다.

3. 몸속 산소의 함량을 늘려야

우리 몸을 이루고 있는 60조 개의 정상세포는 적절한 양의 산소와 영양에 의해 생명 활동을 영위한다. 영양은 섭취가 부족할 때를 대비해서 항상 예비식량을 지방으로 비축해두고 있기 때문에, 단기간의 공급 부족으로는 큰 문제가 생기지 않는다. 그러나 산소는 예비량을 저장해두는 기능이 없기 때문에, 부족한 상황이 발생하면 당장 심각한 문제가 발생한다. 암세포는 산소 부족으로 괴로워하던 세포가 살아남기 위해 유전자의 변이를 일으켜, 산소가 부족한 환경에서 잘 자라는 생명체로 변한 것이다.

산소 부족은 여러 가지 요인에 의해 발생한다. 혈액의 오염으로 산소의 순환이 잘되지 않거나, 잘못된 식습관으로 체질이 산성으로 기울 때 산소의 부족 상태가 생긴다. 그리고 코와 입, 피부 모공을 통하여 흡수하는 산소의 양이 부족할 때, 우리 몸의 세포는 결정적인 타격을 입게 된다. 산소의 부족은 암뿐만 아니라 인체에서 발생하는 대부분의 질환과 직·간접적으로 관련이 있다. 우리 몸을 힘들게 하는 유해 세균은 산소가 부족한 환경에서 활발하게 활동하기 때문이다.

공기 중의 산소 흡입량을 늘린다.

산소의 함량을 늘리려면 먼저 공기 중의 산소를 몸속으로 흡입하는 양을 늘려야 한다. 공기 중에는 약 21%의 산소가 함유되어 있다. 고대 시대에는 대기 중의 산소가 30~40% 정도였다고 한다. 그러나 인간을 비롯한 동물의 개체수가 늘어나고 환경이 오염되면서 산소의 양이 점점 줄어들었고, 지금도 그런 현상은 지속되고 있다.

식물은 대기 중의 이산화탄소를 흡입하여 광합성 작용을 통해 산소를 만들어 대기 중으로 내보내는데, 사람은 식물이 주는 산소를 이용해 생명 활동을 하고, 식물은 동물이 내뿜는 이산화탄소를 이용해 그들이 필요로 하는 양양과 산소를 만들어 동물들에게 제공한다. 인간을 비롯한 동물들은 식물이 없는 상태에서는 생존 자체가 원천적으로 불가능한 것이다. 그런데 이러한 식물의 면적이 급속도로 줄어들고 있어 인류의 미래에 어두운 그림자를 드리우고 있다. 지구의 허파라고 불리는 브라질의 밀림지대가 가축 사육장으로 이용되면서 숲이 처참하게 파괴되어가고 있으며, 이러한 현상은 전 세계 곳곳에서 확산되고 있다.

현재 전 지구적인 가장 큰 위험요소로 인정되고 있는 지구의 환경변화는 식물의 생태계에도 엄청난 변화를 가져올 것이 분명하다. 식물의 개체수나 종류가 변화해가는 과정에서 발생하는 천연수림의 면적 축소는 대기 중 산소 발생량의 감소로 이어져, 인류의 건강에 치명상을 가하게 될지도 모른다. 특히 산소의 결핍과 직접적인 영향이 있는 암의 발생에는 어느 정도 영향을 미치게 될지 가늠조차하기 어렵다. 실로 두려운 미래가 아닐 수 없다.

    암의 발생을 예방하거나 치유하는 데 가장 중요한 핵심 요소는 몸속의 산소 함유량이다. 산소는 몸에서 만들 수 없기 때문에 외부로부터 공급받지 않으면 안 된다. 공기나 음식을 통해서 충분한 양의 산소를 공급받기 위한 특별한 노력이 필요하다.

    대기 중의 산소를 충분히 섭취하기 위해서는 주변 환경이 깨끗하고 산소가 풍부한 환경에서 생활하는 것이 가장 중요하다. 산소가 가장 풍부한 곳은 산소를 직접 만들어내는 식물의 집합체인 숲속이다. 숲속에는 산소만 풍부한 것이 아니다. 천연 항생제인 피톤치드를 비롯해서, 아직까지 과학이 밝혀내지 못한 수많은 생리 활성물질들을 만들어 동물들에게 제공한다. 그렇기 때문에 사람을 비롯한 동물들은 숲속에 있을 때 가장 깊은 심신의 평안함을 느끼며 계속 머물고 싶어지게 되는 것이다.

    숲속은 암환자가 머물기에 가장 좋은 환경이라고 할 수 있다. 숲속에서는 가능한 한 옷을 최대한 가볍게 입고 맨살을 많이 드러낸 채, 심호흡을 하면서 산책하는 시간을 많이 가지는 것이 좋다. 입과 코로 하는 호흡보다 피부를 통해 산소를 흡입하는 피부호흡이 더욱 중요하다. 피부를 통해 우리 몸속으로 들어간 산소는 코와 입을 통해 흡입된 산소보다 세포 내에 더 빠르게 도착한다. 잠잘 때나 일상생활에서 피부호흡이 활성화될 수 있도록 하는 노력이 필요하다.

피부 호흡을 강화시키는 효과적인 방법은 풍욕을 실천하는 것이다. 숲속이나 방안에서 창문을 활짝 열어놓고 나체 상태에서 담요로 몸을 덮었다가 감싸는 것을 반복하면, 피부 모공도 열림과 닫힘을 반복하면서 피부 호흡이 활성화된다. 암환자에게는 반드시 필요한 필수 항목이다.

복식호흡을 한다.

코와 입으로 공기를 마시는 호흡은 크게 두 가지로 구분된다. 내장의 횡경막 위로 하는 흉식호흡과 횡경막 아래 복부까지 하는 복식호흡으로 구분할 수 있다. 일부에서는 배꼽 아래 약 3cm 부분을 단전이라고 하며 단전호흡을 주장하고 있으나, 현재까지 인체의 신체구조에 단전이라는 조직이 있음을 발견했다는 과학적 증거는 어디에도 없다. 없는 조직에 신경을 집중하기보다는, 우리의 내장 깊숙이 공기를 받아들이는 자세로 호흡할 때 산소 흡입량이 크게 증가한다.

미국 예일대학교의 페히난 교수의 연구에 의하면, 복식호흡은 흉식호흡보다 25% 많은 산소를 흡수하는 것으로 보고되어 있다. 인간 본연의 호흡은 깊(深)고, 긴(長) 복식호흡이다. 아기가 이 세상에 태어나서 하는 호흡이 복식호흡이다. 그러나 대부분의 사람들이 삶의 무게가 만만치 않고 복잡하다 보니 자신도 모르게 바쁘게 하는 흉식호흡으로 변해온 것이다.

복식호흡은 식물이 내뿜는 산소와 피톤치드가 가장 많은 숲속에서 나체 상태로 산책하면서 하는 호흡을 할 때, 여러 가지 면에서 큰 유익함이 있다. 코와 입, 피부를 통해 흡입한 산소는 허파를 거쳐 혈액을 타고 우리 몸 전체를 순환하면서 세포에 도달한다. 외부로부터의 흡입량이 아무리 많아도 혈액순환이 원활하지 못하면, 몸속의 산소량은 부족할 수밖에 없는 것이다. 몸속의 산소 부족을 피하기 위해서는 혈액순환이 원활해야 하고, 그러기 위해서는 혈액을 노폐물 없이 맑고 깨끗하게 유지하는 노력이 병행되어야 한다. 규칙적이고 가벼운 유산소 운동이나 숲속 걷기운동 등은 근육의 이완과 심호흡의 증대로 산소 흡수량과 활성산소를 소거하는 능력을 배가하는 효과가 있다.

산소가 많이 발생하는 음식을 섭취한다.

암세포의 성장에는 몸속 산소의 양이 결정적 영향을 미친다. 몸속 산소의 양을 늘리기 위해서는 호흡 외에도 음식을 통해 산소의 체내 유입량을 늘리는 것이 중요하다. 우리 몸에서 가장 많은 양을 필요로 하는 3대 영양소 중 탄수화물과 지방은 산소, 수소, 탄소로 구성되어 있다.

산성식품을 과잉 섭취하면 혈액이 산성화되어, 세포 속의 미토콘드리아가 제 기능을 발휘하지 못해 산소 결핍 현상이 발생한다. 산성식품의 섭취를 줄이고 채소, 과일 등 알칼리성 식품의 섭취를 늘려야 한다. 비료, 농약 등의 화학물질을 사용하지 않고 자연농법에 의해 생산하여 항산화 물질을 많이 함유한 산약초, 채소, 과일 등을 충분히 섭취하는 습관을 생활화해야 한다. 혈액의 산도가 약 알칼리로 유지되면 우리 몸은 가장 평안한 상태로 유지될 수 있다.

또 다른 하나는 몸 안에서 산소를 발생시키거나 활성화하는 음식을 섭취하는 것이다. 잎이 녹색인 식물에는 클로르필(엽록소)이라는 색소가 많이 함유되어 있는데, 이 색소는 산소의 운반을 활성화시킬 뿐 아니라 몸 안의 유해균의 살균효과도 있어, 몸 안에 암 종양을 가진 사람들은 녹색식물의 섭취에 각별한 관심을 가질 필요가 있다. 그러나 녹색식물에 열을 가하면 이러한 기능이 소멸되므로, 싱싱한 상태의 식물을 생으로 섭취해주어야 한다.

몸 안에서 산소를 발생시키는 물질에 대해서는 아직까지 과학적인 연구 결과가 극히 미흡하지만, 이러한 기능을 가진 물질이 있을 것이라는 데는 공감대가 형성되어 있다. 현재까지 밝혀진 것 중에 우리가 관심을 가져볼 만한 것으로는 게르마늄과 소다가 있다.

게르마늄은 약 30여년 전 독일의 과학자 윙클러가 처음 발견한 후, 현재 많은 연구가 진행 중에 있는, 금속과 비금속의 중간적 성질을 띠고 있는 무기질이다. 체내에서 면역력을 강화하고, 엔도르핀 호르몬의 분비를 촉진하며, 세포 속의 산소 공급과 활용을 촉진하는 촉매 역할 등 다양한 기능을 한다. 게르마늄이 많이 함유되어 있는 땅에서 생산되고 함량이 높은 식물을 활용하는 노력이 필요하다.

그리고 시중에서 쉽게 구할 수 있는 중탄산나트륨에도 관심을 가져볼 필요가 있다. 중탄산나트륨은 우리가 흔히 말하는 식소다로서, 위염을 비롯한 여러 가지의 소화기 질환에 탁월한 효능이 있어서, 과거 우리의 선조들은 일상생활에서 많이 활용해왔다. 근래에는 의학계에서 과학적이지 않다는 부정적 견해를 피력하여 활용도가 크게 줄어들었으나, 실제 사용해보면 놀라운 효능을 경험할 수 있다.

지구의 자연계에는 아직까지 우리가 찾아내지 못한 놀라운 기능성 성분을 함유하고 있는 식물이나 여타 물질이 아직 수없이 많이 있을 것이다. 필자는 자생약초 중에서 산소를 활성화시키는 기능을 가진 식물이 반드시 있을 것이라는 믿음과 관심을 갖고 살펴보고 있다.

미래의 삶에 대한 꿈을 가져야 한다.

불안과 초조, 갈등, 원망, 공포 등 교감신경이 항진되어 있는 상태가 지속되면, 우리 몸은 산성으로 기울고 산소가 줄어드는 상황으로 변하고, 암은 더욱 좋아지는 환경에 기뻐한다. 안정된 마음가짐으로 항상 기뻐하고 감사하고 평온한 상태의, 부교감신경이 항진되어 있는 상태에서 우리 몸은 알칼리로 기울고 산소 함유량이 많은 상태로 되면서 암세포는 더욱 힘들어진다. 그러므로 회복에 대한 자신감과 회복 후의 새로운 미래에 대한 꿈을 잃지 말아야 한다. 그러나 이러한 긍정적인 마음과 희망의 꿈도 저절로 얻어지는 것은 아니다. 이 세상 모든 것은 자기 하기 나름이다. 마음도 행동도 자기하기 나름이다. 긍정적인 마음은 그저 얻어지는 것이 아니다. 자기 스스로 노력해야 한다. 가능하면 과거의 취미나 습관에서 벗어나 새로운 일거리에 흥미를 갖고 몰입할 수 있는, 즐기고 웃을 수 있는 일을 찾는 노력이 필요하다.

야생 동식물의 끈질긴 생명력에 관심을 갖고, 자연의 법칙을 연구하고 자연생태의 전문가가 되어보겠다는 결심을 할 수 있다면, 그것은 암을 이겨내는 최고의 방안이 되고 미래의 새로운 일거리가 될 수도 있을 것이다. 보다 나은 전문 식견을 가진 사람과 가까이하고 도움을 받는 것도 좋은 방법일 수 있다.

내 몸속의 암덩이가 점점 줄어드는 것을 믿고 상상하는 마음가짐이 매우 필요하다. 우리의 신체는 그 사람의 마음가짐에 절대적인 영향을 받는다. 마음 상태에 따라 분비되는 호르몬의 종류와 양이 다르고, 호르몬에 따라 우리의 몸은 변화하고 생명 활동을 이어간다. 생각하는 대로 몸이 변하고 이루어지는 것이다.

암세포를 정상세포로 되돌려놓기 위해서는 몸을 산소가 충만한 호기성 유기체로 만들어야 한다. 흙과 숲을 가까이하는 것은 그 어떤 건강법보다 좋은 운동법이자 호흡법이 될 것이다.

제4장

꼭 알아두어야 할 식품 영양

1. 식습관의 변화

우리는 매일 섭취하는 음식의 힘으로 성장하고 생명을 유지해 나간다. 특별한 경우를 제외하고는, 태어나서 죽을 때까지 전 생애에 걸쳐 하루도 빠짐없이 반복적으로 이루어지는 중요한 삶의 과정이 식생활이다. 오죽하면 사람은 먹기 위해서 사는 것인지, 살기 위해 먹는 것인지 아리송하다는 말이 나왔을까. 우리의 인생에서 먹는 것보다 더 중요한 것이 있을까? 얼른 생각나지 않는다. 아마 없을지도 모른다.

인간을 비롯한 동물류는 생명이 탄생한 이후 지속적인 진화와 변화를 계속해왔다. 그러나 예나 지금이나 변하지 않고 그대로 이어져오고 있는 것이 두 가지가 있다. 그것은 식욕과 성욕이다. 음식을 먹는 것과 섹스다. 이것은 미래에도 계속 변하지 않을 것이며, 우리 삶의 중심에 자리 잡고 영속될 것이다. 그런데 정작 우리는 이 문제에 대해서 별로 아는 바가 없다. 어릴 때부터 "하루 세 끼 밥 꼭꼭 챙겨 먹어라", "골고루 많이 먹어라."는 말을 반복적으로 들어왔지만, 그 외에는 올바른 음식 섭취 방법에 대해 제대로

된 교육을 받은 기억이 없다. 성인이 되고 난 후에도 올바른 식생활에 대해 제대로 된 강의 한번 들어본 바가 없고, 성생활에 대해서도 가르침을 주는 곳이 어디 있었던가. 대중 언론매체에서 식재료를 찌고, 볶고, 기름에 튀기면서 음식을 맛있게 요리하는 방법에 대해서는 신물 나도록 보아왔지만, 정작 그것이 옳은 것인지, 우리 몸에 좋은 것인지 아닌지조차도 알 수가 없다. 매일 반복하는 과정이다 보니 가족이나 주변 사람들이 하는 대로 따라서 비슷하게 먹을 뿐이다.

음식은 생명을 만들고 성장하고 활동하는 데 필요한 원천적 요소다. 먹는 음식에 의해 그 사람의 몸과 마음이 구성되고 운명이 결정되는 것이다. 그럼에도 지금도 TV 등 언론 매체에 나오는 일부 전문가들의 말이 너무나 다르다. '하루 세 끼 꼭꼭 먹어야 한다. 하루 두 끼만 먹어도 된다. 한 끼만 먹어도 충분하다'에서부터 '인간은 원래 육식동물이기 때문에 육류 섭취는 꼭 필요하다. 아니다. 초식동물이다. 육식은 도움이 되지 않는다. 골고루 먹어라. 그럴 필요 없다'까지, 도대체 누구의 말을 믿어야 할지 국민들은 헷갈리고 당황스럽다. 책임 있는 정부 기관에서는 아예 자기들과는 해당 없는 일인 것처럼 침묵하고, 어쩌다 질문을 하면 명확한 결론 없이 대충 얼버무린다.

인류의 조상이 육식성이었는지 초식성이었는지는 현대인들의 식생활의 문제점을 밝히는 데 매우 중요한 자료가 될 수 있다. 인류학자, 영양학자를 비롯한 전문가들이 우리 인류의 조상이라고 추측하는 침팬지, 오랑우탄 등의 식습관을 조해본 결과, 전체 섭취량의 95% 이상이 식물성이고, 곤충, 벌레 등의 동물성 음식을 5% 미만의 소량으로 섭취하는 것으로 여러 차례 보고되었다. 인간은 약간의 잡식성을 겸한 초식동물이었고, 그때의 유전자가 지금까지도 변치 않고 전해져오는 것이다. 인간의 이빨, 소화기관 등의 신체구조만 관찰해도 초식동물과 비슷하다는 건 쉽게 알 수 있다. 그런데도 일부 인사들이 인류는 원래 육식성이었다고 계속 주장하는 저의를 도무지 알 길이 없다.

인류가 최초로 섭취한 먹거리는 과일이었다. 개체수가 늘어나고 과일이 부족해지면서 식물의 부드러운 새순부터 잎, 줄기까지 먹기 시작했고, 작은 곤충 등 작은 동물을 섭취하다가, 인구가 증가하고 먹거리가 부족해지면서 식물을 재배하거나 동물을 사육하기 시작한 것이다. 현재 인류의 직접적인 조상인 호모사피엔스(Homo sapiens)가 아프리카 동부에서 출현한 지는 25만 년 전으로 추정되나, 농사를 짓기 시작한 지는 불과 1만 년 정도밖에 지나지 않은 것으로 추정한다.

인류의 숫자가 급속도로 증가하기 시작하고 산업혁명이 일어나, 먹거리의 부족을 해소하기 위해 다수확 위주의 품종개량이 반복되고 비료와 농약을 사용하게 되면서부터 먹거리의 생산량은 늘어났다. 그러나 사람들의 건강에 심각한 문제가 발생하기 시작했다. 이러한 변화도 불과 100년 미만에 일어난 현상이며, 식생활의 급속한 변화가 시작된 것도 불과 40~50년 정도밖에 되지 않았다. 지난 반세기 미만 동안의 음식 변화가 과거 1,000년 이상의 변화보다 더 빠르게 진행된 것이다.

지금 우리는 인류 역사 이래 가장 빠른 변화의 시대를 살아가고 있다. 그리고 지금부터 우리가 살아가게 될 미래의 세상은 과거 100년보다 1,000배나 더 빠르게 변화하는 시대를 살게 될 것이라고 한다. 어찌 생각하면 소름끼칠 정도로 두려운 일이 아닐 수 없다. 급변하는 삶의 패러다임과 함께 빠른 변화를 보이기 시작하고 있는 식생활의 변화에 우리의 몸이 미처 적응하기도 전에 먼저 찾아온 수많은 생활습관 병들이 우리의 미래를 심각하게 위협하고 있다.

현대의학이 발전했다고는 하나, 아직까지는 나타난 증상을 억제하고 제거하는 대중요법에만 치중할 뿐, 원인을 찾아 근본적으로 치유하려고는 하지 않는다. 새로운 약물이 생산되고 첨단 의료기기가 하루가 다르게 개발되고 있음에도, 암환자와 암으로 사망하는 사람의 숫자는 계속 증가 추세에서 멈출 줄 모르고 있다. 최근 들어 더욱 증가하고 있는 뇌질환, 심장질환, 당뇨병을 비롯한 다양한 종류의 난치병들은 잘못된 생활습관에 의해서 발생하고, 생활습관 중에서도 잘못된 식생활 습관이 가장 직접적인 원인으로 밝혀지고 있다. 그럼에도 잘못된 생활습관을 개선하지 않고 눈에 보이는 이상 현상만을 치료하는 의료행위가 계속되면서, 만성질환으로 고통받는 비건강인의 숫자가 하루가 다르게 증가하고 있다.

현대의학의 아버지로 추앙받는 히포크라테스도 "음식으로 고치지 못하는 병은 어떤 의사도 고칠 수 없다. 우리가 음식을 잘못 섭취하면 우리를 치료할 의사가 없고, 올바르게 섭취하면 의사가 필요치 않다."라고 단언했다. 동양의학의 종조로 일컬어지는 중국의 편작도 "의사는 병의 근원을 관찰하여 그 잘못된 바를 알고 음식물로 병을 치유하되, 부득이 음식물로 치료되지 않을 때에만 약물을 사용해야 한다."고 했다. 의학의 신으로 존경받는 동·서 의학의 대가들의 말씀이 수천 년이 흐른 뒤인 지금도 너무도 정확하고 당연한 말씀이라 전율마저 느낀다. 그럼에도 현재의 제도권 의학은 음식으로 병을 고친다는 데는 관심조차 없다. 그들의 수익을 극대화시키는 데 도움이 되지 않기 때문일 것이다.

우리 몸의 건강은 크게 두 가지 요소에 의해 결정된다. 몸이 필요로 하는 필수 영양소의 적정량 섭취와 몸속에 축적된 독성 물질의 배출이 얼마나 정확하게 이루어지느냐, 그렇지 않느냐에 따라 신체의 건강과 비건강이 결정되는 것이다. 인체는 세포의 성장과 분열, 사멸을 반복하는 과정에서 반드시 특정한 영양을 필요로 한다. 그것을 필수영양소라고 하는데, 우리가 섭취하는 영양소의 질적 수준은 세포의 질적 수준에 직접적인 영향을 미친다. 그렇기 때문에 우리가 어떤 음식을 어떻게 섭취하느냐에 따라 우리의 몸은 결정된다. 먹는 것뿐만 아니라 먹은 음식이 어떻게 소화, 흡수되고 남은 찌꺼기가 밖으로 어떻게 배출되느냐에 따라 그 사람의 몸과 마음에 영향을 미치고 운명이 결정된다고 할 수 있는 것이다. 그러나 우리는 그동안 살아오면서 생명 활동에 가장 중요한 이러한 요소들에 대해서 제대로 된 교육을 받아본 기억이 없다. 학교 다닐 때도 영어 단어 외우고 회화 익히고 수학 공식 외우고 한 것은 기억나는데, 음식에 대해서 교육을 받은 기억은 거의 없다.

생활수준이 높아지고 먹거리가 풍부해지면서 시작된 TV 등 언론매체들의 경쟁적인 음식 조리 방송은 우리 국민들의 식생활 습관을 크게 변화시키는 데 1등 공신(?)역할을 하고 있다. 식재료를 익히고 굽고 볶고 기름에 튀기면서, 맛있고 보기 좋은 음식이 몸에도 좋은 것처럼 국민들의 미각을 왜곡시키고 혼란에 빠트린다. 시각적인 자극을 통해 시청률을 올리려는 일부 언론 매체의 무책임한 보도 태도로 인해 국민들의 건강이 심각하게 위협 받고 있는 것이다. 국민을 계도하고 바르게 이끌어가는 데 앞장서야 할 매스컴들이 제대로 검정되지 않은 일부 전문가(?)들을 내세워 우리의 음식 문화를 혼란스럽게 하고 있다. 그리고 일부 의사를 비롯한 전문가(?)라는 사람들이 특정 식품 첨가물이나 가공식품을 이야기하면서 마치 식품회사의 홍보맨 같은 역할을 한다. 그러면서 식생활 문화를 혼란에 빠뜨리고 국민들의 건강을 좀먹는 행위를 서슴지 않고 있다.

각 가정에서 만들어 섭취하던 음식 문화가 기업의 돈벌이 수단으로 사업화하기 시작 하면서, 먹거리의 생산 방법에서부터 가공, 섭취에 이르기까지 큰 변화를 거치며 음식이라는 단어가 슬며시 뒤편으로 밀려나고, 식품이라는 용어가 우리가 섭취하는 먹거리의 대표 용어가 되었다. 식품이 무엇인가? 말 그대로 먹기(食) 위해 만들어진 상품(品)이다. 음식이 돈을 벌기 위한 상품의 개념으로 바뀌면서 식품과 관련된 모든 개념에 일대 변화가 시작되었다. 원재료인 농산물을 생산 하는 농민은 생산량을 늘리는 데 총력을 집중하기 시작했고, 식품을 만드는 기업은 적은 비용으로 많은 식품을 만들어 보존기간을 늘리는 데 주력한다. 그리고 식품을 구입하는 소비자는 적은 돈으로 최대한 많은 식품을 사기 위해 머리를 굴리게 되었다. 농산물이나 가공식품의 수익을 향상시키는 데 가장 좋은 방법은 생산량을 늘리고, 변질되지 않은 채 보관 기간을 늘리는 것이다. 이를 위해 수많은 첨가물과 합성 화학 물질들이 사용된다.

저비용 고소득의 경제 논리에 따라 농산물 생산 현장에서, 제품을 만드는 공장에서 최대한의 이익을 창출하기 위해 수많은 방법들이 동원되기 시작했다. 먹을거리의 양이 해소되면, 그 다음엔 식재료의 품질을 중요시하는 방향으로 발전하고, 그 다음에 맛과 멋을 중시하는 쪽으로 식생활 문화가 발전해나가는 게 바른 순서이다. 그럼에도 우리나라는 60년대 이후의 급속한 경제 발전으로 음식의 품질을 따지는 소중한 기회를 잃어버리고, 보기 좋고 입이 좋아하는 식품을 선호하게 되면서 수많은 생활습관 병 들이 창궐하기 시작한 것이다. 암을 비롯한 당뇨, 고혈압, 비만 등 병원에서 치료가 잘되지 않는 질병들의 가장 큰 원인이 잘못된 식생활에 있다는 것이 확실해진 이상, 현대인들에게 있어 가장 중요한 절대 절명의 과제는 식생활 개선이라는 것은 너무도 분명하다.

2. 필수 영양소

인체가 정상적인 기능을 발휘하기 위해 절대 필요로 하는 영양소 중 탄수화물, 단백질, 지방을 대량 영양소라고 하고, 비타민, 미네랄, 식이섬유 등을 미량 영양소라고 한다. 이 모두를 합쳐서 6대 영양소라고 표현한다. 탄수화물, 단백질, 지방, 미네랄은 우리의 몸을 구성하는 영양소이고, 비타민, 식이섬유는 물질대사나 생리작용을 조절하는 영양소이다. 본서에서는 기존의 영양학 이론에 의한 일반적인 사항은 가능한 한 줄이고, 자연의학적인 관점에서 암환우가 꼭 알아야 할 부분을 중심으로 기술하고자 한다.

탄수화물

인체가 섭취하는 영양소 중 가장 많은 양을 필요로 하는 영양소이자, 총 섭취 열량의 60~70%를 차지하는 대량 영양소이다.

탄수화물은 탄소(C/Carbon)와 수소(H/Hydrogen), 그리고 산소(O/Oxygen)의 세 가지 원소만으로 이루어져 있다. 인체 내에서 포도당으로 변한 후 에너지원으로 직접 이용되고, 일부는 글리코겐(Glycogen)으로 간이나 근육에 저장되어 있다가, 필요에 따라 포도당으로 전환하여 에너지원으로 사용되거나 아미노산으로 전환되기도 한다. 그리고 남는 양은 비상식량으로 지방으로 전환되어 복부나 피하지방에 저장된다.

에너지원으로 사용되는 탄수화물은 포도당, 과당, 맥아당, 유당, 올리고당, 전분, 설탕 등으로, 우리가 섭취하는 식품 속에 다양하게 분포한다. 탄수화물은 소화 효소의 작용에 의해 포도당, 과당 같은 단순 당으로 분해된 후, 소장에서 포도당으로 흡수되어 에너지원으로 사용된다. 인체가 정상적인 생체 활동을 유지하기 위해서 가장 필요로 하고 가장 중요한 에너지원이다. 특히 뇌세포(중추신경계)와 적혈구는 100% 포도당만을 에너지원으로 사용하기 때문에, 탄수화물이 부족하게 될 경우에는 중추신경계의 기능저하로 기억력, 판단력 등 생체 활동 전반에 활력이 떨어져 피로감, 허약 증상 등의 심각한 현상으로 연결될 수 있다.

그런데 최근 비만 인구가 급증하면서 탄수화물이 비만의 주원인이 되는 영양소로 지목되고, 탄수화물을 가장 많이 함유한 쌀밥이 비만 유발 식품으로 인식되면서, 쌀의 소비량이 급속히 줄어드는 현상이 지속되고 있다. 그런데 이상한 것은 비만에 민감한 여성들을 중심으로 주식인 밥의 섭취량은 크게 줄었는데도 비만 인구는 하루가 다르게 급증하고 있다는 것이다. 한 쪽에서는 하루 세 끼 밥을 꼭꼭 먹어야 한다고 주장하고, 비만을 염려하는 측에서는 하루에 세 끼 밥을 다 먹는 것은 비만을 불러들이는 탄수화물 폭탄을 투하하는 것과 같다며, 밥의 섭취량을 줄여야 한다고 겁박한다. 도대체 누구 말을 믿어야 하며, 어느 장단에 맞추어 춤을 추어야 하는가? 자기의 연구 결과나 인기를 부풀리기 위해 심도 있는 연구와 검토 없이 경솔하게 발표하는 의료인이나 영양학자를 비롯해, 일부 매스컴의 무책임한 보도 태도에 순진한 국민들만 피해를 입고 있는 현상이 반복되고 있다.

학문적인 이론이나 연구논문보다 더 정확한 것은 우리의 생체활동에서 나타나는 현상의 결과이다. 불과 40~50년 전만 해도 먹을거리의 부족이 상당히 심했던 시절이라, 우리의 몸에 필요한 대부분의 영양을 하루 세 끼 밥으로 충당했다. 그 당시 한 끼 밥의 양은 지금 섭취하는 세 끼 밥의 양을 합친 것보다 훨씬 많아, 사람은 밥의 힘으로 살아간다고 할 정도로 밥을 많이 먹는 것이 필요하고 중요한 것으로 누구나 인정했다. 그러나 탄수화물을 많이 섭취하던 그 시절에 비만자가 많았다는 이야기는 역사나 전설 그 어디에도 없다.

밥 속의 탄수화물이 비만의 원인이라는 주장은 현대의학의 영향력이 확대되면서 그들이 주장한 일부 이론에 불과한데도, 아무 생각 없이 받아들여 오늘날까지 이어져온 가설에 불과할 뿐이고, 오히려 탄수화물을 적게 섭취하면서 나타나는 건강상의 문제는 더욱 심각할 수 있다는 게 필자의 생각이다. 특히 탄수화물 중의 필수 당은 세포막을 둘러싸고 있으면서, 면역세포를 비롯한 세포와 세포 간의 교신을 비롯해서 세균이나 이물질의 포획, 제거에 매우 중요한 작용을 하고 있음이 확인되었다. 그러면서 현대인에게 있어서는 파이토케미컬(Phytochemical)과 함께 가장 중요한 영양소로 떠오르기 시작하여, 21세기는 탄수화물의 시대라고 단정하는 학자가 있을 정도로 탄수화물에 대한 새로운 평가와 연구가 확산되고 있다.

그러나 우리는 각 음식물 하나하나에 어떤 영양이 있는지, 그리고 무엇이 부족한지 알 수가 없다. 그렇기 때문에 음식물의 재료를 선택할 때 눈에 보이는 색깔이나 모양을 보고 선택할 게 아니고, 생산 과정과 수확, 저장 및 유통 과정이 어떠했는지 등에 관심을 갖고 선택하는 것이 중요하다. 탄수화물의 섭취는 혈당을 급격히 올리는 단순 당은 피하고, 여러 가지 성분들이 화학적으로 잘 결합되어 있는 친환경 식물을 음식을 통해서 복합 탄수화물로 섭취하면, 탄수화물의 과잉섭취에 대한 우려나 필수 탄수화물의 부족도 예방할 수 있다.

단백질

단백질은 인체의 구성 요소로서, 수분을 제외하고는 가장 많은 부분을 차지하는 영양소이다. 탄수화물이나 지방과 달리 탄소(C/Carbon)와 수소(H/Hydrogen), 그리고 산소(O/Oxygen) 외에 질소(N/

Nitrogen) 성분이 하나 더 포함되어 있고, 아미노산(Amino acids)으로 전환되어 체내에 흡수된다. 현재까지 23종의 아미노산이 발견되어 있다. 그 중에서 트립토판, 트레오닌, 메티오닌, 페닐알라닌, 라이신, 발린, 류신, 이소류신, 히스티딘 등 9가지의 아미노산은 음식물로 반드시 섭취해야만 하는 필수 아미노산이다.

세포를 둘러싸고 있는 세포막의 70%가 단백질로 되어 있고 인체의 구성 성분 중 가장 많은 부분을 차지하다 보니, 대부분의 사람들은 충분한 단백질의 섭취가 중요함을 강조한다. 단백질은 탄수화물의 부족으로 에너지원이 부족할 때 탄수화물로 전환되어 에너지원으로 쓰이기도 하고 지방으로 전환되기도 한다. 하지만 반대로 단백질이 부족할 때도 탄수화물이나 지방이 단백질로 전환되어 사용되기도 하기 때문에, 우리 체내에서 단백질이 부족하여 생명 활동에 이상을 일으키는 경우는 거의 없다. 그럼에도 많은 학자들이나 의료인들이 단백질의 충분한 섭취를 권장함으로 인해 현대인들의 대부분이 단백질 과잉으로 많은 문제를 일으키고 있다.

우리가 섭취하는 과일, 채소, 견과류, 씨앗 등의 식물성 음식에는 다양한 생리활성 물질과 더불어 양질의 단백질이 함유되어 있어서, 식물성 식품만으로도 단백질의 과잉이나 결핍 현상이 거의 없다. 그런데도 일부 전문가(?)들이 동물성 단백질이 우리 몸에 더 좋은 영양 성분이라는 주장을 지속적으로 전개함으로써, 대부분의 사람들은 당연히 육류의 단백질이 좋은 것으로 인식하게 되어 건강상에 큰 문제가 되고 있다.

동물성 단백질은 우리가 섭취하는 영양소 중에서 가장 복잡하고 분해하기 어려운 성분으로 구성되어 있다. 특히 질소가 포함되어 있어, 대사 과정에서 질소 찌꺼기를 남겨 면역계를 떨어뜨리고 자가면역 질환을 일으키는 등 다양한 장애를 불러일으킨다. 고열로 요리한 음식물의 단백질은 자연식품 속의 단백질과 달리 효소가 전혀 없고, 고기 속의 단백질은 열처리 과정에서 경화되어 소화, 분해가 어려워 노폐물로 변화한다. 그 때문에 이를 처리하기 위하여 또다시 많은 에너지와 영양소를 소비하게 된다. 고기를 먹어야 힘이 난다고 하는 것은 아무런 과학적인 근거가 없는, 너무도 황당하고 어처구니없는 주장이다. 고기를 많이 먹을수록 에너지의 부족 현상은 가중되어간다.

영양학계에서는 하루에 체중 1kg당 1g 정도의 단백질을 섭취해야 한다고 주장한다. 체중이 70kg이면 하루 70g의 단백질 섭취가 필요하다는 것이다. 그러나 최근 전 세계의 수많은 연구기관 또는 전문가들에 의해 기존의 섭취 기준은 잘못되어 있으며, 하루 섭취량은 20~40g이면 충분하고, 또한 그 정도의 양은 우리가 섭취하는 음식 속에 충분히 함유되어 있기 때문에 별도로 단백질의 섭취를 위해 특별히 노력할 필요가 없는 것으로 명백하게 밝혀지고 있다. 그럼에도 우리나라 대부분의 의료인이나 매스컴들은 계속적으로 충분한 단백질의 섭취를 지속적으로 권유하고 있다. 더욱이 양질의 단백질은 육류의 단백질임을 강조하며 육류 소비를 부추긴다. 동물성 단백질이 식물성 단백질보다 양질의 영양이라는 분명한 과학적 근거가 어디에 있는가? 필자는 현재까지 단 한

편의 연구논문도 발견하지 못했다. 명확한 과학적인 검정 없이 그저 그렇게 주장하고 있을 뿐이다.

　동물성 단백질의 섭취를 위해 육류를 섭취하면 우리 몸은 산성으로 기울기 때문에 산을 중화하기 위해 뼈 속의 칼슘을 뽑아 쓰게 되고, 동물성 단백질에 함유된 유황(sulfur)으로 인해 신장이 칼슘을 재흡수할 수 없어 칼슘 부족 현상이 가중되어 골다공증이 발생하게 된다. 온갖 영양 물질을 많이 섭취하고 있는 현대인들에게 골다공증의 발생이 증가하고 있는 가장 큰 원인은 동물성 단백질의 과잉 섭취에 있음을 명심해야 한다. 육류를 많이 섭취하면 필연적으로 지방도 많이 섭취하게 되고, 지방 속에 농축되어 있는 독성물질이 더욱 효과적으로 우리의 몸속으로 들어오는 결과를 초래하게 되는 것이다. 과연 누구를 위한 단백질 논리인가? 혹시 특정 계층의 수익을 극대화하기 위한 고차원적인 전략은 아닌지 의심스럽다

　동물성 단백질에는 효소가 없어 미네랄, 비타민의 활동을 방해하고, 완전 분해되지 못한 단백질이 장관을 통하여 흡수되면 노폐물로 작용하여 면역 기능에 이상을 초래하게 된다. 그리고 암, 당뇨병, 통풍, 관절염, 류머티스, 심혈관 질환 등의 심각한 건강상의 문제를 야기할 수 있다는 것이 더욱 분명하게 밝혀지고 있다. 단백질에 대한 기존의 인식과 고정관념을 버리고, 새로운 관점에서 새로운 미래의 영양학에 관심을 가져야 한다.

"동물성 단백질은 복잡한 분자구조 때문에 소화, 흡수, 대사, 배설이 매우 어려우며, 남는 부분은 몸의 독소로 작용한다. 초과된 단백질은 에너지를 탈취해갈 뿐 아니라, 독성이 있는 노폐물의 형태로 체내에 저장된다."

— 하비다이아몬드

지방

지방은 탄소, 수소, 산소의 3원소로 구성된 유기 화합물이다. 물에 녹지 않고 에테르, 벤젠 등 유기용매에만 녹는다. 우리 인체의 지방은 1분자의 글리세롤에 3분자의 지방산이 붙어 있는 중성지방이다. 탄수화물과 단백질이 1g당 4칼로리(kcal)의 열량을 내는 데 비해, 중성지방은 1g당 9칼로리의 높은 열량을 내는 고효율의 에너지원으로서, 체내에서 당질 다음으로 주요한 에너지원이자 생명의 연료가 되는 영양소이다. 체내 열의 발산을 막아 체온을 유지하고, 햇빛을 이용해 비타민 D를 만들고, 지용성 비타민(A, D, E, K)의 흡수를 돕는 중요한 영양소이다.

지방은 보통 식물성 지방과 동물성 지방으로 분류한다. 식물성 지방은 실온에서 보통 액체 상태로 존재하며 기름(oil)으로 표기하고, 동물성 지방은 대체로 고체 상태로 존재하여 지방(fat)으로 표기한다. 주로 육류의 지방에 많고, 인체 내에서 합성이 가능하며, 분자 구조상 이중결합이나 삼중결합이 없는 포화 지방산과, 이중결합이나 삼중결합이 있는 불포화 지방산으로 나눈다.

포화지방은 실온에서 굳는 기름으로서 분자 구조상 탄소가 연결된 고리에 수소가 포화 상태로 붙어 있으며, 주로 동물성 기름이며 야자유, 코코넛유, 팜유 등 식물성 기름도 해당된다. 불포화 지방은 실온에서 액체 상태를 형성하고 있고, 탄소가 연결된 고리에 수소가 군데군데 빠진 채 포화 상태가 아닌 지방산이다. 불포화 지방은 몸속에서 합성이 불가능해 꼭 음식으로 섭취해야 하는 복합 불포화 지방산인 오메가3와 6가 있고, 우리 몸에서 만들어지는 단일 불포화 지방인 오메가9으로 분류된다.

그리고 체내 합성 유무에 따라 필수지방산과 비 필수지방산으로 분류한다. 필수지방은 대부분 식물성 지방이고 불포화 지방산들로서 리놀렌산, 리놀레산, 아라키돈산 등이 있는데, 최근 아라키돈산은 체내에서 합성되는 것으로 밝혀지고 있어 필수지방에서 제외하기도 한다.

우리가 흔히 말하는 오메가3 지방산과 오메가6 지방산이 반드시 섭취해줘야 할 필수 지방산이다. 오메가3와 오메가6 지방산은 상호 견제작용(길항작용)을 하기 때문에 균형 있는 섭취가 중요하다. 3와 6의 균형 비율은 1:4 정도가 가장 이상적인데, 현대인들의 식습관은 1:20에서 1:50 정도로 불균형이 심각한 수준에 있다. 매스컴이나 학계에서는 오메가3의 섭취를 늘릴 것을 계속 권장하지만, 필자의 생각은 다르다. 현대인들 대부분이 육류 섭취의 증가로 지방의 과잉섭취가 늘어나고 있기 때문에, 오메가3의 섭취에 신경 쓰기보다는 오메가6의 섭취를 줄여서 균형을 맞추는 노력이 필요하다.

오메가 3는 탄소 연결고리 3번째 구멍이 있는 불포화 지방산으로서 들깨, 채소의 알파리놀렌산이 체내에서 EPA와 DHA로 전환되는 전구물질이다. 아마인유, 들기름, 호두기름 등에 많고, EPA, DHA는 바다의 동물성 플랑크톤이 생성하며, 플랑크톤을 먹고 사는 바다 동물에만 존재하고, 등 푸른 생선에 많다. 세포막의 탄성을 좋게 하여 혈액순환을 원활하게 하고, 시력을 보호하는 기능이 강하며, 강한 항염작용 등 다양한 생리활성 작용에 기여한다. 하지만 공기 중에서 산화되기 쉬운 고도의 불포화 지방산이기 때문에 장기간 보존하여 섭취하는 것은 피해야 한다.

오메가6는 탄소 연결고리 6번째 구멍이 있는 것으로서 옥수수유, 홍화씨유, 참기름 등 식물의 씨앗에 많이 들어 있다. 가축을 사료로 풀을 먹이지 않고 곡식을 먹임으로 인해 대부분의 육류에 오메가3는 적고 오메가6가 과잉되는 현상을 초래하게 되었다. 시중에 판매하는 식물성 정제유의 대부분은 오메가6의 리놀레산을 고농도로 함유하고 있을 뿐 아니라, 원재료인 콩과 옥수수 등도 유전자 조작 농산물일 가능성이 높다. 기름 추출도 볶지 않고 유기용매로 추출하여 방부제와 산화방지 등의 화학물질이 들어 있는 가공식품이라는 것을 생각해야 한다.

단일 불포화 지방산으로 오메가9의 대표 지방산인 올레인산은 올리브유에 70~80% 함유되어 있으나, 섭씨 150도 이상 가열하면 효과가 사라지고, 인체에 유해한 과산화 지방이나 트랜스 지방으로 바뀐다. 올리브유의 올레인산이라는 단가의 불포화 지방산은 산화 온도가 일반 식용유보다 약간 높아 위험도가 낮다고 섭취가 권장되고 있다. 하지만 우리가 구입하는 올리브유의 제조·유통 과정을 정확히 알고 있는 사람이 누가 있겠는가? 특히 올리브유는 융점, 즉 녹는 온도가 높기 때문에 더운 지방과 지중해 연안 사람들이 즐겨 사용했던 기름이고, 추운 지방의 사람들에게는 적합하지 않은 기름이다.

기름은 우리가 섭취하는 음식 중에서도 가장 빠르게 변질되는 식품 중의 하나다. 열처리 시의 온도와 가열 회수가 증가할수록 몸에 해로운 트랜스 지방으로 전환되고, 공기와 접촉하는 순간부터 과산화 지질로 변질되기 시작하며, 빛에 노출되는 경우에도 빠르게 산화가 진행된다.

지방 중에서도 가장 문제가 많은 지방이 트랜스 지방이다. 트랜스 지방은 자연에는 없고, 인간에 의해서 만들어진 가공 지방이다. 액체 상태의 불포화 지방은 포화 지방과 달리 산화력이 강해 보관, 관리가 어렵다. 따라서 산화를 방지하고 저장성을 높이기 위해 수소를 첨가하고 고압과 고온을 가하여 포화 지방산으로 변화시켜 산화를 억제시킨 것이 트랜스 지방이다. 그런데 일부 (10~30%) 수소화가 완전히 이루어지지 않아 불완전한 지방으로서, 독성물질로 체내에 잔류하면서 지방 대사를 방해하고, 적혈구나 미토콘드리아의 기능을 감소시키며, 암, 당뇨, 심혈관 질환, 알레르기 증상 등의 문제를 일으키게 된다. 대표적인 것이 마가린, 쇼트닝 같은 것들이다. 불포화 지방은 수소를 별도 첨가하지 않아도 볶고 튀기기를 반복하면 '아크릴 아미드'라는 발암성 물질이 생성되기 시작하고, 150도가 넘으면 분자구조가 돌연변이를 일으켜 160도가 넘으면 트랜스 지방으로 변하게 된다. 트랜스 지방은 식품의 유통기한을 늘리고 생산자의 수익은 늘렸으나, 우리 몸의 유통기간은 줄이는 죽은 기름이다.

암환우들은 지방의 섭취에 특별한 관심과 주의가 필요하다. 가공한 식용유가 어떤 과정을 거쳐 우리의 식탁에까지 오게 되는지 한 번 더 생각해보아야 한다. 기름이 필요할 경우 가급적 열을 가하지 않고 압착한 기름을 그때그때 즉시 섭취하고, 가능한 한 기름을 짜지 않고 씨앗 등의 원료 식물을 직접 섭취하면, 지방과 함께 그 식물이 가진 다양한 영양소와 생리활성 물질도 함께 섭취하게 되어 건강에 크게 도움된다. 뿐만 아니라 지방의 변질이나 과잉의 문제에서 자유로울 수 있게 되는 것이다.

비타민

비타민은 1912년 폴란드의 캐시미르 풍크(Casimir Funk/1884-1967)에 의해 쌀겨에서 발견되어, 각기병 치료에 사용되면서 5대 영양소로 인정되었다. 현재 13종이 국제적으로 공인되어 있다. 그중 4종은 지방이나 유기 용매에 용해되는 지용성 비타민으로서 비타민 A, D, E, K가 있고, 수용성보다 열에 강하여 음식을 요리할 때 손실이 적으며, 장에서 식이지방과 함께 흡수된다.

물에 녹는 수용성 비타민으로는 9종이 있다. 비타민 C와 B1(티아민), B2(리보플라빈), B3(니아신), B5(판토텐산), B6, B12(코발라민), B9(엽산), 비오틴(비타민H) 등 8종으로 나누어진다. 비타민과 비슷한 작용을 가진 비타민 B15, 비타민 B17, 비타민P, 비타민U 등이 있으나 아직까지 공식적으로 인정되고 있지는 않은 상태이다. 인체 내에서 일어나는 수많은 생화학 반응을 촉진시켜주는 물질을 효소라고 하는데, 비타민은 효소의 기능을 도와주는 조효소(Coenzyme) 또는 보조인자(Cofactor)로서의 역할을 하는 영양소이다. 직접적인 에너지원은 아니지만, 효소와 같이 탄수화물, 단백질, 지질, 무기질의 대사 작용에 중요한 역할을 한다.

비타민은 체내에서 소량만 필요하나, 부족할 경우 3대 영양소(탄수화물, 단백질, 지방)와 효소가 제 역할을 못 하게 되어 생명 활동에 치명적 손상을 초래한다. 포유동물은 체내에서 합성이 가능하나 인간은 체내 합성이 불가능하여, 반드시 섭취해주어야하는 필수 유기물이며 필수 영양소이다.

최근 항산화물질에 대한 연구가 활발하게 진행되면서 비타민 A와 C 그리고 E와 B군의 일부에 항산화 효과가 있음이 밝혀져 비타민이 항암 영양소로 주목받기 시작했다. 그리고 심장병과 같은 만성질환의 발병 위험을 감소시키는 작용에 대한 연구가 진행되고 있다.

비타민은 녹색식물에 많이 함유되어 있는데, 유독 비타민

B12(Cobalamin)는 육류, 가금류, 해산물, 달걀, 유제품 같은 동물성 식품에만 함유되어 있는 것으로 알려져, 학계에서 육류의 섭취가 반드시 필요하다고 주장되어왔다. 그러나 우리의 전통 발효식품인 청국장, 간장, 고추장에 다량 포함되어 있다는 것이 새롭게 밝혀짐으로써 육류 섭취의 절대 필요성이 근거를 잃게 되었다.

식품에 함유되어 있는 비타민은 열과 빛, 공기 알칼리 등에 의해 감소되고, 조리 과정에서 물과 지방에 의해 파괴되고 유실되기 쉽다. 따라서 비타민을 효과적으로 섭취하기 위해서는 유기농 과일이나 야채를 수확하는 즉시 섭취하고, 보관할 때는 손질을 최소화한 상태에서 수확 즉시 방습이 되는 밀폐용기에 담아 0도 가까운 낮은 온도에서 저장하는 것이 좋다. 시중에서 구입하는 농산물 대부분은 수확 현장에서 햇빛과 공기에 장시간 노출되어 이미 상당량의 영양소가 파괴되어 있을 가능성이 높다. 비타민 C가 풍부한 감자의 경우, 수확 현장에서 4~5시간 경과하면 비타민의 50% 이상이 파괴된다는 연구 결과가 보고되기도 했다. 식재료를 조리할 때도 물에 접촉하는 시간과 조리시간이 짧고 열을 가하는 온도와 시간이 짧을수록 비타민의 파괴를 최소화할 수 있다.

비타민은 그동안 5대 영양소 중에서도 비교적 많이 강조된 영양소이기 때문에 대부분 기본적인 지식을 갖고 있어서 종류별 설명까지는 불필요할 것으로 판단된다. 그러나 항암효과가 강한 비타민 A, C, E, D에 대해서는 특별한 관심을 가질 필요성이 있다.

비타민 A

발견된 시기는 20세기 이후지만, 비타민 A가 야맹증 예방에 효과가 있다는 사실은 고대 히포크라테스 시절부터 알고 있었다. 생물학적으로 활성을 갖는 비타민 A의 총칭인 레티노이드(retinoid)와 비타민 A의 전구체인 카로티노이드(carotinoid)로 구분된다. 카로티노이드란 과일과 채소의 적황색 식물색소의 총칭으로 600여 종류가 있으나, 그 중 50여 종류만 비타민 A의 전구체이다.

카로티노이드는 알파카로틴, 베타카로틴, 감마카로틴, 크립토잔틴, 제아잔틴 등이 있으며, 베타카로틴이 가장 풍부하다. 카로티노이드는 간세포 또는 장세포에서 레티놀(비타민A)로 전환된 후 흡수되고, 주로 90% 이상 간에 저장되며, 지방조직, 신장, 폐, 골수 등에도 일부 저장된다. 육류의 간, 생선, 달걀 등에 있고, 전구체인 카로티노이드는 대부분 적황색 채소 과일에 많으나 당근, 시금치, 호박, 고구마, 브로콜리, 복숭아, 살구 등에도 많이 함유되어 있다.

비타민 A는 망막 기능에 작용하여 시력을 보호하고, 항암세포인 T세포와 대식세포를 보호하여 암세포의 발생과 증식을 억제한다. 면역 기능을 강화하고, 세포의 산소공급 기능을 증가시키고, 각종 호르몬의 작용에 관여하는 등 다양한 생리 기능을 수행한다.

결핍될 경우 야맹증, 안구건조증 등 시력에 이상이 발생할 수 있으며, 태아 및 영유아의 발달 장애를 초래할 수 있고, 면역 기능의 약화로 다양한 질병에 노출될 수도 있다.

비타민 C

모든 생명체의 생명 활동에 필수적인 수용성 비타민이며 인체 내에서 가장 많은 역할을 담당하는 영양소로서 좀 더 깊은 관심을 가질 필요가 있다. 식물과 대부분의 동물들은 체내에서 포도당을 이용하여 합성할 수 있다. 그러나 사람과 영장류 등 일부 동물은 합성할 수 없으므로 반드시 섭취해주어야 하는 영양소이다.

1960년대 미국의 라이너스 폴링 박사에 의해 비타민 C가 암세포를 죽인다는 연구 논문이 발표되었다. 그러나 의학계의 반발로 빛을 보지 못하다가, 그 후 많은 전문가들에 의해 비타민 C의 항암효과가 확인되면서 비타민 C 섭취의 중요성이 확산되고 있다. 조직 내의 세포에서의 다양한 기능 중에서도 활성산소에 전자를 내어줌으로써 산화 환원작용의 항산화제로 작용한다. 섬유성 단백질인 콜라겐 합성에도 필수적인 영양소로서, 비타민 C가 부족하면 뼈와 혈관 구조에 중요한 콜라겐을 유지할 수 없어져 신체적 이상 증상이 나타날 수 있다. 생리활성 화합물의 합성과, 철분의 흡수와 면역 기능을 강화하며, 면역력을 담당하는 백혈구는 체내에서 비타민 C의 함량이 가장 높은 곳이다.

비타민 C의 영양 상태가 양호하면 항암효과는 물론 심장병, 감기의 예방 치료에도 효과가 있음이 확인되고 있다. 혈중에서 HDL 콜레스테롤을 증가시키고, 혈소판 응집을 억제하여 동맥경화를 예방하고, 항알러지 작용을 하며, 산화질소(NO)의 작용을 도와 혈관 질환의 예방과 치료에도 도움을 주고 백내장의 위험을 감소시켜준다. 비타민 C는 모든 생명체의 생명 유지에 필수적인 영양소로서, 감자, 감귤류 등 모든 채소와 과일에 함유되어 있어, 채소와 과일만 먹으면 비타민 C가 부족하지 않다고 생각하기 쉽다. 그러나 실상은 그렇지 못하다. 열에 의해 쉽게 파괴되고 저장, 가공, 조리 중에 쉽게 파괴되기도 한다.

현재 우리가 섭취하는 과채류는 비료 농약 사용과 비닐하우스 재배로 1980년대에 비해 50% 이하의 영양소가 함유되어 있다고 한다. 생산량을 늘리고 부드러움만 추구하는 쪽으로 품종을 개량하고, 생산과 저장, 유통에 소요되는 비용 절감에 주력한 관리 방법이 초래한 황당한 결과이다. 암환우들이 먹는 과일과 채소는 유기 농업 또는 자연농법으로 본인이 직접 생산하여 섭취해야 한다. 못 한다고 핑계 대지 마라. 마음만 먹으면 얼마든지 실천 가능하다. 자연에서 자란 식물에 함유된 생리활성 물질과 비타민 C를 충분히 섭취하는 것은 암을 극복하는 지름길일 뿐 아니라, 우리 몸의 생명 활동에 활력을 불어넣는 비방이다.

비타민 E

식물성 유지에 함유된 성분으로 토코페롤이라고 명명되었는데, 이는 그리스어로 '아이를 낳음'이라는 뜻이다. 태아의 성장 발육에 중요한 필수 영양소이다. 비타민 E의 기능은 실로 다양하다. 태아의 성장과 갱년기 증상의 예방과 치료에도 작용하고, 혈관을 확장시켜 혈전의 생성을 저해하며, 혈액순환을 원활하게 하여 각종 순환기 장애성 질환을 예방 개선한다. 또 콜레스테롤이 산화되어 과산화 지질이 되는 것을 억제하며, 세포막을 보호하여 노화를 지연시키고, 암세포의 발생과 증식을 억제하는 강력한 항노화, 항산화 작용을 한다. 또한 활성산소를 제거하고, 소화기계 발암물질인 니트로소아민의 생성을 억제하여 위장, 대장, 전립선의 암을 예방한다. 성인의 성욕과 생식 능력 향상에도 도움을 주며, 기미의 발생을 예방하고 치료하기도 한다.

비타민 E는 식물성 유지, 맥아, 아몬드, 땅콩, 해바라기 씨, 등의 견과류와 케일, 근대, 양배추, 양상치, 시금치 등에도 들어 있으며, 배, 사과 등의 과일류에도 들어 있으나 육류나 유제품에는 들어 있지 않다.

비타민 E의 결핍은 흔하지는 않으나 적혈구의 미성숙과 파괴로 빈혈이 나타날 수 있고 면역 기능의 손상을 가져올 수도 있다. 그러므로 암의 예방과 치유를 위해서는 절대 필요한 영양소다. 특히 셀레늄 성분과 함께 섭취하면 효과가 2배 커진다고 알려져 있다.

비타민 D

구루병, 뼈의 기형, 골다공증 등 뼈와 관련된 장애의 원인으로 널리 알려져 있는 비타민이다. 달걀, 버터, 간, 어류 등의 식품으로는 극히 미량이 섭취되고 있으나, 햇볕을 쪼이면 피부세포에서 콜레스테롤 유도체로부터 합성되어 생성된다. 그러므로 식품으로 섭취하지 않아도 문제가 되지 않는다.

햇볕에 의해 생성되는 양은 사람마다 차이가 있다. 피부가 검은 사람은 멜라닌 색소에 의해 햇볕이 차단되어 합성이 부족하게 될 수 있고, 자외선 차단제 사용과 의복 상태 등에 따라 상당한 차이가 발생한다. 보통은 1회에 20~30분 정도씩 하루에 2~3회 정도 피부를 햇볕에 노출하면 충분한 양을 합성할 수 있다. 그러나 현대인들은 대부분 비타민 D의 부족이 심각하다. 바쁜 생활로 인해 햇볕을 쪼일 시간이 많지 않은 데다가, 일부 의료인들과 매스컴에서 햇볕을 많이 쪼이면 피부암을 비롯한 여러 가지 피부질환의 발병 원인이 될 수도 있다는 경고성 발언들을 해서 햇볕을 피하게 되었다. 그러면서부터 골다공증, 골연화증 등의 장애가 발생하는 사람들이 크게 증가하기 시작했다.

비타민 D는 주로 간장에 저장되지만, 비교적 전 체내에 고르게 저장된 후 사용된다. 비타민 D는 호르몬과 유사한 기능을 갖고 있으며, 혈중 칼슘과 인의 수준을 일정하게 유지하는 기능을 하고, 칼슘과 인을 결합시킨 후 뼈에 축적시킨다. 췌장에서의 인슐린 분비를 원활하게 하고, 혈관 벽에 콜레스테롤이 침착되는 것을 막아 동맥경화를 예방하는 역할을 한다. 피부세포에 존재하는 비타민 D 수용체의 작용으로 건선 치유에 효과적인 작용을 하며, 자가면역 질환을 억제하기도 한다. 비타민 A와 함께 섭취하면 감기 예방과 치료에도 효과적으로 작용한다. 암 억제 유전자의 활성화를 촉진하여 유방암, 임파선암, 백혈병, 대장암 등의 발생을 예방하는 중요한 필수 영양소이다.

미네랄

인체가 절대로 필요로 하는 5대 영양소 중에서 미네랄에 대한 논의는 그동안 매우 소홀히 취급되어왔다. 그것은 우리가 섭취하는 거의 모든 먹거리에 다양하게 함유되어 있다고 믿어왔기 때문이다. 동물성 식품이나, 식물성 식품을 비롯해 우리가 마시는 물 속에도 칼슘, 마그네슘을 비롯한 많은 미네랄이 포함되어 있어서, 별도의 섭취를 위해 특별히 신경 쓸 필요가 없었기 때문이다.

그러나 21세기에 접어들면서 현대의학이 감당하기 어려운 수많은 난치성 만성질환들의 증가 현상에 당황한 과학계에서 실시한 만성질환의 원인에 대한 연구가 거듭될수록 분명해지는 원인 인자는 뜻밖에도 아주 단순하게 2가지로 압축되고 있다. 우리 몸의 세포가 절대로 필요로 하는 필수 영양소의 결핍이 그 하나이고, 또 다른 하나는 체내 독성물질의 축적이 암을 비롯한 여러 가지 심혈관계 질환의 원인이라는 사실이 분명히 밝혀지고 있는 것이다. 현대인들에게 부족한 영양소가 다량 영양소인 탄수화물, 단백질, 지방이 아니라, 인체가 극히 소량으로 필요로 하는 비타민과 미네랄의 결핍이 만성질환의 주요 원인으로 확인되고 있는 것이다. 그 중에서도 미네랄의 결핍은 심각한 단계에 있다는 사실이 충격적으로 받아들여지고 있다.

비타민은 식물이 태양 에너지를 받아 합성한 유기 화합물이고, 미네랄은 생명체에서 만들어진 물질이 아닌, 토양 속에 산재한 무기질을 식물이 흡수하여 유기화한 영양소이다. 그러므로 토양 속에 무기질이 없으면 식물 속에도 미네랄이 없고, 그 식물을 먹고 살아가는 동물에게도 미네랄이 없게 되는 것이다.

그렇다면 우리가 섭취하는 식물 속에 미네랄이 왜 부족해지게 되었는가? 그것은 농산물 생산 방법에 문제가 있기 때문이다. 부족한 먹거리를 확충하기 위해 생산량을 늘리고, 생산량이 늘면서 맛있는 먹거리에 대한 욕구가 늘어났다. 그 욕구를 채우기 위해 실시한 품종개량이 횟수를 거듭할수록 식물이 본래 가진 자생력이 줄고 허약해지면서, 병충해를 방제하기 위해 사용하는 농약들에 의해 토양 속의 미생물이 사라지게 되었다. 땅속의 무기질은 식물이 바로 흡수할 수 없고, 토양 속의 미생물에 의해 이온화 되어야 식물이 체내로 흡수할 수 있게 된다. 그런데 식물과 토양에 사용하는 살충제, 살균제를 비롯한 농약과 비료 등으로 인해 토양은 산성으로 기울고, 무기질도 사라져가는 것이 지금의 현실이다. 무기질은 광합성을 통해 만들어질 수 없기 때문에 생태계 내에서 순환하면서 생명 활동에 중요한 역할을 하게 된다. 그런데 토양 속의 미네랄 부족은 생태계 전체의 순환 질서를 깨트리게 되는 것이다.

음식을 배불리 먹고도 영양결핍에 시달리는 어처구니없는 현상을 개선하기 위한 길은 한 가지 방법밖에 없다. 자연환경을 되살리고 흙의 건강을 되살리는 길만이 모든 생명체의 생명의 터전을 온전히 지키는 길이다.

미네랄은 에너지원은 아니고 인체의 필수 구성 성분이다. 뼈, 치아, 간, 근육, 신장, 혈액, 췌장, 심장, 모발, 손톱 등에 저장되거나 인체를 순환하며 필요시에 활용된다. 우리 몸의 약 4%를 차지하여 미량 영양소로 분류되고 있으나, 나는 늘 주요 영양소로 생각한다. 인체의 4%는 결코 작은 수치가 아니다. 미량이라고 표현하는 것은 무리가 있다. 미네랄의 함량에 대한 전체적인 수치는 낮지만, 체내의 역할은 신비스러울 정도로 다양하다. 우리 몸의 생명 활동을 실질적으로 관리하는 효소의 역할을 돕고, 세포의 산화와 환원 반응을 촉진하고, 신체의 조직 구성 역할을 하는 등, 작용 범위는 다 나열할 수 없을 정도로 광범위하다. 그러나 미네랄이 더욱 중요한 것은 몸속에 미네랄이 부족하면 비타민도 소용없고, 다른 영양소들도 제 기능을 발휘할 수 없기 때문이다. 일반적인 영양소보다 미네랄에 의해 신체의 건강과 비건강이 더 크게 좌우된다는 사실을 분명히 깨달아야 한다.

미네랄 중 하루 100mg 이상 필요한 것을 다량 미네랄(Macro mineral)이라고 부르고, 그 이하 필요한 것을 미량 미네랄(Micro mineral)이라고 부른다. 다량 미네랄은 칼슘(ca) 1.5%, 인(P) 1.0%, 마그네슘(Ma), 황(S), 칼륨(K), 나트륨(Na), 염소(Ci) 등 7종이다. 전체 체중의 3.5%, 전체 미네랄의 90%를 차지한다. 미량 미네랄은 철(Fe), 아연(Ze), 구리(Cu), 망간(Mu), 요오드(I), 셀레늄(Se) 등 약 60여 종이 있다. 중금속이라고 표현되는 독성 미네랄(Toxic mineral)은 수은(Hg), 비소(As), 알루미늄(Al), 납(Pb), 카드뮴(Cd) 등이다. 미량 미네랄은 체중의 0.5%, 전체 미네랄의 10% 정도를 차지한다. 현재까지 인체에 절대 필요한 미네랄은 70종 정도로 알려져 있으나, 미네랄에 대해서는 지금도 많은 연구가 진행되고 있는 중이며, 아직까지 학술적으로 명확히 정립되어 있지 않은 상태이다.

　미네랄은 건강한 땅에서 생산된 유기농 채소와 해조류, 소금에 많이 함유되어 있으나 많이 들어 있는 식품을 먹는다고 다 흡수되는 것은 아니다. 위장 속에 산이 풍부해야 미네랄이 이온화되어서 흡수가 가능해지고, 뇌하수체 호르몬, 갑상선 호르몬, 부신호르몬 등 내분비계의 호르몬 작용과도 깊은 관계를 갖고 있다. 그리고 이러한 현상들은 우리의 마음 상태에 따라 큰 영향을 받는다. 어떤 영양소를 어떻게 섭취하느냐도 중요하지만, 마음이 평온하지 못하면 섭취 영양소가 내 몸에서 제대로 작용할 수가 없다. 음식보다 마음이 더욱 중요한 이유이다.

　우리 몸의 정상세포가 암세포와의 세력 경쟁에서 승리하기 위해서는 미네랄 영양소의 기본 지식을 습득하고 충분한 미네랄을 섭취하는 노력이 필요하다. 그 중에서도 항암 기능이 강한 칼슘, 마그네슘, 셀레늄, 아연, 게르마늄에 대하여 간략히 살펴보고자 한다.

칼슘(Ca. Calcium)

　미네랄 중에서 가장 많은 양을 차지하고 있고 가장 크게 관심을 받는 칼슘에 대해서는 좀 더 정확하게 알 필요가 있다. 미네랄 중 우리 몸속에 가장 많은 영양소로서 체중의 1.5~2% 정도를 차지하고, 전체 양의 99%는 뼈와 치아 속에 존재하며 1% 정도만 혈액 속에 용해되어 이온화된 상태로 위치하면서 뼈 속의 칼슘보다 생명 활동에 더욱 큰 영향을 미친다.

칼슘은 심장박동, 근육수축 단백질과 효소를 활성화하고, 혈액 응고, 체액의 알칼리성 유지 등 다양한 역할을 담당한다. 혈중 칼슘이 부족하면 신경계가 손상을 입어, 뇌의 활동이 둔화되고 정서적 불안감과 면역기능 저하, 호흡곤란, 경련 등의 증상이 나타나는 등 생체 활동에 즉각적인 영향을 미친다. 따라서 혈중 칼슘의 부족을 보충하기 위해 뼈 속의 칼슘을 끌어내 사용하게 된다. 이때 한번 빠져나온 칼슘은 다시 뼈로 돌아가지 못하고, 사용되고 남는 양은 배설되거나 흡수되어 세포 속이나 혈관으로 들어가 문제를 일으킨다. 혈중 칼슘의 농도가 높은 것은 우리 몸 전체적으로는 칼슘이 부족하다는 것을 의미한다.

우리는 어느 때부터인가 전체 미네랄의 중요성에 대한 관심보다 칼슘에 대한 언론보도나 전문가들의 이야기를 많이 듣기 시작했다. 생활의 여유가 생기고 식생활 문화가 바뀌면서, 칼슘 부족으로 인한 신체상의 이상 증상 현상들이 나타나기 시작했기 때문이다. 그러면서 칼슘을 충분히 섭취하는 노력이 당연한 것으로 인식되고, 음식으로보다는 칼슘 보조제를 지속적으로 복용하는 것이 손쉽고 지혜로운 일이라고 착각하면서 살아왔다. 그동안 칼슘 보조제를 복용하는 인구가 지속적으로 증가해왔음에도, 골다공증 등 칼슘 부족으로 인한 이상 증상의 환자들은 줄지 않고 오히려 계속 증가 추세에 있다. 앞서 설명한 대로 우리가 섭취하는 대부분의 음식에는 칼슘이 다양하게 분포되어 있어, 섭취 부족으로 골다공증 등 칼슘 부족 현상이 발생할 가능성은 지극히 낮다.

우리 몸에서 칼슘 부족 현상의 발생이 증가하고 있는 가장 큰 원인은 육류의 과잉섭취에 있다. 산성 식품인 육류를 많이 섭취하게 되면 몸이 산성으로 기울고, 우리 몸의 자율조절 기능은 본래의 약알칼리성으로 되돌리기 위해 뼈와 치아 속의 칼슘을 빼내 혈액으로 보내 산을 중화하는 작업을 진행한다. 그로 인해 칼슘 부족 현상이 발생하는 것이다. 골다공증 등 칼슘 부족 증상을 개선하기 위해서는 칼슘 보충제를 섭취할 것이 아니라, 산성 식품인 육류와 유제품의 섭취를 줄이는 것이 가장 올바른 해법이다. 칼슘은 미역, 다시마, 김 등 해조류와 새우, 멸치, 생선뼈, 콩류와 검은깨, 호두 등에 많다. 그런데 칼슘과 철분을 같이 섭취하면 서로가 흡수를 방해하므로, 칼슘과 철분은 동시에 섭취하지 않는 것이 좋다.

칼슘을 비롯한 대부분의 미네랄은 단독으로는 체내로 흡수될 수 없다. 즉 여러 종류 미네랄의 상호 작용에 의해 흡수가 가능해진다. 칼슘은 마그네슘과 2:1의 비율을 유지하거나 인과 1.5:1의 비율이 적합하고, 비타민 D와도 상호작용에 의해 흡수가 영향을 받는다.

마그네슘(MG. Magnessium)

칼슘과 함께 골격과 치아를 구성하고 항산화 작용을 하는 중요한 미네랄이다. 우리가 섭취하는 거의 모든 식품에 마그네슘이 있으나, 엽록소에 존재하기 때문에 녹색 채소류가 주요 급원식품이다. 그 외에도 두류, 견과류, 전곡류, 호박 등에도 들어 있고, 동물성 식품과 생수에도 들어 있다. 탄수화물, 단백질, 지방의 대사에

조효소로 작용하고, 비타민 B, C, E 등의 대사에도 관여하는 등, 인체 내의 생리적 생화학적 과정에서 중요한 역할을 담당한다. 세포 속 미토콘트리아에서 에너지 전달 역할을 하는 ATP 생성과 결합에 작용하고, 항산화제인 글루타치온의 합성에도 중요한 역할을 담당한다. 또 DNA와 RNA 합성에도 관여하고 뼈의 구조 형성과 세포의 인슐린 작용에도 관여하는 등, 칼슘과 함께 가장 중요한 미네랄이다.

마그네슘이 부족하면 신경이 매우 예민해지고, 근육경련이나 심장 박동이 불규칙해지며, 심근경색, 심부전, 방향감각 상실, 구토, 발작이 일어나기도 한다. 당뇨, 고혈압 등 다른 질환을 갖고 있는 사람은 마그네슘의 필요량이 높아지므로, 마그네슘 결핍이 일어나지 않도록 주의해야 한다.

셀레늄(Se, Selenium)

1960년대까지 인체에 해로운 미네랄로 분류되다가, 1979년 중국 과학자들에 의해 어린이와 젊은 여성의 심장 질환에 크게 도움된다는 사실이 밝혀지면서 관심이 확산되기 시작했다. 1996년 미국의 클라크 박사가 셀레늄을 투여하여 암 발생율을 저하시켰다고 발표하면서부터 중요 미네랄로 인식되기 시작했다. 그 후 항산화 작용이 천연 비타민 E의 2,000배 정도로 높을 뿐 아니라, 정자 형성에 필요한 단백질을 제공하고 산화 현상으로부터 보호하는 기능 외에도, 항산화 비타민의 환원 작용과 단백질의 수송과 근육 대사에도 관여 하는 등의 다양한 기능이 밝혀져, 암환자에게 필수 미네랄로 인식되기 시작했다.

  식품 속의 셀레늄 함량은 해당 식물이나 동물이 자란 토양의 셀레늄 함량과 밀접한 관계가 있다. 셀레늄은 정어리, 대합 등의 해산물과 정제되지 않은 현미 등의 곡류, 견과류를 비롯한 마늘, 양파, 해바라기씨 등에 포함되어 있다. 그러나 가공식품에는 거의 없다. 셀레늄은 항산화 효소인 글루타치온 페록시다제의 성분으로, 과산화지질과 LDL-콜레스테롤을 제거하는 등 활성산소에 의한 암 발생을 예방하는 효능이 있는 것으로 확인되고 있다. 따라서 셀레늄 섭취에 특별한 관심을 가질 필요가 있다. 비타민 E와 함께 섭취하면 효과가 2배 상승한다고 알려져 있다.

아연(Zn. Zinc)

  정신건강에 가장 많은 영향을 미치고 모든 세포에 존재하는 필수 영양소로서, 인체의 각종 효소의 활성에 중요한 역할을 하는 미네랄이다. 항산화효소(SOD)의 구성 성분이며, 항암효과와 세포의 자멸(Apoptosis)에도 작용하고, 전립선 기능 유지와 남성의 정자 형성과 기능 유지에도 큰 영향을 미친다. 뿐만 아니라 비타민 A의 활성을 촉진하고 면역 기능을 강화하는 등, 다양한 작용을 하는 중요 미네랄이다. 아연은 굴을 비롯한 해산물과 소고기 등에 비교적 많이 함유되어 있으며, 견과류와 대두, 등의 식물성 식품도 아연의 주요 급원 식품이다.

  남자의 정액에 아연이 많이 함유되어 있어, 사정을 자주하면 체내에 아연이 부족해질 가능성이 높아진다. 아연이 부족하면 우울증, 불안감, 정신분열증, 피부 트러블, 탈모 등이 발생한다. 결핍 초기에는 냄새와 맛을 잃기 시작하다가, 나중에는 음식의 맛을 느끼지 못하기도 한다. 아연은 식품에 함유량이 적고 조리 중에도 쉽게 파괴되기도 쉬운 데다 체내 흡수율도 낮으므로, 의식적으로 충분히 섭취하려는 노력이 필요하다.

게르마늄(Ge. Germanium)

약 30여 년 전 독일의 과학자 윙클러가 처음으로 발견해 독일 민족인 게르만(German)족의 이름을 붙여 명명하여 세상에 알려지기 시작한 미네랄이다. 아직까지는 연구가 부족한 상태이나, 몸 안에서 산소를 발생시켜 강력한 항암작용을 하는 미네랄로 비상한 관심을 불러일으키고 있다.

게르마늄은 금속과 비금속의 중간적 성질을 띠고 있는 전기적 성질을 가진 반도체로서, 식물에 함유된 유기 게르마늄은 3~4개의 산소 분자를 갖고 있다. 세포 내 산소의 농도를 높여 대사 작용을 활성화시키는 놀라운 작용을 한다. 엔도르핀 호르몬의 분비를 촉진하여 마음을 안정시키고 피로를 회복시키며, 중금속이나 발암물질의 분해, 해독, 통증억제 물질 생성, 면역력 강화, 돌연변이 억제, 치매 예방, 항바이러스 등 다양한 생리활성 작용을 한다.

게르마늄의 가장 뛰어난 효능은 역시 강력한 항암 작용과 항산화 작용이다. 암세포로부터 전자를 빼앗아 세포분열을 어렵게 할 뿐 아니라, 산소를 공급함으로써 직접 암세포의 증식을 억제하는 작용을 한다. 게르마늄은 반드시 식물에 함유된 유기 게르마늄을 섭취해야 한다. 줄풀, 말굽버섯, 마늘, 쑥, 두릅 등에 주로 함유되어 있다. 게르마늄이 많이 함유된 식물을 찾아내고 활용하는 노력이 매우 필요하다.

식이섬유(Dietary Fiber)

체내에서 소화 흡수가 되지 않는 고분자 탄수화물의 일종으로, 인간의 소화 효소에 의해서 가수분해되지 않는 식품 중 난소화성 성분의 총체라고 정의되기도 한다. 크게 2종으로 구분되는데, 장내 미생물의 작용에 의해 일부 에너지원으로 사용되는 키토산, 펙틴 등의 수용성 식이섬유와, 셀루로스, 헤미셀루로스, 리그닌, 케틴 등 물에 녹지 않고 흡수되지 않는 불용성 식이섬유소로 분류된다. 수용성과 불용성의 비율은 3:7 정도 유지되는 것이 적합하다.

식이섬유는 게, 새우 등 갑각류의 껍질에 들어 있는 키틴과 키토산 등의 동물성 식이섬유와 일반 식물에 다양하게 분포되어 있는 식물성 식이섬유로 분류된다. 우리가 섭취하는 섬유소는 대부분 식물성으로, 불용성 식이섬유는 소화관 내에서 장 점막 자극 등의 작용으로 장의 연동운동을 활발하게 하여 배변을 촉진시킨다. 수용성 식이섬유는 체내에 생성된 불필요한 대사 산물이나 노폐물을 흡착, 배설시키는 인체의 수세미 역할을 하는 귀중한 작용을 한다.

대장 속의 변으로 수분을 끌어 당겨 변비를 예방하고, 부풀어 오르는 팽만성으로 포만감을 느끼게 하여 과식을 줄이게 하며, 타액과 위액의 분비를 촉진하고, 영양소의 장내 통과 속도를 빠르게 하기도 한다. 그렇지만 위장에서 비교적 오래 머물기 때문에 포만감과 소화 효소의 분비를 증가시키고 식후 혈당 상승을 억제시킨다. 현대인들은 육류 섭취의 증가와 가공식품, 패스트푸드 섭취의 증가로 식이섬유의 섭취가 크게 줄어들고 있다. 그로 인해 장내 노폐물의 잔류 시간이 길어지면서 세포의 산화가 증가하는 등 수많은 장애가 발생하고 있다.

영양 섭취의 종합 원리

이상에서 우리 인체가 절대로 필요로 하는 영양소 중에서도 암과 관계가 깊은 영양소를 중심으로 살펴보았다. 그런데 대부분의 현대인들과 만성질환을 갖고 있는 많은 사람들이 영양 문제에 대해서는 소홀하다. 그러나 그것은 그분들만의 잘못은 아니다. 생명이 살아가는 데 가장 필수 불가결한 것이 영양임에도, 우리는 초·중·고를 비롯한 학창 시절에도 영양 문제에 대해서 상세한 교육을 받은 기억이 없고, 사회에 나와서도 올바른 강의 한번 들은 적이 없는 사람이 대부분이다.

나는 그동안 암환자들을 만나 대화하면서 영양 문제에 해박한 지식을 갖고 있는 사람을 거의 만나지 못했다. 물론 나 자신도 아직은 많이 부족하다. 기존의 자료들이 오류가 많고, 또 영양학 부분은 엄청난 속도로 새롭게 변해가는 분야이기 때문에 100% 명확한 정답을 얻기가 어렵다. 그러나 우리의 건강은 우리 몸의 세포가 절대로 필요로 하는 영양이 제대로 공급될 때만 60조 개의 세포의 생명 활동이 순조로울 수 있고, 인체의 3대 자율 조절기능이 제 기능을 발휘할 수 있다. 신체의 비 건강에서 벗어나는 지름길은 영양의 불균형을 바로잡는 것이 가장 먼저라는 것은 너무도 분명하다.

암의 발생이나 치료과정 또는 회복 과정에서도 영양 상태는 매우 중요하다. 암이 좋아하는 고단백질의 식품과 설탕의 섭취를 줄이고, 세포의 생명 활동에 절대적인 영향을 미치는 비타민, 미네랄, 항산화 성분의 섭취에 특별한 관심이 필요하다. 우리 몸이 스스로 암세포를 줄이려고 애쓰고 있는데, 고단백질과 단 음식을 몸속에 투하하는 것은 암세포가 잘 자라도록 비료를 주는 것과 같다.

하루 200마이크로그램 정도의 먼지만큼의 셀레늄 양이 암 발병률을 60%나 줄일 수 있다는 연구 보고서도 나와 있을 정도로 미량 영양소의 값어치는 중요하다. 기존의 영양학에 의해 식품별로 나와 있는 미량 영양소의 수치를 믿고 그 기준에 따라 음식을 섭취해서는 안 된다. 지금도 지속적으로 학계에서 발표되고 있는 OO 식물에서 발견된 OO 성분이 OO 병에 도움이 될 수 있다는 식의, 특정 성분을 추출하여 동물 실험한 결과를 맹신해서는 안 된다. 배추에서 항암 성분이 발견되었다, 막걸리에 항암성이 있는 것으로 확인되었다는 식의 언론보도에 휩쓸리지 않고, 스스로 냉철하게 판단할 수 있는 역량을 키워야 한다.

막걸리를 먹고 항암효과를 기대하려면 하루에 11병 이상은 먹어야 최소한의 효과를 기대할 수 있다는 연구 보고도 있다. 하루에 그 정도의 술을 먹으면 항암효과를 보기도 전에 알코올에 의해 내 몸이 먼저 망가지지 않겠는가. 실천 가능성이나 효과의 가치성 등을 종합적으로 판단하지 않고, 특정 성분 한 가지를 추출하여 발표하는 모든 연구 결과물들은 무시하는 분별력이 필요하다. 왜냐하면 우리는 어떤 경우에도 한 가지 성분을 추출한 음식을 먹는 경우가 없기 때문이다.

우리가 섭취하는 모든 먹거리는 생장 환경, 수확 시기와, 저장, 가공 방법 등에 따라 내재 성분의 차이가 상당히 발생한다. 개별 영양소의 종류나 수치보다 그 식물이 성장해서 내게 오기까지의 과정을 살펴보는 데 관심을 기울이는 것이 더욱 중요하고, 가능한 한 저장, 가공 과정이 최소화된 제 철 식물을 신선한 상태로 섭취하려는 노력이 무엇보다 중요하다.

3. 농산물 생산 방법을 바꾸어야 한다

우리 인류가 작물을 경작하기 시작한 이래 약 20세기 초까지 대부분의 사람들은 자연의 순환 법칙에 따라 먹거리를 직접 생산하고 각 가정에서 음식을 만들어서 섭취해왔다. 일제강점기의 해방과 남북전쟁 후 사회 전반에 급속한 산업화가 진전되면서 급격한 경제적 진보가 나타나고, 사람들의 생활환경에 큰 변화가 찾아왔다. 농사도 산업으로 전환되면서, 단위당 생산량을 늘리기 위해 화학비료를 사용해 성장을 촉진시키고 수확에 소요되는 기간을 줄이면서, 농약을 사용해 병충해로 인한 피해를 막고, 판매 가격이 최고로 높을 때 농산물을 출하시킴으로써 생산성을 늘리는 데 주력해왔다.

토양을 비옥하게 하기 위해서 투입하던 퇴비도 70년대 초까지만 해도 산야초를 채취하고 인분 등을 사용해 직접 퇴비를 만들어 사용했다. 그러나 지금은 그러한 모습을 발견하기란 거의 불가능하다. 대부분 대규모 공장 형 축산 단지에서 나온 합성 화학물질 범벅인 축분을 사용한다. 과거 우리의 선조들이 하던 농법과는 너무나 거리가 먼 방법으로 농산물이 생산되고 있는 것이다.

그리고 먹을거리의 부족을 해소하기 위해 생산량을 늘리는 데 중심을 둔 품종 개량 노력이 가속화되면서, 그 식물이 가진 고유의 특성이나 기능성 물질들은 여지없이 파괴되기 시작했다. 생산량이 늘어나면서 먹거리의 부족이 해소되고 생활수준이 향상 되자 사람들은 맛있는 먹거리를 선호하게 되었다. 나아가 보기 좋은 먹거리가 각광받게 되면서, 당도가 높고 시각적으로도 보기 좋은 농산물을 생산하기 위한 품종 개량 사업이 지금도 계속되고 있다.

먹을거리의 양이 해소되면, 그 다음엔 식재료의 품질을 중요시하는 방향으로 발전하고, 그 다음에 맛과 멋을 중시하는 쪽으로 식생활 문화가 발전해나가는 게 합리적인 수순이다. 그럼에도 우리나라는 60년대 이후의 급속한 경제 발전으로 음식의 품질을 따지는 소중한 기회를 잃어버리고, 보기 좋고 입이 좋아하는 식품을 선호하게 되면서 수많은 생활습관 병들이 창궐하기 시작한 것이다. 암을 비롯한 당뇨, 고혈압, 비만 등 병원에서 치료가 잘되지 않는 질병들의 가장 큰 원인이 잘못된 식생활에 있다는 것이 확실해진 이상, 현대인들에게 가장 중요한 절대 절명의 과제는 식생활의 개선이 최우선되어야 한다는 것이다. 이는 너무도 분명한 사실이다.

우리가 섭취하는 음식의 가장 우선적인 요소는 생산 농산물의 품질이다. 농산물의 품질은 생산 방식에 의해 크게 좌우된다. 최근 들어 수량이나 가격보다 품질을 중요시하게 되면서 친환경 유기 농산물을 찾는 사람들이 늘어나고 생산자도 늘어나고 있다. 그러나 아직까지는 갈 길이 너무 멀다. 구하는 사람은 믿고 구할 곳이 없고, 생산자는 안정적인 판로를 찾지 못해 합당한 가격을 받기가 어려워 힘들어한다. 친환경 농산물의 구입을 기피하는 사람들의 대부분의 이유는, 믿을 수가 없고 가격이 일반 농산물에 비해 비싸다는 것이다. 그러나 그들이 돈을 절약하기 위해서 계속 질 좋은 농산물의 구입을 회피한다면, 머지않은 날 어느 땐가는 절약한 금액의 수십 배, 아니 수백 배 이상의 돈을 병원과 약국에 갖다주어야 하게 될 수도 있다는 것을 알아야 한다.

유기 농산물의 생산과 유통의 문제는 어찌 보면 시작 단계에 겪을 수 있는 과도기적인 현상으로 볼 수도 있겠다. 그러나 제도적인 지원과 개선 방안이 많이 부족한 것이 큰 문제라고 생각한다. 필자가 생각할 때, 지금처럼 행정에서 정하고 있는 규정에 따라 개인 농가별로 유기 농산물을 생산하는 방식으로는 소비자의 신뢰를 확보하기 어렵다고 본다. 지역 단위, 권역 단위, 또는 하나의 지방 자치단체 전체 단위로 유기 농산물의 생산 시스템을 구축하면, 생산자나 소비자, 행정기관 모두가 만족하는 결과를 도출할 수 있을 것이다. 그러나 쉽지 않은 일이다. 하지만 불가능한 일도 아니다.

필자가 공직에 있을 때 우리 군 지역 전체를 친환경 유기 약초 생산 단지로 만들어보자고 했으나 성공하지 못했다. 성공하지 못한 게 아니고, 시작도 못 해봤다. 약초에 관심을 갖고 재배 면적을 조금씩 확대해나가는 시점에서 유기 약초란 말이 먹혀들어갈 틈이 없었고, 이를 추진해 나갈 만한 역량을 가진 공직자나 지도자가 없었던 것이다.

그러나 친환경 유기 농산물의 생산은 더 이상 미룰 수 없는, 이 시대에 가장 중요한 절대 절명의 과제다. 물질문명의 발전으로 인류 역사 이래 가장 풍요로운 시대를 살아가고 있으나, 삶의 질과 행복도가 향상되었다고 생각하는 사람들은 많지 않다. 많은 이유가 있겠으나 가장 큰 원인은 건강에 대한 불안감 때문이다. 옛날에는 생활의 여유가 있는 상류층 사람들이 비교적 건강하고 뚱뚱했다. 시집갈 처녀도 통통하면 부잣집 맏며느리 감이라고 좋아했다. 고칼로리 음식을 섭취할 수 있는 기회가 많이 있었기 때문일 것이다. 그러나 요즈음은 오히려 중산층 이하의 서민층에서 비만이 많고 당뇨, 고혈압 등 만성 질환의 유병률이 높다. 학력이 높고 소득이 높은 상류층 사람일수록 건강과 음식에 대한 관심이 높아, 유기농식물을 좋아해서 건강하고 날씬한 몸매를 유지하고 있다. 반면에 서민층은 빵, 주스 등의 가공식품을 즐기고 지방이 많은 육류를 자주 섭취해 각종 질병에 의해 고통받는 사람이 늘어나고 있는 게 현실이다.

많은 생명 공학자들이 인간의 질병과 건강에 대하여 연구를 하면 할수록 우리가 섭취하는 음식의 질에 따라 그 사람의 체질과 성격과 건강 여부가 결정된다는 사실이 명확히 밝혀지고 있다. 우리의 신체 내부에서는 항상 커다란 생화학적 변화가 일어난다. 매일 수백만 개의 세포가 사라지고 다시 생겨나기를 반복하고 있다.

우리가 먹는 음식은 생명을 유지하는 데 절대 필요한 영양소이며 에너지원이다. 세포를 만들고 존재케 하는 영양소이며, 세포의 활동을 가능케 하는 에너지다. 그러므로 먹는 음식에 따라 그 사람의 몸과 마음, 인생이 결정되는 것이다. 그런데 대부분의 사람들은 섭취하는 음식의 내용이나 영양소에 대해서는 무관심하고, 입이 좋아하는 음식에만 관심이 있다. 지금 먹는 이 음식이 어디에서 생산되어 어떤 과정을 거쳐 나에게까지 왔는지, 내게 어떤 도움이 되는지 생각해보아야 한다.

지금 우리들이 섭취하는 대부분의 식재료들은 수확량을 최대화시키기 위한 방법으로 생산된 것이 대부분이다. 우리의 건강을 염두에 두고 생산된 먹거리가 아니라는 것이다. 지금 현재의 관행적인 농산물 생산 방법으로는 결코 우리에게 좋은 먹거리를 생산할 수 없다.

농약은 원래 2차 세계대전 당시 유태인을 살상하기 위해 개발된 무기였으나, 전쟁이 끝나자 마땅한 소비처를 찾지 못하고 처리에 고민하던 중에 식물의 해충을 죽이는 데 사용하기 시작한 것이다. 토양을 비옥하게 하기 위해서 투입하던 퇴비 역시 70년대 초까지만 해도 산야초를 채취해서 인분 등을 사용해 직접 만들어 사용했다. 그러나 지금은 그러한 모습을 발견하기란 거의 불가능하고 대부분 대규모 공장 형 축산 단지에서 나온 합성 화학물질 범벅인 축분을 사용한다. 과거 우리의 선조들이 하던 농법과는 너무나 거리가 먼 방법으로 농산물이 생산되고 있는 것이다.

토양 속의 미네랄을 식물이 섭취하기 위해서는 토양 속의 미생물이 불용성 미네랄을 수용성 미네랄로 변화시켜야 한다. 그런데 농약과 화학비료로 인해 미생물이 죽어 미네랄을 바꾸지 못해서 식물은 미네랄 결핍으로 자생력이 약해진다. 질소 성분의 과잉으로 식물의 잎은 푸르다 못해 진녹색으로 변하고, 크게 자라 생산량은 늘었으나 항산화 물질과 미네랄을 비롯한 각종 영양이 턱없이 부족해졌다. 그 결과 식물은 허약해져 지속적으로 농약을 살포하지 않으면 정상적인 성장과 수확이 어려워 마지막 단계까지 농약을 사용한다.

2001년 미국 의학발전 심포지움에서 발표된 자료에 의하면, 1914년에 생산된 사과에 비해 1992년에 생산된 사과는 칼슘이 48% 감소하고, 철분이 96%, 마그네슘이 80% 감소했다고 발표했다. 철분 한 가지 성분만 갖고 따져보면, 1914년도에 사과 1개에 함유된 철분을 섭취하려면 1992년도에는 26개의 사과를 먹어야 하고, 지금은 약 40개 정도의 사과를 섭취해야 1914년도의 사과 1개와 같은 영양소를 섭취할 수 있다는 것이다.

우리 몸의 60조 개 세포의 건강은 우리가 매일 먹는 음식의 질에 의해 결정되고, 음식의 질은 농산물의 품질에 의해 결정되고, 그 품질은 생산 장소, 방식, 수확, 저장, 요리(가공) 방법에 의해 결정된다. 너무도 단순한 원리다. 그러나 이러한 과정을 기억하고 중요하게 생각하는 사람은 그렇게 많지 않다. 결론적으로 말하면, 우리가 섭취하는 음식은 농산물의 생산 방식이 가장 중요하고, 섭취하는 먹거리의 질에 의해 건강과 비건강이 정해지는 것이다.

그러나 아직까지는 식물의 생산 방식을 가장 중요한 덕목으로 주장하는 사람이 거의 없다. 대부분의 학자, 전문가라는 사람들은 어떤 식물의 특정 성분을 추출해서 실험(대부분 동물실험)해보니 00 성분이 발견되었다. 00에 효과가 있는 것으로 추정된다. 00에 도움이 될 수도 있다. 00에 해로울 수도 있다…… 등의 애매한 표현으로 자신들의 연구 결과에 따른 오류나 위험성을 피해간다. 그러나 매스컴을 통해 이를 접한 대부분의 사람들은 00이 00에 아주 좋다고 하더라고 단정하고 받아들인다. TV 방송을 타고 나면 그 다음 날부터 시장, 마트 등에서 동이 나고 구하기가 어려워진다.

필자는 오래전부터 식물에서 특정 성분을 추출해서 동물실험 결과 00 질환에 도움이 될 수도 있겠다는 식의 연구결과 발표에 매우 회의적인 시각을 갖고 있었다. 여러 가지 이유가 있으나 가장 받아들이기 어려운 부분은, 우리는 어느 누구도 음식을 섭취할 때 특정 성분을 추출해서 섭취하는 경우가 없기 때문이다. 어떤 성분도 다른 물질과 혼합될 경우 그 성분과 구조가 바뀐다. 아무리 약성과 독성이 강할지라도 혼합되는 성분에 따라 작용이 달라진다. 그럼에도 특정 성분을 추출해서 생명체에게 임상 실험을 하는 것이 무슨 의미가 있는가? 그리고 더욱 중요한 것은 식물의 종류가 같을 지라도 성장 환경에 따라서 함유 성분의 차이가 많이 난다는 것이다. 성장 환경뿐 아니라 수확 시기, 수확 후의 관리 방법에 따라 함유 성분의 차이가 크게 난다. 경우에 따라 80~90% 이상 성분이 소실되는 경우도 흔하게 발생한다. 외형은 같으나 함유 성분은 완전히 다른 식물이 되어 있는 것이다.

오늘날 우리가 먹고 있는 음식 대부분이 영양이 결핍되어 있다.

재배 과정에서, 수확 과정에서, 과도한 정제 가공 과정에서 영양이 결핍된 음식을 먹고 있다. 배불리 먹고도 우리 몸은 영양결핍에 시달리고 있는 것이다. 현재 발표되는 성분 함량은 이러한 특징을 무시하고 OO 식물에 OO 성분이 들어 있다, OO 식물에 비해 50배, OO 식물에 비해 100배 더 많이 들어 있다, 하는 식이다. 도대체 어느 것이 더 좋은지 알 길이 없다. 거의 모든 먹거리가 천하 명약처럼 포장되어 매스컴을 타고 다닌다. 대부분의 언론이나 학자들은 식물의 생산 과정에 따른 유효 성분의 차이에 대해서는 침묵하고 있다. 정말 이러한 사실을 모르고 있는 것인지, 알고도 모르는 체하는 것인지 아리송하다. 이 부분은 뒤편 약초의 활용 편에서 다시 이야기하기로 하고 여기서는 줄인다.

좋은 먹거리를 생산하기 위해서는 농산물의 생산 방법을 크게 바꾸어야 한다. 어떻게 바꾸어야 하는가? 결론부터 이야기하면, 과거 우리의 부모님, 할아버님이 하던 농사 방법으로 되돌아가는 것이다. 다시 말해 비료와 농약이 나오기 이전의 농법으로 되돌아가야 한다는 것이다. 관행 농법에 익숙해져 있는 대부분의 농민들은 이런 말 하면 펄쩍 뛴다. 농사를 전혀 해보지 않은 사람의 탁상머리 공론이다, 농약 없이는 절대 농사 못 짓는다며 한심하다는 표정을 짓는다. 그러나 우리는 정말 조금 더 생각해볼 필요가 있다. 전문적인 설비를 갖추고 과학적으로 비교 분석해볼 필요도 없이 쉽게 알 수 있다. 우리의 선조들은 거의 1만 년 가까이 농약과 비료 없이 농사를 지어왔다. 그 당시에는 병충해가 없었을까? 병균이 없었을까? 그럴 리가 없지 않겠는가. 농약과 비료를 전혀 사용하지 않는 자연에 산재한 산야초 식물이 병들어 죽는 것을 본 적이 있는가?

아이러니컬하게도 우리의 농작물에 병충해가 창궐하기 시작한 것은 농약과 비료가 사용되기 시작한 것과 그 시기가 일치한다. 농약과 비료가 식물에게 투입되기 시작하면서 식물은 스스로 병해충을 이겨낼 수 있는 자생력을 잃기 시작했다. 인간이 알아서 방제를 해주기 때문에, 자기 스스로 이기려 노력할 필요가 없기 때문에 게을러지고 허약해진 것이다. 그리고 병해충은 살아남기 위해 농약에 내성을 키워 더욱 강해지기 시작했다. 우리 몸속의 암 종양이 항암제를 투여할 경우 일시적으로는 위축되지만 살아남은 암세포는 더욱 강한 생명력을 발휘해 새로운 항암치료의 효과를 무력화하면서 더욱 빠르게 성장하는 것과 같다

암을 비롯한 수많은 생활습관 병을 이겨내기 위해서는 외부로부터 유입되는 독성 물질을 어느 정도 효과적으로 방어하고 몰아내느냐에 성패가 달려 있다. 외부에서 들어오는 독성 물질은 대부분 음식을 통해 들어오고 몸속에 축적된다. 암을 예방하고 오염된 몸속 환경을 정화하기 위해서는 우리가 매일 섭취하는 음식이 원천적으로 깨끗하지 않으면 안 된다. 음식의 기초인 농산물의 생산 방법이 개선되지 않으면 우리는 언제까지고 암으로부터 자유로워질 수가 없는 것이다.

옛날의 농업은 농사 그자체가 자연 환경을 살리는 생명 산업이었다. 그래서 농민을 천하지대본이라고 했다. 그러나 지금은 돈을 벌기 위한 직업이고 산업이 되었다. 그리고 옛날에는 혼자서 해결

했던 종자 값, 비료 값, 농약 값에 퇴비와 농기계까지 전문 기업체에 돈 주고 구입해야 하는 처지이다 보니, 비용의 투입 대 산출이 균형을 잃어 수지를 맞추기가 어렵게 되었다. 현재 우리나라의 농업은 과거 어느 때보다도 심각한 위기 상황으로 내몰리고 있다. 세계를 한울타리로 엮어가는 다자간 무역협정(FTA)에 의해 농산물도 무한 경쟁의 시대로 내몰리면서, 한국 농업에 어두운 그림자가 드리워지기 시작한 것이다. 농산물을 생산하는 현장에서 그들의 이야기를 들어보면 앞으로 어떻게 해야 할지 방향이 보이지 않는다고 한다. 과거에는 품목을 바꿔가면서 위기를 극복했으나, 지금은 곡물이나 채소, 과일, 축산 어느 분야에서도 안전한 길을 찾을 수가 없다는 것이다. 농자는 천하지대본이라는 말도 어느 틈엔가 슬그머니 자취를 감추었다.

그러나 위기는 곧 기회라고 했던가. 나는 지금이 한국 농업의 패러다임을 획기적으로 바꿀 수 있는 절호의 기회가 될 수 있다고 생각해본다. 우리나라는 기후 또는 지리적 환경이 식량 농업대국인 미국이나 중국, 그리고 새로운 식량생산 강국으로 떠오르고 있는 남미나 아프리카 국가와의 경쟁에서 우위를 점할 가능성은 거의 희박하다. 그렇다면 이 위기를 어떻게 극복할 것인가? 방법은 하나밖에 없다. 그것은 우리보다 유리한 조건을 갖고 있는 나라들이 하는 농법과 완전히 다른 식으로 농산물을 생산하는 것이다.

쿠바의 유기농업은 이미 세계적으로 유명세를 타기 시작한 지 오래되었다. 사회주의 국가인 쿠바는 구소련의 붕괴와 미국의 철저한 경제봉쇄로 국가가 위기에 내몰렸을 때 탈출구로 유기농업을 선택했다. 그 결과 지금은 유기농업 분야에서는 세계에서 가장 현대적이고 과학적인 농업기술을 개발하여 식량 자급률 100%를 달성한 나라가 되었다. 쿠바는 지리적으로 미국이라는 거대한 나라의 남쪽 꼬리 끝자락에 위치한 조그마한 섬나라이다(남한보다 조금 큰 나라이다). 우리나라도 중국이나 러시아 등의 거대 국가 동쪽 끝에 붙어 있는, 3면이 바다인 조그마한 반도 국가이다. 국가 전체가 친환경 농업을 하기에 아주 좋은 지리적 조건과 자연 환경을 갖고 있는 것이다.

　소비자들의 안전한 먹거리에 대한 시대적 요구에 부응하기 위해서도 유기농업은 반드시 확대되어야 하는 것이 시대적 소명이다. 현재 나름대로 소신과 신념을 갖고 친환경 유기농업에 참여하는 사람들이 늘어나고 있다. 귀촌, 귀농 인구가 늘어나면서 젊은 사람들을 중심으로 확산되고 있는 유기농업이 최근에는 다시 정체되고 있는 분위기이다. 왜 그럴까? 애써 생산한 농산물의 판로가 시원치 않다는 것이다. 유기 농산물에 대한 가격의 차이도 소비자들이 쉽게 인정하려 하지 않는 다는 것이다.

　나는 이분들의 이야기를 들을 때마다 가슴이 답답하고 메어짐을 느낀다. 말로는 친환경 농산물을 원하면서도, 상품 구입 현장에서는 벌레 먹은 채소나 과일을 거들떠보지도 않는 일이 나에게는 없었는지 반성해보아야 한다. 그리고 비료나 농약을 충분히 사용하여 농사를 짓는 농민을 우리는 욕할 자격이 없다. 그분들이 그러한 농사를 하게 누가 만들었는가? 바로 나 자신이고, 우리 소비자들이다.

　소비가가 변하면 우리나라 농산물 생산 시스템은 변할 수밖에 없고, 먹거리의 생산이 유기농으로 바뀌면 우리의 생활 환경뿐 아니라, 날로 이상 기후로 내몰리고 있는 지구의 환경 문제도 급격히 좋아질 것이다. 또 암이나 ,당뇨, 고혈압 등 순환기 장애성 질환자의 유병률도 급격히 감소할 것이다.

　최근 외부와 격리된 건물 내에서 농산물을 생산하는 공장형 농업, 도시농업이 급격히 부상하고 있다. 이것은 안전한 농산물을 원하는 소비자들의 확산에 의한 결과이기도 하다. 앞으로 공장형 농업은 빠른 속도로 확대될 것이 분명하다. 하지만 그렇다고 기존의 자연 농업이 사라지지는 않는다.

　우리나라 국가 전체가 친환경 농산물 생산국가로 국제적인 인정을 받게 되면, 우리의 농업은 21세기에 가장 고소득의 유망 산업으로 자리매김하게 될 것이다. 나는 개인적인 소견이지만, 우리나라의 농업은 옛날처럼 소규모 가족농 중심의 친환경 농업체제로 가는 것이 옳다는 생각을 갖고 있다. 물론 그 과정에서 많은 문제점이 있을 수 있을 것이다. 기존의 관행 농업으로 사업을 하는 농약회사, 비료회사들과 대규모 농장을 운영하는 사람들의 저항이 클지 모른다. 그러나 이들 기업들이 친환경 유기농 자재나 첨단 기술로 이 프로젝트에 참여하게 한다면, 오히려 든든한 우군으로 만들 수도 있을 것이다. 피폐해져가는 우리의 농업경제에 활력을 불어넣고, 지구 환경도 살리고 국민들의 건강을 지키는 친환경 농산물 생산 시스템이 하루 속히 깊이 뿌리 내릴 수 있기를 간절히 기원해본다.

　그러나 사실 필자는 유기농법보다 자연농법을 더 중요하게 생각하는 사람이다. 자연농법은 말 그대로 농약과 비료는 물론 축사에서 나온 퇴비도 사용하지 않고 풀과 함께 자라도록 하는 자연 그대로의 농법이다. 세상의 모든 암환자들은 물론 온전한 건강을 유지하기를 원하는 사람은 자기가 직접 자연농법으로 생산한 음식을 섭취하라. 틀림없이 좋은 일이 있을 것이다.

　이제 우리는 지속 가능한 건강을 위해서 보기 좋고 맛있는 음식에서 눈을 돌려 어떤 과정을 거쳐 생산된 먹거리를 섭취할 것인지 고민하고 실천해야 한다.

　　자연농업은 단순한 농업이 아니다.
　　인류가 지상에 살아남기 위해 남아있는 유일무이한 길이다.

-후쿠오카 마사노부

4. 떠오르는 영양소
   파이토케미컬과 글리코 영양

21세기 영양학의 연구에서 새롭게 떠오르고 있는 최신 분야 중 가장 흥미로운 분야는 단연코 식물 속에 함유되어 있는 파이토케미컬(Phytochemical) 성분이라고 할 수 있다. 칼로리 이론 중심으로 구성되어 있는 기존의 영양학에 대한 모순과 불합리성에 대한 인식이 확산되면서, 변화된 생활환경과 인체의 다양성에 중심을 둔 새로운 영양학의 체계 구축이 절실히 필요한 시점에서 발견된 파이토케미컬은 기존의 5대 영양소 중심의 영양학에 큰 변화의 바람을 불러일으키고, 새로운 영양학의 시대가 전개된다는 것을 예고하고 있다.

식물은 동물과 달리 스스로 이동할 수가 없다. 천적이나 세균 등 유해물질들의 공격으로부터 피하기 위해서 동물들은 위치를 바꾸어 위기에서 벗어날 수 있지만, 식물은 임의로 피할 수가 없다. 각종 해충이나 독성 물질들로부터 자신을 보호하고, 자신의 성장을 방해하고 영양을 빼앗아가는 다른 식물의 침해를 억제하기 위하여, 식물이 스스로 대사, 합성한 화학 성분을 파이토케미컬이라고 한다. 다른 해충이나 식물에게는 해롭거나 거북한 성분이지만, 우리 몸에는 매우 유익하고 큰 영향을 미치는 영양소로서, 미래 영양학의 중심에 자리 잡을 가능성이 매우 높은 미량 영양 물질이다.

파이토케미컬은 인체의 모든 생명 활동을 주관하는 효소의 생산과 활동을 증강시키고 독성물질의 해독, 제거 작용과 발암물질에 노출된 유전자의 돌연변이를 억제하는 작용을 하는 등, 아주 다양한 생리활성 작용에 관여한다. 여러 주요 기능 중 가장 큰 기능은 강력한 항산화 작용이다. 우리 몸 안의 세포가 다양한 원인에 의해 기능이 저하되거나 사멸되어가는 산화 작용을 방지하고, 활성산소의 생성을 방지하며, 형성된 활성산소를 환원시키는 기능이다. 그동안 우리가 가장 많이 섭취하고 있는 채소와 과일 중심으로 많은 연구가 이루어져, 수천 종의 파이토케미컬 성분이 발견되어 있다. 그 중에서 가장 대표적인 성분이 카로티노이드(Carotenoids)와 플라보노이드(Flavonoids)이다.

카로티노이드는 녹황색, 붉은색, 노란색, 오렌지색이 나는 식물에 많이 포함되어 있다. 알파카로틴, 베타카로틴, 루테인, 라이코펜, 지아잔틴 등 650여 종의 여러 성분들이 여기에 속하고, 10% 정도가 효소의 작용에 의해 비타민 A로 전환될 수 있다. 소장의 점막을 통해 흡수되고, 조리한 식품이나 기름에 섞인 복합체 식품이 흡수율이 높은 것으로 보고되고 있다.

플라보노이드는 라틴어로 황색을 의미하는 Flavus에서 유래한 용어로서, 식물체에서 가장 강력한 항산화 물질로 알려져 있다.

식물성 폴리페놀 계 화합물의 큰 부류로서, 몸의 면역 시스템을 강화시켜 유해 세균으로부터 몸을 지켜준다. 세포의 기능을 활성화하여 면역 기능을 강화하고, 혈관 벽에 플라그 형성을 방지하며, DNA 손상을 막거나 손상된 DNA를 복원해서 암세포의 출현을 막아주고 성장을 방해, 살해하기도 한다. 과일, 근채류, 견과류, 녹차, 와인, 초코렛 등에도 함유되어 있다. 그 외에도 콩과 식물에 많고, 에스트로겐과 같은 효과를 발휘하는 이소플라본. 양파, 브로콜리에 다량 함유되어 있는 프라보놀, 꽃과 과일 표피조직의 수액에 녹아 있는 색소로서 적포도, 고구마의 껍질 등 보라색 과채류에 많이 있는 안토시아닌과 인삼, 콩류에 많은 사포닌, 페놀 화합물, 탄닌, 카페인 등 다양한 종류의 파이토케미컬이 존재한다.

그동안 채소와 과일을 중심으로 연구되어오다가, 최근에는 약초 속의 성분을 탐색하는 쪽으로 방향이 선회되면서 새로운 사실들이 지속적으로 밝혀지고 있다. 그 중에서도 가장 관심 있게 보아야 할 부분은 식물 속에 있는 미량 영양소나 항산화 물질은 생장 환경에 따라 함유 성분의 차이가 크게 발생한다는 사실이다. 특히 어려운 환경에서 자라난 식물일수록 강력한 항산화 성분을 많이 함유하고 있는 것이다. 식물들은 어려운 환경에서 생존의 위협을 느낄 때, 스스로 살아남기 위해 평상시에는 전혀 생산하지 않았던 특수 화합물질인 파이토알렉신(Phytoalexins)을 생산한다는 사실이 확인되었다. 필자는 오래전부터 약초는 품종보다는 생산 환경을 보고 선택해야 한다는 주장을 해왔는데, 이제는 과학적인 근거를 확보한 셈이 되었다.

금세기 들어 영양학 분야에서 파이토케미컬과 함께 가장 주목받고 있는 성분이 글리코 영양(Glyconutrient)이다. 그동안 단백질 성분 중에서도 체내 합성이 불가능하여 반드시 섭취해주어야 할 영양소로 9가지의 아미노산을 필수 영양소로 지정해오다가, 지방 성분 중에서도 반드시 섭취해야 할 성분이 밝혀지면서 필수지방산이라는 용어가 사용되어왔다. 최근 탄수화물 중에서도 반드시 섭취해주어야 할 영양소가 있다는 사실이 밝혀지면서 비상한 관심을 불러일으키고 있다.

글리코 영양이란 당(glyco)과 영양소(nutrients)의 합성어로서, 탄수화물 중에서도 반드시 섭취해주어야 하는 필수 탄수화물이다. 체내에서 세포와 세포 간의 교신(communication)을 담당하는 영양소로서, 필수 당이 부족하면 우리 몸속 생명체 간의 커뮤니케이션이 이루어지지 않아 정상적인 생명 활동에 치명적인 장애를 초래하게 되는 너무도 중요한 물질이다. 세포와 세포 간에 상호 교신이 이루어지지 않는다면, 인체는 아무런 작용도 할 수가 없게 된다.

그동안 탄수화물은 에너지를 발생시키는 역할 외에는 다른 기능이 없는 물질로 알려져왔다. 지금도 의료인들에 의해 비만의 주범으로 몰리면서 밥을 적게 섭취해야 탄수화물로 인한 비만을 피해갈 수 있다고 알려져, 탄수화물을 적게 섭취해야 하는 것이 당연한 것인 것처럼 여겨져왔다. 그러나 이는 과학적인 근거가 전혀 없는 그들만의 주장에 지나지 않는다.

탄수화물에 속하는 글리코 영양은 세포의 교신뿐만 아니라 호르몬의 분비와 효소의 활성과 세포막에도 없어서는 안 되는 중요한 영양임이 밝혀졌다. 특히 외부로부터 유입되는 항원(침략자)으로부터 우리 몸을 지키는 백혈구와 임파구의 면역 활동에 글리코 영양은 결정적인 역할을 담당한다. 글리코 영양이 부족하면 면역계가 정보의 부족으로 정상적인 세포들을 잘못 공격하는 자중지란의 상황이 발생하여, 우리가 의학적으로 말하는 자가면역 질환을 일으키게 된다.

2000년 영국 런던에서 열린 영국 의학회에서 존 악스포드 박사는 격심한 류마티스 성 관절염이 글리코 영양의 하나인 갈락토스(galactose)의 결핍에서 기인되었음을 발표했다. 또 글리코 영양소 중에서 한 가지만 부족해도 세포 교신에 치명적인 차질이 발생할 수도 있음을 발표했다.

그동안 원인을 알 수 없는 질병으로 알려져 왔던 자가면역 질환은 세포의 교신 착오에 의해 일어나는 생물학적 교란이며 자중지란인 것이다. 우리 몸의 골수에서 생산되어 온몸을 순환하면서 기능을 잃은 세포를 도와주거나, 그 세포를 대신하여 재생하는 세포인 줄기세포의 기능을 글리코 영양이 활성화하는 것으로 밝혀짐으로써, 글리코 영양은 강력한 항암 영양소로 떠오르고 있다. 바야흐로 탄수화물이 미래 인류의 가장 중요한 영양소로 부상하고 있는 것이다.

현재까지 밝혀진 글리코 영양은 글루코스, 갈락토스, 매노스, 푸코스, 자일로스, 엔아세틸, 뉴라민산, 엔아세틸글루코사민, 엔아세틸갈락토사민 등 8가지가 있다. 글루코스와 갈락토스는 우리가 매일 섭취하는 음식물에 비교적 풍부하게 함유되어 있기 때문에 부족한 경우가 거의 없는데, 나머지 6개 당은 결핍된 상태가 상당히 흔하게 나타난다. 약초나 알로에 인삼 등에 많이 함유되어 있는데, 현재 우리가 섭취하는 농작물은 농약과 비료 사용 등으로 성분이 대부분 상실되어 있으며, 수확 후에도 과도한 정제와 건조냉동 저장 과정과 열처리 과정에서 또다시 파괴되어, 세포와 세포 간의 의사소통에 차질이 발생하고 세균이나 유해 물질의 포착과 포획 기능이 상실되어, 암과 같은 비정상 조직의 세력 확장을 조기에 제압하지 못하는 것이다.

우리 국민의 건강을 제대로 지키기 위해서는 제일 먼저 매일 섭취하고 있는 농산물의 생산 시스템이 개선되지 않으면 안 된다는 것을 다시 한 번 더 강조하고 싶다. 자연의 거친 환경에서 자라난 산 약초와 인공이 최소한으로 개입된 자연농법의 농산물이 미래 인류의 난치병을 구원해줄 천연의 의약품으로 자리매김하게 될 것이라고 필자는 확신한다. 앞으로는 약과 식품을 따로 구분하지 않고 영양과 약성을 동시에 공급하는 뉴트라수티컬(nutraceuticals, nutrition+pharmaceuticals)이 일반화되는 시대가 될 것으로 생각한다.

암으로부터 자유로워지는 일은 파이토케미컬을 비롯한, 자연이 제공하는 다양한 영양소를 풍부하게 함유한 먹거리를 얼마나 충분히 섭취하느냐에 그 성패가 달려 있다고 해도 과언이 아니다. 암을 비롯한 수많은 만성질환과의 투쟁에서 승리할 수 있는 강력한 방어물질인 파이토케미컬과 글리코 영양이 풍부한 채소, 과일과 산 약초의 활용을 최대화하는 지혜가 필요하다.

제4장 꼭 알아두어야 할 식품 영양

5. 육식을 멀리하자

소는 인류 역사 수만 년 동안 우리 인류와 가장 친숙하고 가장 유익한 동물로 인간과 함께 생활해왔다. 현재의 인류 역사상 가장 오랫동안 지속된 농경 중심 사회에서는 사람보다 더 귀중한 자산으로 인정받으며, 우리 인간을 위해 모든 것을 다 바쳐온 유일한 동물이다. 지구상의 어떤 동물보다도 착하고 이기심이 없는 유익한 동물이다.

노동 중심의 농경사회에서 기계로 자동화된 농업으로 급속히 변하면서 소와 인간의 관계는 180도로 바뀌었다. 옛날에는 농가별로 1~2마리 정도 사육하면서 사람과 한 가족처럼 지내던 소들의 운명이 어느 날 갑자기 인간의 식탐을 채우기 위한 식용으로 둔갑하고, 소의 사육 방법도 대규모 공장 형 축산업으로 바뀌면서, 소는 오직 사람들의 입맛을 즐겁게 하는 양질의 고기를 생산하는 도구로 전락했다. 그 결과 지구의 환경이나 인간의 건강에 심각한 문제를 불러일으켰다.

그러나 이러한 문제에 대해서는 이미 세계적인 지식인들로부터 나온 상세한 분석 도서를 쉽게 구할 수 있으므로 이 부분은 생략하고, 암환자와 육식의 문제에 대한 필자의 견해를 기록하는 것으로 대체하고자 한다. 관련 서적의 추가 독서를 원하시는 분께 2종의 책자를 추천한다. 세계적 식품기업 배스킨라빈스의 상속자이지만 그 권리를 포기하고 환경문제와 건강문제 전문가로 활동하고 있는 존 로빈스가 쓴『육식, 건강을 망치고 세상을 망친다』와 미국의 대표적 지식인 제러미 리프킨이 쓴『육식의 종말』의 일독을 권한다.

소는 원래 순수히 풀만 먹는 완전한 초식동물이다. 그런 소에게 쉽게 사육하고 빨리 성장시키기 위해 사람이 먹던 곡물을 가축의 사료로 사용하면서 문제는 더욱 어려운 쪽으로 전환하기 시작했다. 1970년대 중반 미국의 닉슨 대통령 시절부터 시작된 농업의 대기업화 정책으로 농산물의 대량생산 시스템이 구축되면서 과잉 생산된 곡물의 소비를 위해 옥수수 등 곡물의 가축 사료화 작업이 시작되었다. 그러면서 풀을 먹던 동물들이 곡물 사료를 먹기 시작했고, 미국은 자국의 곡물 사료를 전 세계로 수출하기 위해 다른 나라의 동물도 곡물로 사육하도록 만들었다.

곡물 사료에는 유통 과정에서의 부패, 변질을 방지하기 위해 방부제, 항생제 등 많은 종류의 합성 화학물질과 동물을 해체하고 남은 시체의 부산물까지 투입됨으로써 광우병이라는 신종 질병까지 발생하는 단계에까지 이르렀다. 가축의 대규모 집단 사육으로 발생이 증가하는 질병의 예방과 치료를 위해 합성약물이 대량 사용되고, 가축의 몸속으로 들어간 약물 중에서 배출되지 못한 약물은 독성물질이 되어 가축의 체내에 축적되어 있다가, 고기를 섭취하는 사람의 입을 통해 인간의 몸속으로 들어온다. 강한 부작용으로 사람에게는 사용이 금지되어 있는 약물이 가축에게는 사용이 가능함으로써 고기를 통해 합법적으로 사람의 몸속으로 들어오는 것이다.

현재 식용으로 사육하는 소의 지방 함유량은 옛날 목초로 사육할 때와는 비교가 되지 않을 정도로 그 함량이 높다. 옛날에는 지방의 함량이 야생 동물과 비슷한 4%였고 대부분 불포화 지방이었었는데, 지금은 대부분 25% 이상의 포화 지방으로 이루어져 있어, 육류 섭취가 증가하는 현대인들의 음식 문화가 체내 환경을 오염시키는 주요인이 되고 있다. 현대인의 순환기 장애 성 질환 대부분이 혈액의 오탁으로 발생하고, 혈액의 오탁은 동물성 단백질과 지방의 과잉 섭취가 주원인으로 확인되고 있다.

육류 섭취와 함께 우리나라 사람들의 식습관 중 더욱 위험한 것은 지방이 많이 있는 고기를 좋아한다는 것이다. 과거 60년대나 70년대 초까지만 해도, 잔칫날 소나 돼지를 잡으면 지방은 분류해서 사용하고, 고기를 먹을 때 함께 섭취하지는 않았다. 그런데 곡물 사료를 먹이면서 지방의 함량이 늘어나니까, 살코기 속에 지방이 많이 포함되어 있는 것이 맛있고 품질도 좋은 것으로 이야기되기 시작했다. 최근 약 10년 전쯤부터는 지방의 함량에 따라 A+, A++, A+++ 등으로 지방이 많은 고기가 상품으로 판매되기 시작했다.

필자의 생각으로는 정말 황당하기 짝이 없는 일이다. 오랜 역사

기간 중 육식을 많이 했던 서양 사람들에게도 지방이 많은 고기가 좋은 것이라는 이야기를 들어본 적이 없다. 지방이 많은 고기를 비싼 가격에 팔 수 있다면, 이익을 보는 쪽은 누구일까? 아마 생산자에서부터 판매에 이르는 유통업체 대부분이 포함될 것이다. 그러나 피해를 보는 쪽은 최종적으로 고기를 사먹는 소비자뿐이다.

지방의 섭취가 과잉되면 장 주변의 지방층이 두꺼워지면서, 장벽에 가해지는 압력에 의해 점막이 안에서 밖으로 밀려나는 게실(憩室) 현상이 발생하고, 게실에 쌓인 노폐물에서 독소가 발생하여 폴립을 발생시키는 등 여러 가지 장애를 일으킨다. 특히 동물 체내의 독성 물질은 주로 지방에 축적되어 있다. 밖으로 배출되지 못하고 몸 안에 남아 있는 독성 물질은 정상 세포의 활동에 고통을 주기 때문에, 당장 사용할 필요가 없어 저장해둔 지방에 보관하면 우선 피해가 적다. 그래서 독성 물질을 지방으로 밀어넣는 것이다.

각 동물의 지방은 동물의 체온에 따라 분해 온도가 다르다. 돼지는 38.5도, 소는 40.0도, 닭은 41.5도 정도의 체온을 갖고 있다. 사람의 체온보다 높은 동물의 지방은 우리의 체내에서 분해가 어렵고 끈적끈적하게 굳어질 가능성이 높다. 생선은 사람의 체온보다 낮기 때문에 분해 흡수율이 높다. 생선을 많이 먹는 것이 좋다는 것은 이러한 이유 때문이다. 우리가 섭취하는 동물성 지방 단백질 대부분이 몸 안에서 에너지화되기가 어려운 부적절한 물질이다. 지방이 많은 육류를 먹어야 되겠는가? 말아야 되겠는가?

현대 의학계에서는 암환자에게 육류의 섭취를 권장한다. 이유인즉, 암환자는 영양실조가 되면 치료가 어려워지고, 특히 우리 몸 신체구조의 많은 부분을 차지하고 있는 단백질의 충분한 섭취가 매우 중요하기 때문에, 단백질이 많은 육류를 적당히 섭취하는 것이 좋다고 강조한다. 과연 그런가?

단백질은 그자체로는 인체에서 사용할 수 없고, 아미노산으로 전환되어야 사용이 가능하다. 그런데 영양소 중에서도 가장 복잡하고 분해하기가 어려운 성분이 단백질이다. 그리고 단백질에는 질소가 포함되어 있어, 신진대사 과정에서 질소 찌꺼기를 남겨 독성을 나타내고, 고기 속의 아미노산도 열을 가하면 응고되거나 파괴되기 때문에 동물성 단백질이 우리 몸에 좋다는 말은 이론적 근거를 찾기 어려운 그들만의 주장에 불과하다. 동물성 고단백질의 섭취가 암을 비롯한 고혈압, 관절염, 심장질환, 골다공증 등 수많은 질병의 원인이 되고 있다는 연구 논문이 지속적으로 발표되고 있음에도, 단백질 섭취를 위해서 육류를 섭취해줘야 한다고 하는 주장은 어떤 과학적 근거를 갖고 하는 것인지 알 수가 없다.

그리고 우리는 불포화 지방 함량이 높고 육류보다 흡수가 잘되는 생선은 많이 먹어도 괜찮을 것이라고 생각한다. 일견 일리 있는 말이다. 그러나 생선의 영양 물질 하나만 두고 생각해도, 괜찮을 정도로 이 세상이 단순하지가 않다. 지구 환경의 악화로 바다 자체의 오염도 심각하지만, 내륙에서 발생하는 수많은 오염 물질들이 강물을 타고 바다로 흘러들어, 바다는 마치 인간사회 전체 쓰레기의 집산지가 된 지 오래다. 대기 중에 떠돌던 방사능 물질도 빗물을 타고 육지로 내려와 다시 바다로 흘러들어간다. 바다가 스스로 자체 정화할 수 있는 능력을 넘어서고 있는 것이다. 그런데 그 속에서 살아가는 생물들이 어찌 온전할 수 있겠는가.

바닷물의 환경오염으로 인해 인간의 밥상에 오르기도 전에 죽어 사라져간 바다생물이 어느 정도 되는지 우리는 감히 짐작도 할 수 없다. 바다 생물을 대량으로 취급하는 바닷가 도시의 어시장에 가서 조금만 관심을 갖고 살펴보면, 몸이 비뚤어져 기형이 되어 있는 물고기를 어렵지 않게 볼 수 있다. 이러한 사실을 알고 나면, 그 누구라서 생선은 많이 먹어도 좋다고 말할 수 있겠는가?

암환자의 육류 섭취에 대해서 필자의 생각은 분명하다. 육류를 비롯해 생선까지 일체의 동물성 식품의 섭취를 중단하라는 것이다. 암 종양은 단백질로 구성되어 있어 고단백질의 식품을 특히 좋아한다. 거기다 악성 종양이 좋아하는 합성 화학물질까지 잔뜩 포함된 육류를 섭취하는 것은 암세포가 잘 자라라고 비료를 주는 행위에 다름 아니라고 생각한다. 여기에는 우유를 포함한 각종 유제품도 포함되어 있다.

미국에서 가장 영향력 있는 인사 150인 중의 한 사람이며 이 시대 대표적인 석학인 제레미 리프킨은 그의 명저 『육식의 종말』에서 "날로 증가하는 소와 쇠고기 소비 문제가 미래의 지구와 인류의 행복에 가장 큰 문제로 부상하고 있다."고 지적한다. "많은 사람들이 쇠고기를 비롯한 육류 제품을 마구 먹어 치우며, 자신의 체내 포화지방과 콜레스테롤을 채워서, 사실상 스스로 죽음의 길로 이르고 있다."고 경고하고 있다.

미국산 가축의 80~90%가 공장형 축사에서 생산되고 있는데, 100% 성장 호르몬이 투여되고 있는 것으로 조사 보고되어 있다. 실험 결과 매일 붉은 살코기를 먹는 여성들은 결장암에 걸릴 확률이 250배 증가하고, 1주일에 1인 분만 먹어도 발병 확률이 38% 높아지는 것으로 보고되어 있다.

우리나라의 축산은 변해야 한다. 대규모 기업 형 공장 식 사육법에서 다시 옛날처럼 친환경 소규모 가족 축산 중심으로 돌아가는 게 맞다고 생각한다. 현재의 가축 집단 사육 시스템은 인간의 탐욕과 미각을 충족시키기 위한 다량의 고기와 유제품을 만들고, 계란을 만들어내기 위해 가축을 기계로 만들고, 동물의 생존권을 철저히 짓밟는 시스템이다.

소들이 뿜어내는 이산화탄소와 메탄가스는 지구 온난화를 가속화시키고, 곡물의 사료화로 인간이 먹을 식량은 줄어들고, 수자원과 에너지의 고갈을 비롯해 환경오염을 가속화시켜 지구 전체의 위험을 가중시키고 있다. 지구 환경을 파괴하고, 생태계를 교란시키고, 인간의 건강을 위협하는 가축 집단 사육 시스템은 시급히 개선되어야 한다. 인간과 가장 가까운 곳에서 살아가고 비슷한 감성을 가진 가축의 몸을 먹지 않거나 희생을 줄이는 것은 생명에 대한 사랑과 자비를 실천하는 길이며, 위기에 처한 지구 환경을 구하고 모든 생명이 함께 살아가는 공생의 길이다.

"미국인들이 육류 소비를 단지 10%만이라도 절감
할 수 있다면, 그것은 (동물 사육을 위하여 쓰이는) 토지와 자원을 해방시켜줄 것이며, 지구상에서 기아선상에 헤매고 있는 4천만에서 6천만 명을 적절하게 먹이고도 충분히 남을 1,200만 톤의 곡물을 경작할 수 있을 것이다."

— 존 라빈스

6. 암을 이기는 식생활

영양 섭취의 현주소

"우리는 음식으로 만들어져 있다.(We are what we eat.)"

이 말은 서양의 오래된 격언이다. 동서양을 막론하고 음식이 삶의 모든 분야에서 직접적인 영향을 미친다는 수많은 격언들이 전해져온다. 그러나 아직까지도 질병을 고치는 의료 분야에서 음식이 보조수단 정도의 가벼운 취급을 받고 있다는 것은 황당하고도 안타까운 일이 아닐 수 없다.

현대의학의 규모가 날로 팽창 일로에 있고, 고가의 의료기기와 고연봉의 의사의 숫자 또한 늘어만 가고 있음에도, 병원에서 치료가 잘되지 않는 만성질환자의 숫자는 더욱 빠르게 증가하고 있는 기현상은 어떻게 설명되어야 하겠는가. 그러나 다행스럽게도 최근 급증하고 있는 난치병의 원인을 찾기 위한 수많은 생명과학자들의 연구 결과, 우리가 매일 섭취하는 음식과 영양의 불균형이 질병의 가장 큰 원인임이 밝혀지고 있다. 최근에야 음식과 영양에 관한 새로운 접근과 연구가 다양하게 진행되고 있는 것이다.

그럼에도 아직까지 제도권 의료계가 질병과 건강 문제를 다루면서, 우리가 매일 섭취하는 음식과 영양을 중심에 두지 않고, 나타난 증상을 억제하고 제거하는 데 중심을 두는 것은 안타깝고 슬픈 일이 아닐 수 없다. 그동안 현대의학도 그러했고, 한의학도 그러했고, 국가의 보건정책도 이 문제에 대해서는 크게 소홀했다. 치료가 잘되지 않는 만성질환(생활습관 병)자의 숫자가 급증하는 이유를 충분히 짐작해볼 수 있는 대목이다. 암에서 자유로워지려면 제일 먼저 식생활 습관을 바르게 고쳐 나가지 않으면 안 된다.

1980년대는 한국 사회에 많은 변화가 시작된 시기이다. 4.19혁명 이후 계속된 오랜 민중 항쟁에 의해 군부독재가 끝나고 민주주의가 시작되었다. 프로 스포츠도 탄생하고 해외여행도 자유로워지면서, 생활습관이 서구화되기 시작했다. 먹거리의 생산량이 늘어나면서 1980년대 중후반부터 음식이 양 중심에서 맛 중심으로 급속히 바뀌기 시작했다.

원래 음식은 먹을거리가 부족한 시대에는 양을 가장 중시하게 되다가, 생산량에 여유가 생기면 품질을 따지고, 다시 입이 좋아하는 맛으로 변하고, 여기에서 다시 생활수준이 향상되면 음식에 멋을 부리게 되고, 그 다음부터는 음식을 먹는 행위가 예술의 한 장르로 자리 잡게 되는 것이 올바른 음식 섭취의 흐름이라고 할 수 있다. 그러나 우리나라는 남북전쟁 이후 급속한 산업화가 진행되고 생활수준이 향상되면서, 먹거리의 변화가 양에서 맛으로 건너뛰며, 음식의 진정한 가치인 질(영양 가치)을 소홀히 하는 식습관으로 변하게 되었다. 그러면서 수많은 건강상의 문제가 나타나기 시작했다. 음식의 맛을 내기 위한 별의별 요리법이 매스컴을 연일 장식하고, 지방을 활용한 굽고 튀기는 조리법이 붐을 이루고 있다.

동물성 단백질의 섭취가 중요하다는 왜곡된 정보가 난무하면서 육류의 섭취가 늘어나 동물성 단백질과 지방은 과잉되고, 정작 현대인들에게 절실히 필요한 미량 영양소는 부족한 영양의 불균형이 인간의 건강에 심각한 위험요인으로 확산되고 있다.

암과 당뇨 등 대부분의 생활습관 병들이 발병하는 가장 큰 원인은 우리 몸속의 세포가 살아가는 데 절대 필요한 필수 영양소의 결핍과 독성물질의 축적에 있다. 필수 영양소 중에서도 미량 영양소의 결핍이 더욱 큰 영향을 미친다. 특히 암은 식생활과는 떼려야 뗄 수 없는 불가분의 관계에 있다. 몸 안의 환경을 결정하는 데는 우리가 먹고 마시는 모든 물질들이 절대적인 영향을 미치기 때문이다.

우리는 매일 먹는 음식에 의해 성장하고 생명 활동을 영위해 나간다. 그런데 대부분의 사람들은 섭취하는 음식재료의 품질이나 영양소에 대해서는 별로 관심이 없다. 오로지 입맛으로 그 음식의 가치를 평가하는 데 익숙하다. 입이 좋아하는 음식은 비교적 달고 부드럽고, 기름에 볶거나 튀긴 음식이다. 사람들은 그러한 음식이 먹고 싶은 것은 내 몸이 원하기 때문이라고 핑계를 댄다. 인체가 꼭 필요로 하는 영양소에는 관심조차 없다. 내 몸이 원하는 음식이 아니라, 잘못된 식습관에 의해 입맛이 잘못 길들여져 있다는 것을 애써 생각하지 않으려 한다.

　음식이 입을 통해 들어가게 되면 내 몸의 일부분이 된다. 어떤 음식을 먹느냐에 따라 내 몸이 결정되고, 내 정신이 결정되고, 내 인생이 결정되는 것이다. 현재 우리가 먹는 음식재료의 대부분이 우리의 몸에 좋은 먹거리로 생산된 것이 아니다. 생산자의 수익을 최대화하기 위하여 맛과 모양, 소비자의 호기심을 자극하기 위한 색상 등에 중점을 둔 먹거리가 대부분이다. 매스컴들도 덩달아서 맛과 모양이 최고의 미덕인 것처럼 각종 음식 프로를 집중 편집해서 소비자들의 미각을 혼란에 빠뜨리고, 국민들의 건강을 위태롭게 하는 내용의 보도를 반복하고 있다. 일부 매스컴들의 시청률을 의식한 경쟁적 음식 관련 프로그램이 도를 넘어서고 있다. 특정 인사를 띄워주고, 특정 식품을 홍보하는 것을 느끼게 하는 건강 관련 프로그램들이 집중 방영되면서 우리 국민들을 혼란에 빠트리고, 건강 문제에 심각한 우려를 갖게 하고 있다.

　어느 매체에서는 고구마의 00 성분이 감자의 00배 들어 있다, 00 매체는 감자의 00 성분이 고구마의 00배에 달한다고 보도한다. 심지어는 동일 방송 매체에서도 같은 내용을 뒷날에는 다르게 보도한다. 질병을 물리치고 건강에 크게 도움이 되는 수퍼 푸드가 방송 매체마다 숫자를 가늠하기 어려울 정도로 선정적으로 보도된다. 어떤 식품이 슈퍼 푸드인지 알려고 하는 것보다, 슈퍼 푸드 아닌 식품을 찾기가 쉬울 거라는 우스갯소리가 나올 정도다.

　식물이 가지는 영양물질과 생리활성 기능은 그 식물의 생장 환경과 채취 시기, 가공 방법, 저장 방법 등에 따라 크게 차이가 발생한다. 그럼에도 매스컴에서는 이러한 내용에 대해서는 거의 무관심한 채 특정한 성분 한 가지를 갖고 가치를 평가한다. 매우 위험 하고 잘못된 일이 아닐 수 없다.

암이라는 중대 질환 앞에서 식생활은 그 무엇보다도 중요하다고 하지 않을 수 없다. 최근 암환자의 급증에 따라 의학계와 영양학계는 물론 매스컴까지 덩달아서 암환자의 식생활에 대해 온갖 종류의 영양관리 방법들을 쏟아내고 있다. 사람의 체질을 태양인, 태음인, 소양인, 소음인의 4가지 체질로 분류하여, 체질별로 식품의 종류를 분류하고 섭취하는 사상의학적 방법에서부터, 음양오행의 원리에 의한 음양 섭생법까지 온갖 종류의 식생활 방법들이 난무한다. 최근에는 영양학계, 의학계의 전문가가 개인별로 구상한 내용을 중심으로 환자 개인별 맞춤형 식단을 구성해야 한다고 저마다 목소리를 높이고 있다.

그 내용 중 대부분 비슷한 공통된 주장은 암환자가 영양결핍이 되면 수술이나 방사선 등의 항암 치료를 받기가 어려워지므로 충분한 영양의 섭취가 매우 중요하고, 그 중에서도 충분한 단백질의 섭취를 위해서 육류와 어류 등의 고기 섭취가 꼭 필요하다는 주장이 주류를 이루고 있다. 그리고 식물성 식품도 반드시 익혀서 섭취할 것을 권하고 있다.

필자의 기준에서 볼 때 이들의 주장 대부분이 황당하고 수용할 수 없는 내용들이다. 이 지구상에 존재하는 어떤 종류의 동물에서도 체질별로 먹거리를 가려서 먹는 동물은 없다. 호랑이는 아프리카에 있든 아시아에 있든 같은 내용의 먹이를 섭취하고, 소 나 말이 어디에서 사육되든 먹이는 똑같다. 펭귄이 북극에 있든 남극에 있든 먹이의 내용은 똑같다. 그리고 지구상에 존재하는 다양한 민족 중에서도 체질을 네 가지나 여덟 가지 등으로 분류해서 먹거리를 달리해서 섭취 한다는 민족이 있다는 이야기를 들어본 적이 없다. 체질별로 음식을 섭취한다면, 한 가족도 체질별로 음식을 따로 준비해야 하고 밥상도 따로 차려야 하는 것이다.

 환자 개인별 맞춤형 식단을 구성해야 한다는 주장은 얼핏 그럴 듯하게는 들린다. 그런데 환자 개인의 어떤 기준을 적용해서 식단을 구성하겠다는 것인지에는 구체적인 설명이 없다. 환자의 평소 식습관을 참고하고 좋아하는 음식 위주로 식단을 짜겠다는 내용이 대부분이다. 정말 황당하고 위험한 발상이 아닐 수 없다. 환자의 몸속에 암세포가 자라게 한 원인 중에서도 식생활 습관이 절대적인 영향을 미쳤음을 망각한 구상이다. 많은 환자를 관리하는 병원이나 요양원 등에서 개인별 맞춤형 식단이 가능하기나 하겠는가? 내 몸속의 정상 세포가 왜 돌연변이를 일으켜 암세포가 되었는지? 암의 본질을 제대로 통찰하지 못한 안타까운 현상이라 아니할 수 없다.

암환자의 식생활

첫째, 친환경적으로 생산된 식물을 신선한 자연상태 그대로 섭취하는 것이다.

내 몸속의 오염된 환경을 개선하기 위해서는 가장 먼저 우리가 매일 섭취하는 음식의 내용을 바꾸는 것이다. 암 종양이 발견될 때까지 그동안의 식생활 습관을 완전히 바꾸어야 한다. 동물성 단백질과 지방의 섭취를 중단하고, 맑고 깨끗한 유기농 식물 위주의 식단으로 돌아가야 한다. 우리가 구입해서 먹는 과일과 채소가 어디에서 어떻게 생산되었으며, 어떤 경로를 통해서 내 앞에까지 오게 되었는지 생각해보아야 한다.

대부분의 식물은 산지에서 소비자에게 직접 배달되는 경우가 거의 없다. 일본의 도쿄 산 사과를 구입할 때 일본에서 바로 바다를 건너온 것으로 생각하지만, 전혀 그렇지 않다. 산지에서 수집상들의 손을 거쳐 국제적인 대형 유통업체의 물류창고에서 저장되어 있다가, 수많은 유통경로를 거쳐 국내 소매업소로 전달되어 내 앞에까지 오게 된 것이다. 현재 지구상의 식물의 산지에서 식탁까지의 평균 이동거리가 3만 5천km라고 한다. 믿기 어렵겠지만 사실이다. 재배 지역의 토양에서 수확되어 멀고 먼 거리를 이동하고, 길고 긴 시간을 지나 소비자에게 전달된 식물 속에 본래의 영양과 기능성 물질이 과연 얼마나 남아 있겠는가?

대부분의 식물은 수확 후 특별한 조치를 취하지 않고 밖에서 3~4시간 이상 방치될 경우 원래 함유한 영양성분의 40~50%가

소멸되고, 시간이 경과되고 저장 기간을 경과하면서 계속적으로 성분이 감소된다. 그렇기 때문에 가능한 한 수확 즉시 섭취하는 것이 양질의 영양을 취하는 비법이다. 하지만 많은 소비자들은 이를 생각지 않고 맛과 외형에만 관심을 갖고 구입한다. 암환우들은 치유 기간만이라도 그 지역에서 생산된 로칼 푸드를 신선한 상태로 섭취할 것을 강력히 권유한다.

로칼 푸드의 장점은 한두 가지가 아니다. 지역 농업인과 지역 경제를 살리는 것을 비롯해, 식물 내의 유효 성분이 파괴되기 전 섭취가 가능할 뿐 아니라, 궁극적으로는 에너지를 절감하고 지구 환경을 보호하는 데 기여하는 다다익선(多多益善)의 길이다.

지역에서 생산된 농산물을 지역에서 소비하는 지산지소(地產地消) 운동이 하루 속히 확산되고 정착되기를 기원해본다.

우리가 섭취하는 음식물 대부분이 불에 익히고 여러 재료와 혼합하여 먹기 좋게 만드는 요리 과정을 거친다. 인류가 불을 발견한 이후 현재까지 불에 익혀 먹는 음식 요리법은 이제 확실한 식생활 문화로 자리 잡아, 불을 발견하기 이전의 음식 섭취 방법으로 되돌아가기는 거의 불가능해졌다. 식재료를 익히면 유해 세균이 사멸하고, 부드러워지고 맛이 좋아진다. 그러나 좋은 것만큼 잃는 것도 많아진다. 그 식물이 본래 가진 에너지와 생명력이 파괴된다. 가장 크게 잃는 것은 효소와 글리코 영양이다.

현대인의 식습관은 체내 효소를 과도하게 소모하여, 체내 효소의 부족이 현대인의 건강의 질을 떨어뜨리는 주요 원인으로 주목받고 있다. 가능한 한 생 식물을 자연 그대로 섭취할 경우 그 식물의 소화에 필요한 효소는 그 식물에 포함되어 있기 때문에, 체내 효소의 소모를 최소화할 수 있는 것이다. 참으로 신비한 자연의 현상이 아닐 수 없다. 대부분의 효소는 48도 이상의 온도에서 사멸하기 때문에, 익힌 음식을 소화시키기 위해서는 100% 체내 효소를 끌어 써야 한다. 생명을 활성화시키는 데 사용되어야 할 에너지가 소화 작업에 소모되는 것이다.

그리고 음식을 익히면 비타민 C가 파괴된다. 비타민 C는 우리가 섭취하는 영양소 중 항암 활성이 아주 높은 필수 영양소이기 때문에, 암환자들의 비타민 C의 충분한 섭취는 대단히 중요하게 다루어진다. 우리가 섭취하는 모든 먹거리는 열을 가하는 시간이 길어지고 조리시간이 길어질수록 본래의 성분이 파괴되거나 변질되고 해로운 성분이 생성된다. 특히 산화력이 강한 기름을 사용해 조리한 음식은 매우 빠르게 변질되기 때문에, 시간이 경과된 기름 조리 음식은 아예 먹지 말아야 한다. 암환자는 기름으로 조리된 음식을 피하고, 지방이 풍부한 씨앗이나 열매를 섭취해 필요 열량을 취하는 노력이 필요하다. 식재료를 열을 가해 조리하게 되더라도 그 과정이나 시간을 최소화하여 식물 고유의 생리활성 성분을 자연 그대로 섭취하려는 노력이 필요하다.

미국 국립암연구소(NCI)는 우리의 음식물 섭취가 암에 중요한 영향을 미친다는 것을 공식적으로 발표하고, 매일 최소한 다섯 가지 내지 아홉 가지의 채소나 과일을 생으로 섭취할 것을 권장했다. 생 식물에는 수많은 유효 성분과 생명의 기운이 깃들어 있어 우리의 생명력을 활성화시킨다. 신이 인간에게 하사한 본래의 음식인 생 식물을 채취한 즉시 싱싱한 채로 섭취하게 되면, 우리의 인체에서 일어나는 놀라운 변화를 경험하게 될 것이다.

둘째, 자기가 먹을 과일과 채소는 직접 재배하자.

　암환자나 가족에게 먹거리를 직접 생산할 것을 권하면, 나는 농사를 지어보지 않았다, 재배할 땅이 없어 못 한다, 시간이 없다 등의 핑계를 대면서 회피하는 사람이 대부분이다. 정말 핑계일 따름이다. 누구나 하고자 하는 마음만 있으면 가능한 일이다. 환자 개인 또는 한 가족이 섭취할 채소의 생산은 마음만 먹으면 누구나 어디에서나 가능 하다. 자기 땅이나 오랜 영농 경험이 없어도 할 수 있다. 나와 내 가족이 먹을 채소나 과일은 가능한 한 자연 농법으로 가꾸어야 한다.

　자연농법이란 화학비료, 농약, 비닐은 물론 경운 작업도 하지 않고 자연 상태로 경작하는 농법을 말한다. 우리나라는 농약 사용량이 세계 1위의 국가이고, 비료 사용량은 OECD 선진국에 비해 최고 223배, 일본보다 120배나 많은 나라이다. 비료를 사용하면 작물은 더 빨리 크게 자란다. 그러나 허약하고 자기 방어력이 부족하기 때문에 병충해에 취약하다. 식물이나 동물 모두가 질소를 좋아하기 때문에, 질소비료는 해충을 불러들이는 원인 물질이다.

　자연농법으로 재배하기 위해서는 땅의 선택이 중요하다. 기존의 관행농법으로 경작하던 토지는 산성화되어 있어서, 이를 바꾸기에는 3~4년 이상의 기간이 필요하다. 장기간 휴경지나 새로운 땅을 만들어 사용하는 것이 유리하다. 비료와 농약은 물론 퇴비마저도 기존에 판매용으로 나오는 것은 사용을 피해야 한다. 이러한 물질 속에 포함되어 있는 항생제, 방부제 등의 합성 화학물질을 식물이 섭취하면, 식물은 땅속의 미량 영양소를 제대로 흡수하기 어려워지고 허약해진다. 스스로의 자생력을 잃고 농약의 도움 없이는 정상 성장이 어렵게 되는 것이다.

식물은 처음부터 튼튼하게 키워야 한다. 풀과의 경쟁에서 유리한 환경을 조성하기 위한 비닐 사용도 지양해야 한다. 재배 작물이 스스로의 힘으로 다른 식물과의 경쟁에서 이겨낼 수 있도록 약간의 도움을 제공하는 정도에서 그쳐야 한다. 비닐하우스나 비닐 멀칭은 식물의 자생력을 떨어뜨리는 주 요인이다.

재배하는 토양도 매우 중요하다. 오랜 기간 비료, 농약의 사용으로 산성화되어 있는 토양에서는 식물이 건강하게 자랄 수 없다. 미네랄이 풍부하고 수많은 생명체가 공존하는 건강한 토양에서 건강한 식물이 자랄 수 있고, 그런 식물을 섭취해야 우리도 건강한 몸을 가질 수 있다. 어려운 환경에서 어려움을 겪어본 생명체만이 또 다른 어려움도 극복할 수 있는 것이다. 어려운 환경에서 싹을 틔우고 자라는 식물이 항산화 물질을 가장 많이 함유하고 있다.

자기가 직접 식물을 가꾸게 되면 첫째, 자연의 이치와 생명의 신비함을 깨닫게 된다. 그리고 자기가 먹는 음식에 대한 무한 신뢰와 기쁨도 덤으로 얻게 된다. 얼마나 좋은 일인가? 재배한 채소나 과일은 한꺼번에 수확해서 저장해두고 사용하지 말고, 가능한 한 식사시간 매 끼마다 수확해서 즉시 섭취해야 한다. 모든 생명체는 본체에서 분리되어 생명력을 잃는 순간부터 빠르게 산화되고, 영양소의 파괴 또는 변질이 진행된다.

특히 동물의 사체는 식물과 비교할 수 없을 정도의 빠른 속도로 부패가 진행된다. 식물 속에는 항산화 물질이 풍부하고, 동물의 체내에는 수많은 세균(미생물)이 풍부하기 때문이다. 그런데 우리가 지금 먹고 있는 소고기, 돼지고기, 닭고기 같은 육류는 죽은 지가 상당기간 경과되었는데도, 시각적으로는 너무 성싱하고 탄력이 있어 구미를 당기게 한다. 왜 그럴까? 조금만 생각해보면 답이 금방 나올 것이다.

그리고 가능하다면, 자연에서 자연 그대로 자란 산야초의 섭취를 늘리는 노력이 필요하다. 산야초는 재배한 식물과는 비교할 수 없을 정도의 강한 생명력과 강한 항산화력과 수많은 기능성 물질을 갖고 있다. 암세포를 제압할 수 있는 가장 좋은 대안으로 떠오르고 있는 산야초의 활용은 뒤편에서 다시 설명하겠다.

셋째, 소식은 최고의 건강식이다.

우리 인류는 오랜 역사 동안 먹을 것이 부족한 시대를 살아왔다. 먹을 음식을 확보하고 비축하는 것이 가장 중요한 일상이었다. 외부 사람을 만나면 첫인사가 "식사하셨습니까?", "많이 드셨습니까?"였다. 불과 30~40년 전에 있었던 일이다. 학교에 가거나 어른들과 같이 음식을 먹을 때 가장 많이 듣는 소리가 "많이 먹어라", "골고루 먹어라"였다. 지금도 이런 소리를 계속 반복적으로 들으면서 살고 있고, 당연히 옳은 이야기로 받아들이고 있다.

과연 이 말들이 옳은 말일까? 많은 관련 학자들의 연구 결과를 보면, 우리가 평소 먹는 음식의 양은 우리 몸이 필요로 하는 양의 3배에서 5배 정도 많이 먹고 있다는 것이 공통된 연구 결과 보고이다. 먼 옛날 BC 3,000년에 조성된 고대 이집트의 비문에도 인간은 먹는 양의 1/4로 살아가고 3/4은 의사(치료자)를 살찌게 한다고 기록되어 있다고 한다. 먹는 것에 대한 인간의 본능이 어떠했는지 짐작할 수 있는 대목이다.

지구상에 인간의 형태를 가진 포유류가 나타난 지는 약 600만 년 되었고, 현재의 사람과 가장 닮은 호모사피엔스와 크로마뇽인이 활동하기 시작한 지가 25만 년에서 30만 년 정도 되었다고 한다. 약 1만 년 전부터 인간이 먹거리를 재배하여 생산하기 시작하면서부터 군집을 이루며 살기 시작했고 공동체 문명이 급속히 발전하기 시작했다. 그 이전까지는 개인별 또는 가족 단위의 소규모로 이동하면서 자연에 산재한 과일과 잎 등을 주식으로 하면서 생명을 유지했다.

그렇기 때문에 지금의 야생 동물들처럼 먹거리의 부족으로 고통당하고 생명을 잃는 일이 반복되면서 배고픔에 잘 적응하는 체질로 진화되어왔고, 비상시를 대비해 섭취한 영양을 몸속에 저장하는 능력을 갖추게 되었다. 특히 새끼에게 젖을 먹여 키우는 포유동물의 암컷은 다른 동물에 비해 여분의 영양을 지방으로 전환해 저장하는 능력이 높은 쪽으로 진화해왔다. 거의 모든 포유동물들은 음식을 섭취하지 못해 배고픈 공복 상태를 유지하는 데는 잘 적응하는 쪽으로 진화되어왔으며, 그러한 유전자는 현재도 그대로 전해져오고 있다. 그러나 배부른 포만 상태에서는 위험한 상황에서 긴급히 대처할 수 없기 때문에, 지금도 야생 동물들은 어떤 경우에도 배불리 먹지 않는다. 유독 인간과 인간이 사육하는 일부의 가축만이 배가 불러도 또 음식을 먹으려고 한다. 그렇기 때문에 우리의 몸은 지금도 많은 음식이 몸에 들어올 경우 어떻게 처리해야 할지 모르고 우왕좌왕하면서 힘들어한다. 과도한 음식을 처리하기 위해 많은 에너지를 낭비하게 되어, 결국에는 신체 장기의 이상을 초래하게 되는 것이다.

현대 사회는 인류 역사가 시작된 이래 먹거리를 비롯해 모든 재료가 가장 풍부한 물질 만능의 시대다. 옛날처럼 먹을 것이 부족해 힘든 시대가 아니고, 너무 많이 먹어서 탈이 나는 시대다. 특히 동물성 지방과 단백질의 과잉섭취로 인해 발생하는 건강상의 장애는 심각한 우려의 수준에까지 이르고 있다. 많이 먹어야 건강할 수 있다는 고정관념으로 인해 수많은 사람들이 질병의 늪으로 서서히 빠져들어가고 있다.

그동안 많은 전문가들에 의해 노화를 지연시키고 수명을 연장하기 위한 연구들이 수없이 진행되어왔는데, 현재까지 수명을 연장할 수 있는 가장 확실한 방안으로 과학적으로 확인된 것은 오직 한 가지, 소식(小食)뿐이다. 많이 먹어야 건강한 것이 아니라, 적게 먹으면 오래 살 수 있다는 것이다. 장수 유전자인 시르투인(Sirtuin)은 미국 매사추세츠 공과대학의 레오나르드 게런티 박사 연구팀에 의해 발견된 호르몬이다. 그런데 이 호르몬은 평소에는 생성되지 않다가, 음식 섭취가 줄어들면 시르투인이 생성돼 생명 활동을 활성화시킨다는 것이다. 참으로 놀라운 인체의 신비이며 자율조절 능력이 아닐 수 없다.

넷째, 음식 섭취는 단순하게 해야 한다.

우리가 그동안 수없이 들어온 '골고루 먹어야 좋다'는 주장에 대해서도 정말 깊이 생각해보아야 한다. 먹을 것이 부족한 시대에는 맞는 말일 수도 있었다. 우리 몸은 정상적인 생명 활동을 위해 수많은 영양물질을 필요로 한다. 탄수화물, 단백질, 지방의 다량 영양소와 20여 종의 비타민, 70여 종의 미네랄과 효소, 항산화 물질 등의 미량 영양소를 필요로 한다. 이러한 영양소 중 한 가지만 부족해도 우리 몸은 장애를 일으킨다. 먹을 것이 부족하던 시대에는 대부분 다량 영양소의 부족으로 건강상의 장애를 일으켜 질병이 발생했다.

그러나 현대인들은 대부분 미량 영양소의 부족으로 심각한 건강상의 장애를 일으킨다. 과거에는 섭취의 부족이 문제였으나, 지금은 생산 방법의 잘못에서 발생하는 영양의 불균형이 문제다. 특히 미네랄과 항산화 성분의 부족이 가장 큰 문제점으로 떠오르고 있다. 우리 몸에서 미네랄이 부족하면 비타민도 쓸모가 없고, 다른 영양소들도 제 기능을 발휘할 수가 없다. 미네랄과 항산화 성분의 부족을 해소하려면, 농작물의 생산 방법을 유기농업이나 자연 농법으로 바꾸어야 한다. 항암 활동에 큰 작용을 하는 셀레늄, 마그네슘을 비롯한 미네랄과 비타민 A, C, E와 플라보노이드, 카로티노이드를 비롯한 항산화물의 충분한 섭취를 위해 특별한 관심과 노력이 필요하다.

현대는 영양과잉의 시대다. 그러면서 또 한편으로는 영양의 결핍, 또는 불균형의 시대다. 먹는 양은 부족하지 않으나, 음식 속에 우리 인체가 꼭 필요로 하는 미량 영양소가 부족한 것이다. 주식인 곡물의 과도한 정제 과정과 식물의 지나친 조리 과정을 통해 영양소가 파괴되거나 변질되었으나 우리의 입과 위장은 풍만감에 젖어 있다. 그러나 정작 우리 몸의 세포는 영양결핍에 시달리고 있는 기현상이 반복되는 것이다.

이런 문제를 극복하기 위해서는 음식을 골고루 먹어야 해결되는 것이 아니라, 먹거리의 생산 방법과 조리와 섭취 방법을 고쳐야 한다. 그래야 영양의 불균형을 해소할 수 있다.

우리 몸은 섭취한 음식을 소화, 분해, 흡수 과정을 거쳐 에너지로 전환하여 생명 활동에 사용한다. 그러나 음식물의 소화 과정에서 너무 많은 성분이 뒤섞이면 소화 분해에 큰 어려움을 겪는다. 생명 활동에 사용되어야 할 에너지가 음식을 소화, 분해하는데 낭비되는 것이다. 세상만사는 단순할수록 이해하기 쉽고 받아들이기 쉽다는 것은 삼척동자도 다 아는 불멸의 진리다. 우리의 소화 기관도 음식의 종류가 적을수록 제 기능의 발휘가 쉬워지는 것이다. 어렵고 복잡한 일일수록 단순하게 처리하는 지혜가 필요하다. 그런데 만물의 영장이라고 하는 우리 인간사는 왜 그리도 어렵고 복잡한가?

그런데 가만히 들여다보면 원래 그렇게 복잡한 것이 아닌데, 우리 스스로가 어렵고 복잡하게 만들어서 일을 처리하고 있다. 그러다 보니 곳곳에서 수많은 마찰과 분쟁이 발생한다. 특히 건강과 질병의 문제에 있어서는 더욱 심하다. 관련된 전문 서적이나 심포지엄 등 강좌에 참석해보면, 너무 어려워 이해하기가 힘들다. 내용은 가슴에 닿는 게 별로 없는데, 어려운 용어만 난무한다. 단순한 약초식물 하나를 활용하는 데도 복잡 미묘한 음양오행의 원리에서부터 중국의『황제내경』에는 어떻게 기록되어 있고,『동의보감』에는 어떻고, 신체의 어느 장기에는 이롭고, 어느 부분에는 해롭다는 내용이 태반이다. 과연 맞는 소리인가?

진리는 단순한 것이다. 누구나 이해하기 쉽고 실천하기 쉬운 보편타당한 것이 진리의 핵심이다. 우리의 몸에 가장 좋은 음식은 자연스럽고 단순한 것이다. 우리가 매끼니마다 섭취하는 음식의 재료가 적을수록 우리의 소화 기관은 기뻐한다. 나는 암환우들에게 한 끼 식사의 반찬을 3가지 정도로 제한할 것을 권한다. 그리고 몇 가지 음식을 같이 먹게 되더라도, 성질이 다른 것은 피해야 한다. 우리 몸의 소화 효소는 각기 한 가지의 역할만 수행한다. 탄수화물의 음식을 소화시키기 위한 효소와 단백질을 소화시키는 효소는 다르기 때문에, 다른 종류의 음식이 혼합될 경우에는 소화에 심각한 장애가 발생한다. 산성식품인 육류와 알칼리성 식품인 밥이나 빵이 혼합될 경우, 강한 산성에 의해 알칼리성의 소화액이 파괴되거나 변질된다. 따라서 소화 분해가 제대로 진행되지 못하고, 장기에서 장시간 머물게 되면서 부패가 일어나는 것이다. 한 끼에 섭취하는 식재료의 수가 적을수록 소화, 분해, 흡수가 자연스럽게 이루어진다.

그러나 우리의 몸이 필요로 하는 영양소는 매우 다양하기 때문에, 매일 같은 음식만을 반복적으로 섭취하는 것은 매우 위험한 일이다. 한 끼 식사는 단순하게 섭취하되, 매 끼 또는 다른 날에는 다른 음식을 섭취하는 지혜가 필요하다.

암환우들이 영양실조로 항암치료에 어려움을 겪을 수 있기 때문에 육류를 비롯한 영양이 풍부한 음식을 충분히 먹어줘야 한다는 주장은 매우 위험한 발상이다. 암환우들이 영양실조를 일으키는 가장 큰 원인은 음식 섭취량의 부족에서 오는 것이 아니고, 항암치료 과정의 부작용으로 대사기능이 떨어져 섭취한 음식을 제대로 소화, 흡수하지 못하기 때문에 나타나는 현상이다. 우리 몸의 영양 상태는 먹은 음식의 양에 의해 결정되는 것이 아니고, 섭취한 음식이 얼마나 바르게 소화, 흡수되어 에너지화되었느냐에 달려 있다.

우리가 매일 섭취하는 음식의 양이 소량이거나 적당량일 경우에는 소화에 필요한 효소의 분비가 순조롭지만, 불필요하거나 과도한 음식이 들어오면 소화 효소의 생산과 분비가 오히려 줄어든다. 과잉 영양소로 인해 우리의 몸이 피해를 입지 않게 하기 위해 우리의 몸이 자율조절 기능을 발휘해 소화효소의 생산을 줄이는 것이다. 소화 기능이 떨어져 제대로 처리되지 못하고 있는데 먹는 음식의 양을 늘리면 어떻게 되겠는가? 몸속에 남는 음식은 노폐물이 되고 독소가 될 뿐이다.

다섯째, 하루 음식 섭취 방법이다.

- 아침

　현대인들에게 하루 일과 중 가장 바쁜 시간은 아침 시간이다. 직장인이나 사업가나 농업에 종사하는 사람도 아침부터 세수하고, 화장실 가고, 식사하느라 바쁘다. 거기다 아침에 간단한 운동이라도 하려 하면 더욱 바쁘다. 우리의 생체 시스템으로 볼 때 아침 시간은 배설에 가장 적합한 시간이다. 전날 섭취한 음식이 대사 과정을 거쳐 남는 찌꺼기가 대장에 모였다가 밖으로 배출되는 시간이다. 아침 시간에는 배설을 원활하게 하기 위한 모틸린이라는 호르몬이 분비되어, 장의 연동운동을 촉진시켜 배변 활동을 돕는다.

　그런데 아침 시간에 음식이 들어가면 호르몬 분비가 중단되고 들어온 음식을 처리하는 데 에너지를 집중한다. 인체의 생체활동 중에서도 우리 몸이 가장 비중을 많이 두는 것은 외부에서 들어온 음식을 처리하는 일로서 에너지를 가장 많이 사용한다. 소화된 영양소를 소장에서 흡수하는 일이나 고장난 신체를 치유하는 자연치유 시스템도 음식이 들어오면 활동을 멈추고 소화 작업에 생체 에너지를 집중한다. 등산이나 노동 등 육체적인 활동을 하다가 식사를 하고 나면 팔다리에 힘이 없고 나른하고 졸음이 오는 이유도 여기에 있다.

　두뇌 활동도 마찬가지다. 음식을 섭취하고 위장이 소화 작업을 시작하면, 두뇌의 혈액이 빠르게 위장으로 이동하여 뇌의 활동

기능이 떨어진다. 위장이 활동을 멈추고 비어 있을 때 두뇌의 혈액순환이 원활하여 머리가 맑고 회전이 빨라지는 것이다.

그동안 현대의 칼로리 중심의 영양학이나 제도권 의학에서는 먹는 양에 치중하고, 소화·흡수 과정이나 몸속에 남는 찌꺼기의 배출에 대해서는 무관심했다. 그로 인해 수많은 변비 환자가 발생하고 배출되지 못한 몸속의 찌꺼기로 인해 독소가 발생하여 변비가 만병의 원인이라는 말까지 생겨났다. 지리산 자연건강학교에서는 아침은 단식할 것을 권한다. 몸속 찌꺼기의 배출에 가장 신경 써야 할 시간에 음식을 섭취하여 배설을 방해하는 것은 어리석음과 우둔함 외에는 아무것도 아니다. 만일 아침식사를 거르기가 정말 어렵다면, 제철 과일이나 제철 뿌리채소를 1~2개 정도 적당량 섭취하자. 대부분 아침밥 대신에 사과와 당근을 권하는 경우가 많으나, 나는 동의하지 않는다. 앞에서 말한 대로 모든 먹거리는 생산 방법과 수확, 저장 과정에 따라 영양소의 파괴, 변질의 정도가 달라진다. 철지난 사과보다 제철에 생산되는 싱싱한 식물로 간단하게 끼니를 때우다 보면, 나중에는 완전 금식을 해도 아무런 이상 없이 적응하게 될 것이다.

> "아침식사는 금도 아니고, 은도 아니고 동도 아닌 유해물 이외의 아무것도 아니다."
>
> — 히가시 시게요시

- 점심

신체의 건강 상황에 따라 판단해야 할 사항이나, 몸이 크게 나쁜 상태가 아니라면 곡 채소 중심의 정상식을 할 것을 권한다. 점심시간은 우리 몸이 음식을 받아들이기 가장 좋은 시간이다. 몸에 좋은 음식을 맛있게 먹고 행복감을 느껴보는 것도 건강에 큰 도움이 될 수 있다. 그러나 과식은 절대 금물이다. 암과 투병 중인 환자라면 점심, 저녁 모두 생채식을 권한다. 한 끼에 2-3종류의 잎채소 250g 정도와 뿌리채소 250g 정도, 생 현미가루 100g, 죽염 5g 정도의 생채식으로 몸속 환경을 바꾸어야 한다.

- 저녁

하루 두 끼 식사를 주장하는 사람들 중에서 아침 단식이 좋다는 측과 저녁 단식을 주장하는 측 두 부류의 견해가 있다. 양측 주장을 살펴보면 나름대로 일리가 있다. 그러나 아침을 먹고 저녁 단식이 좋다는 견해에는 현실을 충분히 반영하지 못한 면이 있다.

오늘날의 사회 제반 현상에는 음식을 같이 먹는 행위가 주요 문화로 자리 잡고 있다. 비즈니스가 필요할 때, 서로간의 사이가 가까워져야 할 필요성을 느낄 때, 우리는 먼저 음식을 같이 먹는 기회를 가지려 노력한다. 밥을 같이 먹는 것이 가장 빨리 친해질 수 있는 최고의 친교 방법임을 알기 때문이다. 여러 차례 차 마시고 술 마시는 것보다, 밥 한 번 같이 먹는 게 더 빨리 친해지기 때문이다. 사회생활에서 빨리 성공하는 사람들을 보면 대부분 남에게 식사 대접하는 일에 공을 들이는 사람들이 많다.

밥을 같이 먹는 시간은 대부분 시간적인 여유가 있는 저녁 시간이다. 우리가 먹은 음식은 보통 위장에서 2시간 정도의 소화 시간이 필요하고, 소장에서 흡수하는 데 3시간 이상이 소요된다. 육류는 두 배 이상의 시간이 필요하다. 저녁 식사 시간을 8시에 마쳤다고 해도, 소장에서 흡수가 완료되려면 최소 새벽 1~2시가 되어야 한다.

잠이 들면 우리의 몸은 소화 흡수 작용을 대부분 멈춘다. 그런데 이때 흡수되지 않고 장에 남아 있는 음식은 어떻게 될까? 수면 시간 전에 장을 완전히 비우려면 저녁 시간에는 육류의 섭취를 금해야 하고, 식사 시간도 잠들기 전 5~6시간 이전에 마쳐야 한다는 결론에 도달한다. 그러나 우리의 사회 현상은 저녁식사 시간을 자기 임의대로 결정하기가 어렵게 되어 있다. 직장 동료, 친구들과의 회식이 대부분 저녁 시간에 이루어지고, 사업 파트너와의 비즈니스도 주로 저녁식사를 겸해서 이루어진다. 저녁을 먹지 않거나 일찍 먹으려면 상당한 사회적 제약과 불이익을 감수해야 한다. 저녁식사를 밖에서 할 경우가 많다면, 점심을 생채식으로 바꿀 필요가 있다.

음식을 먹는 행위는 섹스와 함께 우리의 삶을 지탱하는 양대 주춧돌이다. 음식은 각 개인의 생명 활동을 넘어 가족과 가족, 함께하는 이웃과의 공동체 의식을 함양하고, 인간과 자연과의 관계를 연결해주는 우리 삶의 정체성의 표현에 관한 것이다. 건강을 위하고 살기 위해 먹는 행위를 뛰어넘어, 인류사회를 지탱하고 번성하게 하는 가장 중요한 문화요 삶 그 자체인 것이다. 그렇기 때문에 음식을 먹는 방법을 어떤 특정한 건강 수칙에 따른다거나 주변 상황에 적당히 맞추는 것은 옳지 않다는 생각을 하고 있다. 개인 각자가 암과 질병, 식생활 등에 대한 참 지식을 습득하는 노력을 통해 각자의 환경에 맞는 건강한 식생활 문화를 정착시키고 실천하는 자세가 필요하다.

여섯째, 단식이다.

우리 몸의 여러 가지 생명 활동 중에서도 가장 높은 비중을 차지하고 에너지 사용이 많은 활동은 외부에서 들어온 음식을 소화하고 분해하는 작용이다. 정교한 생명 활동 시스템에 따라 각 부분에서 저마다 맡은 역할에 맞춰 생명 활동을 전개하다가, 외부에서 음식이 들어오면 우리 몸은 다른 부분에서의 활동을 줄이고 소화 작업에 기능을 집중한다. 음식 섭취 후 나른하게 식곤증이 오는 것은 음식 소화에 더욱 집중할 수 있도록 다른 부분의 활동을 줄여달라는 내 몸의 주인에게 보내는 신호이다.

단식은 먼 옛날부터 인류의 삶의 현장에서 함께해왔다. 고대 사회에서는 타인을 지배하고자 하는 통치자들에 의해 그들의 영적, 정신적 능력을 향상시키기 위한 방편으로 활용되어왔다. 또 종교 지도자들에 의해 단식은 신에게 가까이 갈 수 있는 가장 확실한 수행법으로 인정되어왔으며, 단식을 통해 신과 교감하고 그들의 종교를 대중들에게 확산시키는 문으로 활용되어져 왔다. 고대 사회에서부터 단식을 하면 영적, 정신적, 신체적 기능이 향상된다는 것을 경험을 통해 알고 있었다는 것이다.

현대인들의 대부분이 하루 세 번 식사를 한다. 섭취한 음식이 소장에서 완전히 흡수되려면 평균 5~6시간이 소요된다는 걸 감안하면, 하루 세 끼 식사는 문제가 있음을 쉽게 알 수 있다. 식사와 식사 간의 시간차도 문제이지만, 위장이 쉴 수 있는 시간이 절대 부족한 것이다. 우리의 소화기관은 음식을 분해하는 작업이 없는 시간에는 손상된 장의 기능을 회복시키는 작업을 진행한다. 세 끼 식사가 지속되면 손상된 장의 기능을 자연 치유시키는 기회를 갖지 못하게 되는 것이다. 그럼에도 불구하고 30년, 40년 동안 병원 한 번 가지 않고 건강하게 사는 사람들이 더러 있다. 그 사람은 자기의 소화기관에 매일 감사의 절을 올려야 한다. 인체의 3대 자율조절 기능인 항상성과 자연치유력, 면역력이 스스로 내 몸 주인의 잘못을 알아서 잘 덮어주고 있는 것이다. 인체의 자율조절 기능은 신비 그 자체이다.

암은 몸 안의 환경이 오염되어 세포가 변이를 일으킨 것이다. 변이된 암세포를 정상으로 되돌리기 위해서는 오염된 몸속의 환경을 정화하는 것이 가장 우선되어야 한다. 그게 최선의 방법이다. 노폐물과 독소의 배출을 위해서 생활습관을 개선하고, 식습관을 고치고, 해독에 좋은 산약초를 활용하는 방법도 반드시 필요하다. 그러나 수십 년에 걸쳐 서서히 오염된 환경이 우리의 희망처럼 그렇게 빨리 정화되기는 어렵다. 1년이 걸릴지, 2년이 걸릴지, 아니면 그 이상이 소요될지 아무도 정확히 예측할 수가 없다.

그러나 단식은 현존하는 그 어떤 요법, 치료법보다 몸속 환경을 정화하는 데 탁월한 효과를 발휘하는 이 시대 최고의 비법이다.

단식은 일정 기간 동안 음식의 공급을 중단함으로써 세포가 자가 융해 과정을 거쳐 몸속의 노폐물을 제거하고 새로운 환경을 조성하여 세포를 원상태대로 돌아가게 한다. 단식은 가장 빠르고 효과적으로 위험 요소를 제거하여 건강을 회복케 하는 유일무이한 기회를 제공한다. 암환자는 본인의 영양 상황을 비롯한 건강 상황을 고려하여 적절한 시기에 단식을 실천할 것을 권유한다. 시작하기 전 단식 전문가와 충분히 협의하여 지도자의 지도 하에 실시하는 것이 바람직하다.

> "음식의 공급이 중단되면 배고픔이 발생한다. 그러나 이 시기에는 인체에 숨겨진 놀라운 기능이 작동하게 되는데, 간에 쌓인 노폐물과 독소가 제거되고 피하지방이 소모된다. 단식은 몸을 정화시키고 조직을 개선하며 독소를 배출하는 놀라운 기능을 한다."
> — **노벨 의학상 수상자 알렉시스 카렐 박사**

제5장

최고의 항암제 자연영양

1. 물

지구상에 존재하는 모든 생명체가 가장 기본적으로 필요로 하는 것은 공기와 물과 영양이다. 이 세 가지가 없으면 어떤 생명체도 존재할 수 없다. 영양은 섭취하지 않아도 몇 주, 몇 달 살 수 있지만, 물을 섭취하지 못하면 일주일도 살 수가 없다. 그렇기 때문에 가장 흔한 물질이기도 하다. 그러나 흔하다 보니 우리가 가장 소홀하게 대하고 있는 물질이기도 하다.

물은 모든 생명의 근원이고, 지구의 혈액이고, 모든 생명체의 어머니이다. 지구 표면의 70%가 물이고, 인체의 70%가 물이고, 하늘에서 내리는 빗물의 70%가 지하로 스며든다. 생명의 창조자이며, 삶의 기본 요소이고, 생명의 필수품이다. 우리 몸속 60조 개의 세포를 이루고 있는 가장 많은 물질이 물이다. 물이 부족하거나 좋지 않은 물을 섭취하면 세포의 기능은 당연히 떨어질 수밖에 없다. 세포의 탈수는 산소 부족으로 이어져 암세포를 즐겁게 하고 DNA의 손상을 가져와, 우리의 신체는 급속히 위험한 상황으로 내몰리게 된다.

인체의 모든 기능은 혈액의 흐름에 의해 정상(건강) 또는 비정상(비 건강)으로 갈라지고, 혈액의 흐름은 충분한 수분의 공급 여부에 의해 결정적인 영향을 받는다. 수분이 부족하면 혈액의 농도가 진해지고, 흐름이 늦어지고, 노폐물과 독소가 몸 밖으로 배출되지 못하고 축적되면서 수많은 문제가 발생한다. 옛 문헌에도 통즉불통(痛卽不通)이요, 불통즉통(不痛卽通)이라 했다. 아픈 것은 통하지 않기 때문이요, 아프지 않은 것은 통하기 때문이라는 것이다. 미국의 저명한 물 전문 의학자인 뱃맨갤리지 박사는 그의 저서 『자연이 주는 최상의약 물』에서 "만성적이고 날로 악화되는 탈수는 인간 질병의 거의 모두를 일으킨다."라고 단언했다. "사람들을 죽이는 것은 심장병인가, 아니면 탈수인가? 나의 전문적이고 과학적인 식견으로는 탈수가 그 대답이다. 탈수는 상상할 수 있는 다른 어떤 질병보다 더 직접적인 살인범이다."라고 설파하고, 비만, 천식, 당뇨 등의 주요 만성질환도 물 섭취의 부족 때문이라고 단언했다.

물은 마시는 것만 중요한 것이 아니다. 독일의 의사 크라이프는 "물과 접촉하는 순간마다 우리의 생명이 연장된다."고 했다. 물과 접촉하고, 바라보고, 소리만 들어도 우리의 몸은 기뻐한다. 물과 가까이하면 잃는 것은 없고, 얻는 것은 헤아릴 수 없이 많다. 암 종양을 품고 있는 사람은 오로지 물과 가까이해야 한다.

필자는 오래전 일본의 에모토 마사루가 쓴 『물은 답을 알고 있다』라는 책을 읽고 충격을 받은 적이 있다. 내용인즉, 물이 사람의 말을 알아듣는다는 것이다. 아름다운 말을 하면 물의 분자구조가 아름답게 빛나고, 나쁜 말을 하면 흉측하게 일그러져 나타난다는 것이다. 현미경으로 촬영한 수많은 사진을 증거물로 제시했다. 믿을 수도 없고 믿지 않을 수도 없는 딜레마에 빠질 수밖에 없었다. 그러나 이 내용의 진실성 여부는 그 후 많은 연구기관, 단체, 개인의 실험 결과 명백한 사실임이 밝혀졌다.

그렇다면 물은 무기물이 아니고 의식을 가진 생명체란 말인가? 아니면 무생물과 생명체의 중간물질이라도 된다는 말인가? 물은 말만 알아듣는 게 아니고, 글도 알고 우리 인생이 나아가야 할 길도 알고 있다는 것이다. 물은 답을 알고 있다는 것이다. 이러한 현상을 현재의 과학적 지식으로는 설명하기란 어렵다. 물에 대해서 우리가 알고 있는 것은 극히 일부분에 지나지 않는다.

물은 화학적으로는 산소와 수소의 결합물로서 H2O로 표기되지만, 우리가 흔히 말하는 물은 상상할 수 없을 정도의 수많은 원소나 화합물이 함유되어 있다. 그리고 흘러갈 때와 머물러 있을 때, 생명체 내에 있을 때 등 상황에 따라 다른 물질과 결합하면서 특성이 달라진다. 물은 분자 1개로는 존재할 수 없고, 수소와 결합해서 최저 5분자 이상이 연결되어 있어야 한다. 물은 5개의 분자가 수소 결합한 5각수(五員環)의 구조와 6개의 분자가 결합한 6각수(六원환)의 구조가 있다. 서로 섞여 있다가, 온도가 낮아지면 생물활성이 강한 6각수 구조의 물이 많아진다. 고정되지 않고 계속 변화하고 냄새, 색, 열량도 거의 없고 특별한 맛도 없다.

모든 액체들은 온도가 저하됨에 따라 밀도가 증가하지만, 물은 온도가 섭씨 4도(화씨 39.2도)에서 비중(밀도)이 가장 높고, 물이 지닌 에너지와 생명력 등의 잠재력은 최고조에 달한다. 온도가 올라가면 부피가 늘어나고, 온도가 낮아지면 밀도가 낮아져 무게가 가벼워진다. 0도 이하로 떨어져 얼음이 되면 위로 떠오르는 원리가 여기에 있다.

물은 섭씨 4도에서 가장 강한 에너지와 생리활성 기능을 가지므로 마시는 물은 이 온도에서 섭취하는 것이 가장 좋다. 물속에 함유된 미네랄의 종류에 따라 물맛에 약간의 차이가 있다. 칼슘은 단맛, 칼륨은 짠맛, 마그네슘은 쓴맛을 느끼게 한다. 물 1리터에 미네랄이 약 50mmg 정도 있으면서 약알칼리성의 물이 가장 맛있게 느껴진다. 물에 함유된 칼슘과 마그네슘의 양이 많으면 경수(센물)로 표현하고, 주로 석회암석층을 통과한 물이다. 화강암을 통과한 물로서 미네랄이 적으면서 부드러운 물은 연수로 표현한다. 경수로 술을 만들면 발효가 빨리 진행되어 술맛이 독하게 느껴지고, 연수로 담그면 천천히 발효되어 단맛을 느끼게 된다. 물이 가장 맛있게 느껴지는 수온은 13도 전후의 온도이고, 체온 정도의 35~45도에서는 맛이 없게 느껴진다.

물은 저장 상황에 따라 생리활성 기능이 달라진다. 물의 활력과 에너지에 가장 큰 영향을 미치는 요인은 온도이다. 물이 빛과 열을 흡수하여 온도가 올라가면 물의 성질은 급속하게 변질된다. 우리가 섭취하는 물은 반드시 어둡고 열이 없는 장소에 보관해야 한다.

물은 우리가 직접 마시는 것 외에도 인간이 살아가는 데 필요한 모든 먹거리를 생산하기 위해서도 없어서는 안 되는 소중한 물질이다. 건강한 몸을 유지하기를 진정으로 원한다면, 물을 우리와 똑같은 생명체로 생각하고 관리하는 마음가짐이 절대 필요하다. 사람은 성인 기준으로 하루에 약 2.5리터의 물이 호흡, 소변, 땀 등으로 배출되기 때문에, 체외로 나가는 양의 수분을 매일 보충해주지 않으면 안 된다. 매일 섭취하는 음식으로 약 0.5리터 정도의 수분이 섭취되기 때문에, 2리터의 물은 직접 섭취해주어야 하는 것이다. 그러나 현대인들의 대부분이 물 섭취에 무관심하고 소홀하다. 현대인들의 물 섭취가 줄어드는 가장 큰 원인은 소금의 섭취를 적게 하는 저염식에 있다. 인체 내의 수분은 나트륨의 양과 항상 일정한 비율이 유지되어야 하는데, 소금의 섭취를 줄여 나트륨이 적어지면, 인체는 균형을 맞추기 위해서 물의 섭취를 줄이게 된다. 물 섭취의 부족으로 발생하는 생명 활동의 장애는 일일이 나열하기조차 어렵다.

영양을 분해하고 에너지화하는 각종의 대사작용에서부터, 노폐물을 배설하고 신체 각 기관의 항상성을 유지하는 등의 모든 생명 활동이 물에 의해서 이루어진다. 물이 부족하면 이러한 생명 활동에 치명적인 장애가 발생한다.

몸속 수분은 1%만 부족해도 갈증과 피로를 느끼고, 3% 부족하면 혈액순환에 문제가 생기고, 부족 상태가 5%를 넘어서면 체온조절 기능이 상실되고 혼수상태에 빠질 정도로 물의 부족은 치명적인 결과를 초래한다. 세계보건기구에서도 현대인의 질병의 80%가 물과 관련 있다고 발표한 바 있다. 우리가 공연히 우울하고 짜증이 나는 것도 뇌에 수분 공급이 원활하지 않은 것이 원인이다. 또 배고픔을 느끼는 것의 75%가 수분 부족을 알리는 신호인데, 우리는 무심코 영양이 부족한가보다 생각하고 음식을 찾는다. 그러므로 물은 목마를 때까지 기다리지 말고 수시로 끊임없이 마셔주어야 한다. 목이 마르다는 것은 이미 우리 몸속에 수분 부족 현상이 심각한 단계에 도달했음을 알리는 현상이다.

그러나 우리가 마음 놓고 먹을 수 있는 물은 충분치 않다. 지구상의 물의 97%는 바닷물이고, 2%는 얼음으로 되어 있으며, 나머지는 강, 호수, 지하수 등이다. 우리가 사용할 수 있는 물은 고작 1% 정도에 지나지 않는다. 그러나 그마저도 마음 놓고 마실 수 있는 물이 흔치 않다. 2014년 환경부에서 전국 1,413곳의 약수터 의 수질조사 결과 약 30%인 450곳이 오염되어 먹는 물로 부적합한 것으로 판정되었다고 발표했다. 마음 놓고 먹을 수 있는 물이 충분치 않다는 것은 인류의 미래에 어두움의 그림자가 드리워지고 있다는 말과 다름 아니다.

물은 생산지에 따라 지하수, 지표수, 우물물, 등으로 표현되고, 수소이온 농도에 따라 알칼리수, 약알칼리수, 산성수 등으로 분류된다. 우리가 섭취하기에 좋은 물은 오염되지 않고, 미네랄이 풍부하고, 환원력이 강한 자연수로서, 지하에서 자연 용출되는 용천수가 인체에 가장 적합한 물로 알려져 있다. 몸속 수분 보충을 위해 마시는 물은 반드시 대자연의 순환의 법칙에 따라 살아 숨 쉬는 생수로 섭취해야 한다.

물에도 영양과 에너지, 그리고 파동이 있다. 물을 끓이면 이러한 자연 요소가 사라지고 산소가 없어지며 유해물질이 뭉쳐질 수 있다. 끓인 물은 생명을 살릴 수 있는 능력을 상실한 죽은 물이다.

암세포는 구조가 치밀한 육각수를 싫어한다. 가능한 한 육각수 비율이 높은 물을 마시는 노력이 필요하다.

일부에서 물을 많이 마시면 몸이 습하고 냉해진다고 주장하는 사람들이 있으나, 이는 전혀 과학적인 근거가 없는 소리다. 미국 NASA에서 하루 2컵 마신 그룹과 10컵 마신 그룹의 체력을 테스트한 결과, 많이 마신 그룹이 2.2배 이상 체력이 상승되는 것을 확인했다. 하버드대학에서도 운동선수들을 상대로 조사한 결과, 선수가 원하는 것보다 더 많은 양의 물을 마시게 한 팀이 적정체온이 오래 유지되고 운동 능력도 향상되는 것으로 확인되었다.

우리가 마시는 물은 염소나 불소, 비소 등의 화학물질이 포함되지 않고, 용존 산소량이 풍부하며, 수소이온 농도가 7.2~8.5 정도의 약알칼리수가 가장 좋다. 물속에 있는 산소는 호흡으로 섭취하는 것보다 10배 이상 빠르게 세포에 도착한다. 염소 등의 화학물질은 마시는 것보다 피부를 통해서 더 빠르게 세포조직에 도달한다. 물은 마시는 것도 중요하지만 샤워하거나 목욕하는 물도 관심을 가져야 하는 것이다.

몸속 환경을 정화하고 생명 활동을 활성화하는 데 가장 중요한 것은 단연코 물이다. 물이 흐름을 멈추고 정체되면 부패하기 시작하듯이, 우리 몸속의 물도 끊임없이 순환해야 한다. 물이 쉬지 않고 순환하기 위해서는 지속적으로 보충이 되어야 한다. 물도 순환하고, 혈액도 순환하고, 마음도 순환하고, 자연의 모든 삼라만상도 순환해야 한다.

2. 소금

소금은 지구상에서 물과 함께 새로운 생명체를 탄생시킨 생명의 근원이다. 태초에 원시 바다 속에서 천연 원소들과 물이 결합하여 아메바라는 단세포 생물이 출현하여 오랜 세월 동안 분화하고 진화하면서, 오늘날과 같은 수많은 생명체로 진화해온 것으로 과학계는 추측한다. 물과 소금은 생명의 근원으로서 생명 활동에서 없어서는 안 되는 필수 불가결한 물질이다. 이러한 소중한 소금이 근래 들어 의학계에 의해 건강을 해롭게 하는 중요 원인 물질로 매도당하고 있다.

소금은 아주 오랜 옛날부터 삶의 필수품이었다. 소금을 확보하기 위해 부족과 부족 간에, 나라와 나라 간에 전쟁을 할 정도로 소중한 생필품이었다. 우리 민족은 세계 어느 민족보다 소금을 만드는 기술이 뛰어나, 바닷물을 갯벌에 가두어 햇빛과 바람으로 건조시킨 천일염을 만들어두고 모든 음식에 첨가하여 사용했다. 또 먹거리에 소금을 혼합하면 부패되지 않는다는 것을 알고 된장, 장아찌, 김치 등의 발효음식을 발전시켜왔다. 된장과 김치는 최첨단 과학시대인 현대에도 가장 뛰어난 건강음식으로 인정받고 있다. 그런데 최근 의료계의 이상한 논리에 의해 소금을 사용한 김치와 된장마저 섭취를 줄여야 할 식품으로 전락할 위기에 처해 있다. 참으로 안타깝고 한심한 일이 아닐 수 없다.

소금은 1953년 하버드대학의 메네리 교수에 의해 고혈압의 원인 물질로 발표된 후 의학계에 의해 오랫동안 고혈압을 일으키는 물질로 매도당해왔다. 그러다가 근래 들어 당시 실험에 큰 오류가 있었음이 밝혀진 후, 재실험 결과 천일염은 고혈압의 원인 물질이 아니라 오히려 도움이 될 수 있는 것으로 번복되었다. 최근에는 소금이라는 표현 대신 나트륨이 건강에 해로운 물질로 매도당하면서, 의료계와 일부 매스컴들이 경쟁이나 하듯이 저염식을 하도록 열을 올리고 있다. 그러나 이러한 주장에 조금만 관심을 갖고 살펴보면 너무도 어처구니없는 주장이라는 것을 쉽게 알 수 있다.

먼저 소금에는 여러 가지 종류가 있다. 그리고 종류에 따라 함유 성분에 큰 차이가 있다.

가공식품이나 음료 제조용으로 주로 사용되는 정제염과 우리가 오랫동안 사용해오고 있는 천일염은 성분상으로는 완전히 다른 소금이다. 정제염은 99%가 염화나트륨 성분으로, 소금이라고 표현하기보다 염화나트륨으로 표현하는 게 타당하다. 천일염은 우리가 섭취하는 식품 중에서 가장 많은 미네랄을 함유하고 있는 미네랄의 보고다. 나트륨 외에 15~25%가 80여 종류의 다양한 미네랄로 구성되어 있다. 염화나트륨만 섭취하는 것과 수많은 영양물질이 혼합되어 있는 식품이 어떻게 같을 수가 있겠는가. 소금이 인체에 미치는 영향을 이야기하려면 여러 가지 소금의 종류별로 구분하여 설명해야 한다.

다음에 나트륨을 과잉 섭취하면 해롭다고 반복적으로 말하고 있으나, 우리 인간은 어떤 경우에도 나트륨만을 섭취하지 않는다. 나트륨만을 섭취하면 인체 내에서 독성물질로 작용한다. 염화나트륨만 있는 암염이나 정제염을 섭취하면 당연히 해롭다. 그러나 천일염에 있는 나트륨은 여러 가지의 미네랄과 상호작용을 하기 때문에 나트륨 과잉 섭취로 인한 문제가 발생하지 않는다. 천일염의 건강상의 유익함에 대한 연구 결과에 대하여는 침묵하고, 과학적, 논리적 근거가 전혀 없는 저염식의 확산에는 열을 올리는 의료계와 매스컴을 어떻게 해석해야 할까. 옛날부터 실속이 있고 가치가 있으면 짭짤하다고 표현했다. 지금도 장사를 하거나 어떤 거래에서 소득이 많으면 짭짤하다고 말한다. 소금은 잃는 것은 없고 얻는 게 많은 물질이라는 뜻이다.

천일염은 체내에서 중금속과 지방을 흡착 배설하고 효소의 활동을 촉진하고 해독작용을 비롯해 수많은 생리활성 작용에 관여한다. 소금은 최고의 천연 방부제다. 모든 생명체는 염분을 이용해 체내조직의 부패를 방지한다. 그러나 저염식을 하게 되면 세포의 부패가 진행될 가능성이 높고, 그렇게 되면 우리 몸은 부패를 막기 위해 당분과 알코올을 원하게 된다. 그리고 몸속에 나트륨이 부족하게 되면 물을 충분히 섭취하기가 어려워진다. 소금과 물이야말로 최고의 명약이며 최고의 천연 항암제다.

"가축에게 소금을 먹이지 않으면 가축은 죽어버리고 농부는 망하고, 수의사는 돈을 벌어들인다. 소금 섭취를 줄여야 한다는 의사의 말을 믿지 말라."

― **미국 의학박사 조엘 웰렉**

3. 햇빛

　태양은 지구의 110배 크기로서 수소로 이루어져 있고, 표면 온도는 6,000도, 중심 온도는 2만 도의 불덩어리로 구성되어 있다는 학설이 있는가 하면, 태양은 캄캄한 상태의 얼음 덩어리로 되어 있다는 학설도 있다. 그 누구도 가까이 가서 보지 않았으니 추측에 불과할 뿐이다. 태양의 에너지는 지구에 존재하는 모든 생명체의 에너지의 근원이다. 지구상의 모든 생명체는 태양 에너지에 의하지 않고는 존재할 수 없다는 게 현재까지의 정설이다.

　식물은 태양의 에너지를 받아 땅에서 빨아들인 물과 공기 중에서 흡수한 이산화탄소로 광합성 작용을 해서, 동물이 살아가는 데 절대 필요한 산소와 영양을 만들어낸다. 그리고 초식동물은 식물을 먹고, 육식동물은 초식동물을 먹고 생존에 필요한 에너지를 얻는다. 태양은 지구 전체가 사용하는 양의 500배나 많은 양의 에너지를 매일 우리에게 보내준다.

　햇빛의 에너지는 식물의 광합성을 비롯해서 공기정화, 살균과 소독, 신경안정, 호르몬의 생성을 비롯해서 건강과 질병 등 모든 생명 현상과 절대적인 상관관계에 있다. 그럼에도 현대인들의 대부분이 햇빛을 접하는 시간이 적은 환경에서 지내고 있다. 직업의 특성상은 그렇다고 치더라도, 햇빛과 멀리 지내는 대부분의 이유는 심층 연구가 부족한 일부 전문가(?) 계층의 잘못된 주장과 이를 검정 없이 보도하는 언론의 태도 때문이다. 햇빛의 자외선이 피부암을 비롯한 대부분의 피부질환의 원인이라는 주장이 햇빛을 피하게 만든 가장 큰 원인이다.

그러나 햇빛의 자외선과 피부암의 상관관계에 관한 여러 전문학자들의 오랜 연구 결과는 지구상에서 햇빛의 자외선에 의해 피부암이 발생된 사실을 한 건도 발견할 수 없었다는 것이다. 대부분의 피부암은 형광등, 할로겐 등 인공 자외선과 자외선 차단제에 들어 있는 합성 화학물질에 의해 발생한다는 것이다. 국제 암 학회지에 발표된 연구에서도 자외선에 노출이 부족한 사람이 암 발병이 높은 것으로 보고되었다.

자외선은 콜레스테롤을 비타민 D로 전환시켜 몸속에 적정량의 칼슘이 저장되게 하고 백혈구와 효소의 활성화를 촉진한다. 암세포의 증식을 막고 사멸케 한다. 적외선은 적혈구를 활성화시켜 산소와 영양의 공급과 혈액순환을 원활하게 하고 통증완화, 신진대사, 항균작용을 한다.

항상 음지에 사는 것으로 알고 있는 뱀, 달팽이, 지렁이 등의 동물도 햇빛을 필요로 한다. 식물도 햇빛을 보면 더욱 튼튼하고 싱싱해지고, 씨앗도 햇빛 에너지를 받을 수 없을 정도로 땅속 깊이 들어가면 발아가 되지 않는다. 우리의 몸도 마찬 가지다. 햇빛을 보지 못하면 모든 기능이 저하되고, 호르몬의 생성도 큰 장애를 받는다. 암세포를 공격하는 T 임파구도 햇빛에 의해 생성되는 세라토닌 호르몬이 제대로 생산되지 못하면 그 기능이 급속히 저하된다.

아침에 떠오르는 태양은 만물을 잠에서 일깨우는 자명종이다. 밤새 잠들었던 생명체들의 새로운 생명 활동을 시작케 하는 자극제이다. 매일 아침 떠오르는 햇살을 온몸으로 받아들이고, 살아있음에 감사하며 행복의 파장을 우주로 날려보내면, 그 파장은 다시 내게로 돌아와 암세포를 다시 정상세포로 되돌려줄 것이다. 우리의 마음을 즐겁게 해주는 엔도르핀 호르몬도 세라토닌 호르몬과 깊은 관련이 있고, 밤에만 분비되는 멜라토닌 호르몬도 햇빛과 직접 상관관계가 있다. 요즈음 급증하고 있는 우울증, 불면증 환자의 증가도 햇빛 부족이 직접적인 원인이다.

햇빛의 에너지가 가장 강한 정오 무렵에 인체의 피부를 최대한 노출시킨 상태에서 1회 20~30분 정도로 하루 2~3회 정도 쪼이기가 가장 적당하고, 숲속에서 나체 상태로 산책을 즐기면서 햇빛에 피부를 노출시키는 것은 아주 좋은 방법이다. 햇빛은 인류가 가진 의약품 중에서 가장 강력한 효능을 가진 불후의 천연 의약품이다. 미래는 햇빛 에너지를 어떻게 효과적으로 활용하느냐에 따라 그 나라의 경제, 사회, 국민의 삶의 질을 비롯한 거의 모든 분야에서 절대적 영향을 미치게 될 것이다. 햇볕을 충분히 쪼이고 산소를 풍부하게 들여보내면, 암세포는 힘들어서 증식을 중단하고 사라지게 될 것이다.

4. 흙

흙은 지구상의 모든 생명체의 어머니다. 흙과 분리된 생명체는 있을 수 없고, 생존할 수도 없다. 모든 생명체는 흙과 가까이할수록 활성화되고 건강해진다.

우리 인간들은 흙과 멀어지는 생활습관, 생활환경이 확산되면서 수많은 문제가 발생되기 시작했다. 우리가 평소 밟고 다니기만 할 뿐 무관심한 흙의 힘은 위대하다. 가장 위대한 힘은 더러움을 정화하는 힘이다. 죽은 식물이나 동물의 사체들은 대기 중에서 수많은 세균들의 작용에 의해 부패되기 시작하고 불쾌한 냄새를 풍기며 주변을 오염시킨다. 그러나 흙속에 들어가면 어떤 물질이든 깨끗하게 정화되어 흔적도 없이 자연으로 돌아간다. 흙의 정화 능력은 신비함 그 자체이다. 그러나 흙도 인간이 만들어낸 합성 화학물질은 정화하지 않는다. 원래 자연에서 나오지 않은 물질을 배척하는 것이다. 자연의 준엄한 경고 메시지다.

우리가 살아가는 생활환경 주변의 흙들은 합성 화학물질로 인해 신음하고 있다. 먹거리를 생산하는 농경지들은 화학비료와 농약으로 토양 속의 생명체들이 떼죽음을 당하고 죽은 흙으로 변한 지 오래되었다. 1g의 흙 속에는 1억 마리 이상의 미생물이 살아가는데, 미생물이 없는 흙은 죽은 흙이다. 흙이 병들고 죽으면 그 땅에서 살아가는 식물과 동물, 사람도 병들 수밖에 없다.

건강상의 모든 문제를 해결하기 위해서는 오염되지 않고 병들지 않은 자연 그대로의 흙과 가까이하는 노력이 필요하다. 피부를 최대한 노출하고 땅과 접촉하는 시간을 늘려야 한다. 흙 속에는 우리 몸 안에서 온갖 장애를 일으키는 일산화탄소를 먹이로 살아가는 미생물이 있어서, 피부가 흙에 접촉할 때 일산화탄소를 빨아들인다. 그리고 땅에서 나오는 지자기(자기장)는 인체의 활력을 회복시키고, 신경계를 활성화하고, 호르몬의 분비를 안정화시키는 것으로 알려져 있다. 흙은 햇빛의 원적외선 에너지를 품고 있다가 어느 정도 온도가 올라가면 대기 중으로 다시 원적외선을 발산시킨다. 원적외선은 인체의 생리기능을 향상시켜 대사기능을 향상시키고 살균작용, 노폐물배설, 체온 유지 등 다양한 생리활성 기능을 발휘한다. 흙의 결집체인 돌 역시 같은 현상이 발생한다. 암환자는 우리의 몸이 최대한 흙과 많이 접촉할 수 있는 기회를 많이 갖도록 노력해야 한다.

제6장

생활환경

1. 지구 환경 문제는 우리 모두의 문제다

 이 세상의 모든 생물체는 그들이 섭취하는 먹거리와 주변 환경의 영향을 받으면서 살아간다. 인간의 마음도 음식과 환경의 영향을 가장 많이 받는다. 암은 음식과 외부 환경의 영향으로 몸속 환경이 오염되어 나타나는 대표적인 생활습관 병이다. 음식과 환경이야말로 우리의 삶, 생명을 떠바치는 양대 기둥이다.

 그러나 우리는 환경 문제에 대해 소홀하거나 무관심한 경우가 너무 많다. 공기 좋고, 물 좋은 곳이 좋고 깨끗한 환경이 좋다고 말은 하면서도, 실제 내가 지금 취하고 있는 공기와 물이 어느 정도 괜찮은 것인지 알고 있는 사람은 별로 없다. 내 주변의 생활환경과 우리가 살아가고 있는 이 세상의 환경을 바꾸고 정화하기 위해 노력하는 사람은 더더욱 많지 않다.

 일부 뜻있는 사람들이 날로 망가져가는 자연 환경을 더 이상 관계 기관에만 맡기고 방치할 수 없어서 스스로 조직을 만들고, 개인 자본을 출연해서 잘못된 정책에 대해 시정을 요구하고, 환경을 망가뜨리는 행위에 대해 잘못을 지적하고, 때로는 몸으로 저항하면서 인류의 삶의 터전인 자연 환경을 지키기 위해 희생을 감수하고 있다. 그럼에도 일부 사람들 중에는 자기 스스로는 환경을 보호하고 지키기 위한 노력을 전혀 하지 않으면서, 무턱대고 환경보호 운동가들을 비난하고 트집 잡는 사람들 또한 없지 않다.

환경운동은 가장 먼저 나와 내 가족을 지키기 위한 운동이며, 이 시대 전 지구인의 생존을 위한 운동이다. 환경을 보호하고 지키는 일에는 너와 내가 있을 수 없고 네가 할 일, 내가 할 일 따로 있을 수 없다. 환경은 국가가 지켜주는 것이 아니다. 너와 나 우리 모두가 적극적으로 실천하고 참여하고 행동해야 한다.

특히 최근에 발생하고 있는 지구 온난화로 인한 기후환경의 변화는 인류의 미래의 삶에 심각한 어두움의 그림자를 드리우고 있다. 오늘날 우리의 생활환경은 우리가 이해하고 관리할 수 있는 수준을 뛰어넘어, 당혹스러울 정도로 빠르게 변화되어가고 있다. 인류의 건강에도 광범위하고도 직접적인 부정적 영향을 미쳐, 수많은 새로운 질병의 발생과 우리가 감당하기 어려운 과제들을 안겨주게 될 것이 분명해 보인다.

런던대학교 세계보건 연구소는 "환경오염으로 인한 지구의 기후 변화는 인류의 건강에 대한 21세기 최대의 전 지구적 위협"이라고 예고했다. 우리가 살아가고 있는 지구의 환경을 누가 이렇게 만들었는가? 바로 우리 자신이다. 인간이 환경을 파괴해온 가장 큰 범죄자인 것이다. 어떤 학자는 인간을 환경의 암세포라고 표현하기까지 했다. 우리가 살아가고 있는 지구의 환경 문제는 현시대를 살아가고 있는 모든 지구인들의 가장 중요한 공통 과제이며 공동 책임이다. 나와 내 가족들은 물론 우리 지구인 전체의 미래 운명이 이 불안한 환경 문제를 어떻게 대처해 나가는지에 달려 있다. 무서운 일이 아니겠는가.

대부분의 사람들은 질병이 발생하면 잘못된 음식을 바꾸고 주변 환경을 바꾸기 위한 노력은 하지 않고, 무엇을 먹으면 병이 나을까를 먼저 생각한다. 나를 찾아오는 환자나 가족분들의 대부분이 첫 질문은 "무엇을 먹으면 나을까요?"이다. 어떻게 답을 해야 하겠는가? 정말 난감한 질문이 아닐 수 없다. 병이 발생하면 제일 먼저 내 몸속으로 들어가는 음식과 생활주변의 환경, 이 두 가지부터 살펴보아야 한다. 99% 이상은 여기에 문제가 있어 발병한다.

음식은 나 혼자서라도 좋은 것을 가려서 취할 수 있지만, 환경 문제는 나 혼자만 피한다고 될 수 있는 게 아니라는 데 더욱 심각한 문제가 있다. 일찍이 미국의 44대 대통령 존 F 케네디도 재임 시절 "이 시대 우리가 해야 할 가장 중요한 일은 지구의 환경을 개선하는 일"이라고 설파했다. 그러나 현재까지도 큰 변화는 보이지 않는 것 같다.

심각해져가는 세계 환경 문제에 공동 대응하기 위해 2007년 3월 세계 100여 개 국가의 지도자와 2,500명의 과학자가 모여 유엔의 기후 변화에 대한 정부 간, 다자 간 패널(조직)을 결성했다(IPCC. 유엔 정부 간 기후변화위원회). 그 후 2009년 코펜하겐에서 192개국 정상이 모여 지구 기후 문제를 논의했고, 지금도 그러한 논의들은 계속되고 있다. 그러나 각계의 전문가들이 경고하고 우려하는 지구 환경 문제의 심각성에 비해 현실 사회에서는 실제 대응

체제가 극히 미미하다는 데 문제의 심각성이 있다. 공식 모임에서는 시급한 대책과 솔선수범하는 실천이 중요하다고 주장해놓고, 막상 자기 나라로 돌아가면 지지부진하는 것이다. 자기 나라의 경제 발전이 중요하고 국가 이익을 우선하기 때문에, 남의 나라 눈치나 보면서 적당히 대응 하려 하는 것이다.

과학자들은 21세기가 끝나갈 무렵이면 지구의 평균기온이 4도가량 상승할 것으로 예상한다. 기온이 1도 증가할 때마다 대기의 수분 보유력은 7% 정도 증가한다. 그러면 강수량이 늘어나 집중폭우와 홍수가 늘어나고 가뭄 또한 오랫동안 지속될 것이다. 또 기온이 1.5도에서 3.5도의 변화에도 지구상 동식물의 70% 가까이 대멸종하는 끔찍한 상태가 올 수 있다고 경고한다. 식물의 생태가 변하면 그 식물을 삶의 터전으로 살아가는 벌레나 곤충이 사라지고, 그 곤충을 포식하던 상위 포식동물들도 연쇄적으로 사라질 수밖에 없다.

현재 우리나라의 활엽 수림대는 매년 5km씩 북상하고 있다고 한다. 극지방의 빙하가 녹아내리는 현상이 지금처럼 계속되고 바닷물의 온도가 계속 상승한다면, 금세기 말에 1m 이상의 해수면 상승이 예상되고, 전 세계 곡물지대의 3분의 1이 완전 침수된다고 한다. 지구 기온이 3도 상승하면 40억 명이 물 부족에 시달리고, 5억 명은 기근에 노출될 것으로 예측하고 있다.

지구 온난화는 석유, 석탄을 중심으로 한 화석연료의 사용과 대규모 가축사육, 산림면적 축소 등으로 대기 중에 이산화탄소(CO_2), 메탄(CH_4), 이산화질소(NO_2) 등의 온실가스가 지구 열의 배출을 차단하기 때문에 온도가 상승하는 현상으로서, 유사 이래로 인류가 처한 위기 중 가장 심각한 위협으로 판단되고 있다.

국제에너지기구(IEA)가 2005년에 발표한 자료에 의하면, 우리나라는 세계 10위의 이산화탄소 배출 국가이고, 1인당 이산화탄소 배출량이 세계 6위인 에너지 다사용 국가라고 한다. 오늘날 우리의 삶을 풍요롭게 하는 데 가장 큰 기여를 한 것은 누가 뭐래도 석유, 석탄 중심의 화석연료를 기반으로 한 산업혁명이었다. 경제발전에 필요한 에너지는 물론 온갖 생활필수품들이 여기서 파생되어 나왔다. 그러나 지구 온난화라는 대재앙 앞에서 이제 화석연료는 시급히 우리의 곁을 떠나지 않으면 안 되게 되었다.

화석연료의 사용 또는 폐기 과정에서 발생하는 수많은 화학물질들이 인류의 건강을 위협하는 심각한 위험 요인으로 확산되고, 수많은 동식물, 미생물까지 생존을 위협하고 있다. 대기 중의 이산화탄소는 점점 증가 추세에 있고 온난화는 계속되고 있다. 기온의 변화로 새로운 미생물이 등장하고, 우리가 겪어보지 못한 새로운 질병도 창궐하게 될 것이다.

이제 인류는 지구를 살리기 위해서 새로운 산업혁명의 시대로 가지 않으면 안 된다. 어디로 갈 것인가? 갈 길은 이미 정해져 있다. 새로운 시대의 산업혁명은 자연에 무한정 산재해 있고 사용해도 줄어들지 않고 환경을 오염시키지 않는 '재생 가능 에너지'로 가는 것이다. 그리고 이미 그 길로 출발을 시작하고 있다. 다만 너무 속도가 느리고 머뭇거리고 있는 것이 문제일 뿐이다. 하지만 가야 할 길은 분명해 보인다.

재생 에너지는 크게 태양광, 풍력, 수력, 지열, 바이오매스로 가게 될 것이다. 화석연료 중심 사회에서는 자원을 가진 소수의 집단이 돈과 권력을 갖고 다른 사람들을 관리하고 지배했으나, 신재생 에너지는 지구상의 어디에서나 누구나 에너지를 만들 수 있기 때문에, 전통적인 계급 중심의 사회 시스템이 사라지고 사회 전반에 걸쳐 상호 협력하고 평준화된 수평적 권력 시스템이 정착될 것이다. 그때쯤이면 지구의 환경은 물론 인류의 생활환경, 생활방식도 지금과는 크게 다른 사회로 바뀔 것이 분명해 보인다.

그러나 문제는 각 개인이나 국가의 탐욕으로 인해 기존의 화석연료 중심의 경제 활동에서 벗어나지 못하고 머뭇거리고 있는 동안, 지구의 환경은 회복 불능 상태로까지 갈 수도 있고, 인류의 건강도 심각한 위기의 상태로까지 갈 수 있다는 것이다. 지구 환경을 파괴해온 가장 큰 범죄자는 인간이다. 심지어 어느 학자는 인간을 환경의 암세포라고까지 표현한다.

자연치유란 인간의 질병에만 국한된 것이 아니다. 만성질병에서 신음하고 있는 지구 환경도 치유하지 않으면 안 된다. 우리가 살아가고 있는 가정, 직장을 비롯한 모든 터전을 치유해야 한다. 이 땅에 존재하는 모든 생명체가 공생·공존할 수 있는 지구 환경을 만들기 위해 나 자신부터 솔선수범하자.

2. 독소(Toxin)

독소란 우리 몸의 정상적인 생리 활동을 저해하고 몸의 기능에 부정적인 영향을 미치는 체내의 해로운 물질로 정의한다. 독소는 우리 몸에서 발생한 내부 독소와 음식이나 다른 경로를 통해 몸속으로 들어온 외부 독소로 분류할 수 있다. 의사들이 질병의 원인을 모를 때 가장 많이 쓰는 용어가 신경성, 스트레스성, 유전성 등으로 표현하는데, 필자는 이러한 병의 원인은 99% 독소에 의해 발병한 것이라고 확신한다.

외부독소

과학의 발달과 물질문명의 발전으로 우리는 인류 역사상 가장 풍요로운 시대를 살고 있다. 그러나 호사다마라 했던가. 물질문명의 혜택은 우리에게 수많은 유해물질에 의한 고통도 함께 가져왔다. 전 세계적으로 개발되어 있는 합성 화학물질은 약 3,300만 가지 정도 된다고 한다. 실로 어마어마한 양이다. 덕분에 우리는 아주 편리한 생활용품들을 쉽게 활용할 수 있게는 되었다.

그러나 각종 합성 화학물질, 중금속, 전자파 등 통제가 어려울 정도의 다양하고 다량인 유해물질들이 인류의 삶을 위협하고 있다. 공기를 통해서, 생활용품을 통해서, 사무실 주택 등 생활 시설을 통해서, 그리고 우리의 생존을 위해 섭취하는 음식을 통해서 끊임없이 우리의 몸을 위협하고 있다. 먹거리의 생산 과정에서 사용하는 화학비료, 농약, 제초제 같은 화학물질에 의해 토양이 오염되고, 그 토양에서 자란 먹거리를 통해 우리의 몸속으로 들어와 인체의 자율조절 기능을 떨어뜨려 질병의 위험을 가중시키고 있다.

육류를 통한 독소의 유입도 심각하다. 독성과 유해성으로 인해 사람에게는 사용이 금지된 항생제, 성장 촉진제 등 각종 합성 화학물질들을 가축에게는 사용할 수 있다. 그로 인해 가축의 몸속에 축적된 합성 화학물질이 합법적인 과정을 거쳐 우리의 몸속으로 들어오는 것이다. 질병을 예방하고 치료하기 위한 항생제 소독 약제와 GMO 곡물을 먹이기 위한 식욕 촉진제, 지사제, 신경 안정제 등과 성장 호르몬제로부터 육류의 효과적인 유통을 위해 사용하는 유화제, 발색제, 표백제, 산화 방지제, 보존제 등, 이루 헤아릴 수조차 힘든 화학물질들이 우리의 몸속으로 들어온다.

식품을 통해 항생제를 흡수하면 우리 몸은 당연히 항생제에 내성이 길러진다. 질병이 발생할 경우 항생제를 사용해도 효과가 떨어지는 것은 이러한 이유 때문이다. 동물의 체내에 축적되어 있는 합성 화학물질을 유기 오염물질(POPS. Persistent Organic Polltants)이라고 부른다. 자연환경 속에서 잘 분해되지 않으면서 식물성 플랑크톤, 동물성 플랑크톤, 작은 물고기, 큰물고기 등의 먹이 사슬을 통하여 생명체의 지방조직에 축적되는 특성을 가진 화학물질을 통틀어 말하는 것이다. 이는 육류 외에도 가공식품 등 우리의 생활 가까이 광범위하게 퍼져 있다.

POPS는 체내에서 수세대에 걸쳐 잔류하면서 부모로부터 자녀에게 전달되고 임신 중의 산모와 태아에까지 영향을 주는 독성 물질이다. 이는 지방조직에만 축적되는 것이 아니라, 혈액을 타고 인체를 순환하면서 수많은 문제를 일으킨다. POPS는 강력한 지용성으로 세포막을 아주 쉽게 통과하여 세포 내로 침투해서 교란 작용을 일으키는 무서운 독성 물질이다.

현재 우리나라 정부에서 허가된 식품 첨가물의 종류만도 650여 종이다. 그리고 이 숫자는 계속 증가되고 있다. 식품 제조에 사용하는 대부분의 첨가물은 인공으로 제조된 합성물질로서, 식품의 보존 기간을 늘리고 제조자가 원하는 색상과 맛, 그리고 비용 절감과 수익을 극대화하는 데 탁월한 효과를 발휘하는 마법의 물질이다. 유통기간은 물론 오랜 기간 동안 변질을 방지하는 방부제부터 맛을 내는 감미료, 제품을 부풀려 크게 보이고 부드럽게 하기 위한 팽창제, 딱딱해지는 것을 막는 유화제, 습윤제, 색깔로 먹음직스럽게 보이기 위한 착색제로부터 수많은 첨가물이 식품으로 통해서 우리 몸속으로 들어온다.

식품을 통해 우리가 섭취하는 첨가물의 양이 연간 4~20kg 정도 된다는 보도에는 아연 실색할 정도다. 물론 엄격한 과정을 거쳐 그 성분을 그 정도의 양으로 섭취하면 생명에 직접 영향이 없다는 판단으로 허가된 것이긴 하다. 하지만 첨가물에 대해 우리 국민들이 충분히 이해하고 납득할 만한 자료는 찾아보기 어렵다. 극히 미량의 물질이기 때문에 섭취했을 경우 우리 신체가 보이는 이상 증세는 없을지 모르나, 몸속에서 계속 쌓여가면서 나타나는 증세에 대해서는 우리가 감지할 수 없다. 특히 여러 가지의 화합물이 혼합될 때 나타나는 새로운 발암성 물질과 이상증상에 대해서는 대처방안이 없는 것이다.

우리의 몸은 몸 안에서 발생하는 독소들로부터 스스로를 지켜낼 수 있는 매카니즘을 갖고 있다. 그러나 발생하는 독소의 양이 정도를 넘어설 경우 배출에 한계를 가져와 체내에 쌓이게 된다. 생명을 유지하기 위해 먹고 마시는 음식이 생명을 위협하는 독소를 몸 안에 집어넣는 결과가 되는 참으로 아이러니컬한 현상이다. 우리의 생활주변에서 발생하는 탄산가스와 메탄을 비롯한 수많은 독가스, 생필품을 통해 체내로 들어오는 수은, 납, 카드늄, 알루미늄 등의 중금속, 음식물을 통해 들어오는 합성 화학물질들이 우리들의 건강을 호시탐탐 노리고 있다. 그리고 이러한 화학물질들의 양은 점점 더 늘어간다. 더욱이 어른보다 방어력이 약한 어린이나 여성들에게 더 빠르고 더 많이 흡수되는 것이 더욱 큰 문제다.

대도시나 그 주변 지역에서 생활하다 병들어 고생하다가, 생의 마지막을 맞이하는 사람들 대부분은 암으로 죽는다. 그러면 주변에서는 그 사람 참 열심히 살았는데 안타깝다며 아쉬워한다. 그들의 생활을 살펴보면 화학물질에 노출된 생활을 하다가 50~60세 넘어 암에 걸린 사람이 대부분이다.

외부로부터 우리 몸에 유입되는 독소는 실로 다양하다. 특히 최근에는 미세먼지의 발생이 급증하면서 새로운 외부 독소로 많은 사람들을 불안하게 하고 있다. 미세먼지는 자연에서 발생하는 황사와 달리, 산업활동 과정에서 인간이 만들어낸 유해 물질이다. 이는 황사와는 비교가 되지 않을 정도로 피해가 증가할 것으로 우려된다.

채소, 과일, 등의 농산물에 사용되는 농약, 제초제, 비료, 성장 촉진제 등의 다양한 종류의 유기화합물, 동물 사육에 사용되는 항생제, 성장 호르몬, 식욕 촉진제 등, 그리고 고기를 오래 보존할 수 있게 하는 아질산나트륨을 비롯한 수많은 합성 화학물질들이 끊임없이 음식을 통해 몸속으로 유입되고 있다. 기업의 수익을 극대화하기 위해 제조되는 수많은 종류의 가공식품에 첨가되는 방부제, 감미료, 팽창제, 발색제, 착색제, 산화 방지제 등의 식품 첨가물의 사용량과 섭취량이 지속적으로 증가하고 있다. 그 외 생활용품, 직장, 주거지, 공기 등에서 발생하는 독소의 종류는 너무도 다양하여 모두 나열하기조차 어려울 정도이다. 암과의 경쟁에서 승리하기 위해서는 몸속으로 외부 독소가 유입되지 않도록 특별한 노력을 경주하지 않으면 안 된다. 그 어떤 화학물질도 들어오지 못하게 철저한 대비가 필요하다.

내부 독소

우리 몸은 외부로부터 흡수한 공기와 물과 영양으로 신진대사 과정을 거쳐 에너지로 전환하여 생명 활동을 영위한다. 그리고 이러한 대사 과정의 부산물로 노폐물과 독소가 만들어진다. 몸 안에서 만들어지는 내부 독소도 외부 독소와 마찬가지로 우리 몸이 스스로 제거하는 메커니즘을 갖고 있다. 그러나 지나치면 스스로 처리하지 못하고 몸속에 남아 정상적인 생명 활동에 심각한 장해를 일으킨다.

우리 몸에서 발생하는 독소의 가장 큰 원인은 섭취한 음식물의 불완전 소화로 인해 생성된다. 우리가 섭취한 음식물은 입에서 씹는 과정과 효소에 의해 1차 소화 과정을 지나 위장에서 본격 소화 과정을 거친 후, 십이지장을 통과 후 소장에서 몸속으로 흡수되고, 남는 찌꺼기는 대장으로 보내져 탈수 과정을 거쳐 항문을 통해 몸 밖으로 배출된다. 그러나 이러한 일련의 음식물 처리 과정에서 완전히 소화, 흡수되지 못하고 남는 찌꺼기가 발생할 경우, 따뜻한 체온에 의해 부패가 시작되고 독소가 발생하여 우리 몸을 공격하기 시작한다. 독소 발생으로 가장 먼저 장 점막이 상처를 입으면 소화 기능은 더욱 떨어지고, 독소의 발생도 증가되기 시작하면서 여러 부위의 기능이 떨어지기 시작한다. 그러면서 느슨해진 장 점막을 통해 독소와 찌꺼기가 장으로 흡수되는 장누수증후군이 발생되면서, 우리 몸의 세포가 기능을 잃어 암을 비롯한 다양한 만성질환이 나타나기 시작하는 것이다.

우리 몸에서 소화 기능을 떨어뜨리는 원인 중 첫 번째는 과식이다. 위장이 감당할 수 있는 양은 한정되어 있는데, 들어오는 양이 넘치면 우리 몸은 대처 방법을 찾지 못해 오히려 소화 효소의 분비를 줄여서 과잉 영양을 차단하려고 한다. 그리고 그렇게 되면 소화되지 못하고 남는 찌꺼기는 더욱 증가하고, 독소의 발생도 그에 따라 증가하는 현상이 발생한다.

소장에서 흡수되는 영양소는 100% 완전하게 소화된 것만 흡수되어 간으로 이동한다. 소화가 덜 된 찌꺼기는 대장으로 이동해 머무는 시간이 길어지는 것만큼 지속적으로 부패가 진행되고 독소가 발생한다. 소화되지 못한 음식 찌꺼기가 많을수록 유해세균의 수가 증가하고, 우리 몸에 좋은 유익균의 증식은 억제된다. 음식 중에서도 특히 독소를 많이 발생시키는 것은 동물성 단백질과 지방이며, 설탕 같은 정제 탄수화물 종류도 곰팡이가 좋아하면서 독소를 대량 발생시킨다.

활성산소

우리 인체의 생명 활동에 직접적으로 영향을 미치는 독소로서 활성 산소를 제외하고는 몸속 독소를 설명하기 어렵다. 우리 몸의 생명 활동에 필수 불가결한 요소인 산소는 혈액을 타고 세포 속으로 들어와 미토콘드리아에 의해 포도당을 산화시켜 에너지 전달물질(ATP)을 만들어 낸다. 에너지를 만든 산소는 물이 되어 세포를 빠져나와 혈액을 타고 몸 밖으로 빠져나가는데, 이때 에너지를 발생시키고 남은 찌꺼기가 활성 산소가 되어 심각한 위해를 가하게 되는 것이다.

모든 물질은 기본적으로 원소로 구성되어 있고, 원소는 원자에 의해 이루어지고, 원자는 핵(양성자+중성자)과 그 둘레를 도는 두 개의 전자(양전기+음전기)로 구성된다. 이때 쌍을 이루지 못한 전자는 매우 불안정하여 다른 물질들로부터 전자를 빼앗기 위해 무차별로 공격한다. 그로 인해 손상된 조직은 항산화제에 의해 다시 정상으로 환원되어야 하는데 환원되지 못하면, 질병으로 진전되어 암을 비롯한 수많은 만성질환의 증상으로 나타나게 된다.

우리가 호흡으로 흡수한 산소의 1~3%가 활성산소로 변하는 것으로 연구 보고되고 있으나, 점점 활성 산소의 발생량이 증가되는 추세로 변하고 있어 큰 우려를 낳고 있다. 활성산소의 발생 원인은 매우 다양하나, 대표적으로는 과잉 섭취한 음식의 소화 과정과, 가공식품, 합성 화학물질, 스트레스, 과로, 격한 운동, 바이러스, 박테리아, 약물, 수술, 기름에 튀긴 음식 등에서 발생 빈도가 매우 높다. 우리 몸을 지키는 과립구도 침입 균을 물리치기 위해서 활성산소를 발생시킨다. 발생된 활성산소로 인해 과립구가 오히려 파괴되어 면역계가 저하되는 현상이 발생하고, 그로 인해 활성산소는 더욱 증가하는 상황이 되어, 우리의 건강을 더욱 위험에 빠트린다.

체내 독소의 발생 원인은 너무도 다양하다. 혈액순환이 원활하지 못할 때, 해독 능력을 초과했을 때, 여성의 생리 기능이 원활하지 못할 때 등과 생활 주변의 공해물질과 방사선, 전자파, 농약과 인스턴트식품, 합성 의약품을 비롯해 정신적 스트레스까지도 활성산소의 발생을 증가시킨다. 현대인의 전체 질환의 90%가 활성산소에 의해 발생한다는 많은 연구 보고가 잇따르고 있다. 활성산소의 발생을 줄이는 생활습관과 충분한 항산화제의 섭취로 세포의 기능을 정상적으로 되돌리기 위한 특별한 노력이 필요하다.

병원에서 치료가 잘되지 않으면서 신경성, 유전성, 스트레스성, 원인 불명 등으로 진단되는 질병의 대부분이 합성 화학물질에 의한 질병이다. 그럼에도 제도권 의학은 이 부분에 대해서는 아직까지 무관심하고, 우리 몸의 생체 기능과 질병과의 인과관계에 대해서도 아는지 모르는지? 애써 모른 척한다. 어떤 질병도 원인 없는 병은 없다. 원인을 알지 못하고 어떻게 병을 고칠 수 있겠는가? 원인을 알고 있음에도 원인을 제거할 생각은 하지 않고, 항생제로 세균을 죽이는 식으로 암 종양을 제거하려 든다면 우리 몸은 어떻게 되겠는가?

암을 비롯한 현대의 대부분의 난치병들은 세균의 침입에 의해 발병하는 것이 아니다. 세포가 절대로 필요로 하는 필수 영양소의 결핍 또는 불균형과 독성 물질의 체내 축적에 의해 몸속 환경이 오염되어, 세포의 활동이 활성을 잃고 파괴되거나 사멸되면서 면역체계가 허약해지면서 발생한다. 그럼에도 균을 죽이는 약물을 투여하고, 불필요한 조직(암 종양)을 제거하는 치료법이 어떻게 효과가 있을 수 있겠는가. 암환우들은 이점을 분명히 이해하고 명심해야 한다.

배출

필자가 주장하는 암 치유의 가장 기본 핵심은 비움과 채움이다. 몸 안의 독소와 부정적인 생각들을 밖으로 배출해버리고, 결핍된 필수 영양소와 긍정적이고 희망적인 마음을 가득 채워야 한다. 우리 몸에서 해독에 중요한 장기는 간장, 위장, 신장, 허파, 피부, 혈액 림프계다. 약 75%의 해독 기능을 간장이 담당한다. 단일 장기로서 최대의 무게(1-1.5kg)인 간은 영양소의 분해, 합성을 비롯해서 하루에 약 1리터의 담즙을 만들어내어 독성 물질을 수용성으로 변화시켜 체외로 배출한다.

인류가 발견한 독성 물질 중에서 가장 강한 독성을 가진 우라늄 다음으로 인체에 피해를 주는 물질은 수은이다. 수은은 우리 몸속의 필수 영양소를 배출시키고, 호르몬의 양을 조절하는 내분비계에도 심각한 장애를 일으킨다. 우라늄, 수은, 납, 니켈, 카드늄, 안티몬, 주석, 비소 등은 반드시 제거되어야 할 독성 물질이다.

질병이 발생하면 무얼 먹어서 치료하려 하지 말고, 내 몸속의 독성 물질을 몸 밖으로 배출시키기 위한 노력부터 먼저 시작해야 하고, 그 다음에는 몸 밖에서 내 몸 안으로 들어오는 독소를 차단하거나 최소화하는 데 주력해야 한다. 그것은 먼저 생활방식, 생활습관을 바꾸는 데서부터 시작되는 것이다. 독소를 배출하고 부족한 미량 영양소를 보충하는 최고의 방법은 질 좋은 자연성 식물의 섭취를 늘리는 것이다. 자연 상태에서 햇빛과 바람과 비를 맞으며 어려운 환경을 이겨내고 자란 신선한 식물이야말로 우리 몸이 가장 좋아하고 필요로 하는 음식이며, 우리의 세포를 건강하게 해주는 항산화 물질과 글리코 영양의 보고이다.

몸 안의 독소를 배출시키는 방법으로 지리산자연건강학교에서 가장 먼저 권하는 것은 좋은 물을 충분히 섭취하라는 것이다. 누구나 쉽게 실천할 수 있고 효과는 다른 어떤 요법이나 약물보다 뛰어나다. 수분이 부족한 상황에서는 신체의 모든 대사 활동이 원활할 수 없고 노폐물의 원활한 배출이 이루어질 수 없다. 세포의 건강은 세포의 80%를 차지하는 수분의 건강 상황에 의해 좌우된다.

그리고 독소 배출 방법으로 해독약초, 풍욕, 냉·온욕, 생채식, 단식을 적극 권유한다. 비타민 C의 섭취를 늘리고, 공복 상태를 자주 가져야 한다. 공복 상태에서 유산소 운동을 하면 유리 지방산의 분해, 소모가 훨씬 빨라진다.

"대부분의 질병은 합성 화학물로 인해 발생한다. 따라서 적절한 음식 섭취와 주기적으로 신체의 독성을 없애는 단식을 하면 대부분의 질병은 치료된다. 현대 의학은 실험실에서 합성한 화학물질에 너무 집착한 나머지, 천연의 이로운 물질이 우리의 음식 속에 있다는 사실을 잊고 있다."

― **미국, 의사이며 작가 헨리 G 빌러**

3. 전자파

현대인들의 일상생활에서 정말 피하기 어려운 것 중의 하나가 각종 전자 기기에서 발생하는 전자파이다. 문명의 발달로 생활의 편리함과 사회변혁의 기회를 가져다준 전자 기기는 부유한 가정이든 저소득층 가정이든, 이제는 떼려야 뗄 수 없는 생활필수품이 되어버렸다. 컴퓨터, 휴대폰, TV를 비롯해서 전자레인지, 냉장고 등 수많은 전자 기기들이 우리들의 일상 생활주변에 늘 함께 있다.

그동안 전자파가 인체의 건강에 미치는 영향에 대하여 유해한가 그렇지 않은가에 대해 많은 논란이 있었지만, 그때마다 결론은 명확함이 없이 어물쩍하게 넘어가곤 했다. 전자파와 질병의 상관관계 문제는 극히 민감한 사안일 뿐 아니라, 고도의 깊은 과학적 지식을 필요로 하기 때문이다. 그래서 일반 소비자나 국민의 입장에서는 명확한 증거를 제시하기가 어려워, 논란이 있을 때마다 각종 전문용어를 사용하며 대단한 과학자인 척하는 일부 전문가(?)들의 항변에 억눌리기 일쑤이고, 공정하게 취재 보도해야 할 언론마저 기기를 생산하는 대기업의 따가운 눈초리를 피하느라 신경 쓰다 보니, 일반 국민들의 알 권리는 번번이 묵살당하기 일쑤였다. 그러나 각종 기기에서 발생하는 전기 기파가 인체에 유익할 수 없다는 것은 너무도 분명한 사실인 이상, 유해성을 갖고 논란을 벌이는 것은 의미가 없다.

나는 현대인들에게 만연하는 각종 자가면역 질환과 생활습관병들이 전자파와 매우 깊은 관련이 있다고 확신한다. 전자파를 발생시키는 대부분의 기기들이 우리들의 생활과 밀접히 관련되어 있는 편리성 물품이다 보니, 대부분의 사람들이 우선의 편리함에 만족하고, 당장 반응이 나타나지도 않는 피해에 대해서는 무관심하게 넘긴다. 그렇기 때문에 그 피해는 훗날 오히려 더 큰 피해로 되돌아와도 전자파의 영향일 거라고 생각지 못하는 것이 더욱 큰 문제인 것이다.

특히 최근 들어 젊은 부부들에게서 나타나는 불임 현상은 심각한 사회 문제로 떠오르기 시작했다. 통계청의 발표 자료에서도 최근 50년 동안에 남성의 정자수가 50% 정도 줄어들었고, 무 정자 남성의 숫자도 급증하고 있다고 한다. 불임의 원인이 명확히 밝혀지고 있지는 않지만 필자는, 그 원인의 대부분은 우리의 생활환경에 있다고 생각한다. 전자파와 방사능을 비롯해 우리의 몸속으로 들어오는 수많은 독소들에 의해 인류의 생존 자체가 위협을 받고 있는 것이다.

우리의 몸 세포는 양자와 전자, 중성자로 되어 있는데, 전자파를 받으면 세포의 전자를 빼앗겨 세포가 제 기능을 하기가 어려워지는 것이다. 신체 부위 중 수분의 함량이 많은 위장, 여성의 자궁, 유방 등이 전자파에 더욱 위험할 수 있다. 전자파에 많이 노출되어 있는 사람일수록 전자파를 받아도 이상을 느끼지 못하는 경우가 많다. 같은 상황이 반복되면 당연한 것으로 느끼는 관성의 법칙에 의한 것이기도 하고, 면역력이 떨어진 결과 때문이기도 하다.

그러나 이러한 전자파도 조금만 노력하면 상당 부분 스스로 제어할 수 있다. 잠자는 시간 동안이라도 전자기기를 멀리하고, 일상생활 중에도 자연과 가까워지기 위해 노력하는 것이다. 자연에 산재한 물과 가까이하고, 흙과 가까이하고, 나무 등 식물과 신체를 접촉하는 생활습관을 견지한다면, 상당 부분의 전자파를 중화시키고 몸 밖으로 내보낼 수가 있는 것이다.

전자파를 중화하여 그 피해를 최소화하는 데 가장 효과적인 방법은 피부와 흙과의 접촉 기회를 늘리는 것이다. 지구상의 모든 생명체는 그들의 몸과 땅을 맞대고 살아간다. 인간도 20세기 초까지는 그렇게 살아왔다. 신발도 짚신이나 가죽신 등으로 몸과 땅의 전자가 교류되도록 살아왔는데, 문명의 발달로 합성 화학성분이 가득한 고무, 플라스틱 등의 전자가 차단되는 도구를 사용하면서 피부와 흙이 접촉하는 기회를 상실한 채 살아가고 있다.

우리의 몸에서 발생하는 전자와 외부에서 들어온 전류가 대지로 흘러나가 순환이 되어야 하는데 몸속에서 갇히게 되므로, 신체 장기에 심각한 장애가 발생하게 된다. 그러므로 흙과 피부를 접촉함으로써 불필요한 몸속의 전류를 땅으로 흘려보내고, 땅의 기운과 몸의 기운이 순환하는 대자연의 순환원리에 일시적이나마 몸을 맡기는 것이다.

피부와 땅을 접촉시키는 방법으로 가장 쉽고 빠른 것은 맨발로 땅 위를 걷거나 피부를 노출한 상태로 앉거나 눕는 것이다. 그리고 좀 더 충분한 효과를 거두려면 흙구덩이를 파고 얼굴만 제외하고 몸 전체를 흙 속에 묻거나 모래 속에 몸을 묻는 토사욕을 실시하는 것이다. 이러한 토사욕은 전자파뿐 아니라 몸속의 일산화탄소를 비롯한 독소를 배출하는 데도 탁월한 효과가 있다.

흙의 힘은 정말 위대 하다. 위대 하다 못해 신비롭다. 흙은 자연에서 발생한 모든 오염물질을 정화하는 신비로운 힘을 갖고 있다. 부패하고 냄새나고 더러운 어떤 물질도 흙은 깨끗이 정화한다.

자연과 가까이 하는 것은 암환자에게 더 이상의 설명이 필요 없는 보약 중의 보약이다. 암환자는 이 점을 반드시 명심 하지 않으면 크게 후회하게 될 것이다. 아니 어쩌면 후회할 기회마저 가지지 못할지도 모른다는 것을 명심하라.

4. 방사능 피해

2011년 3월 11일 일본 후쿠시마 핵발전소 폭발사고는 진도 9.0의 지진에 의해 세계 최초로 4개의 원전이 동시 폭발한 대재앙이었다. 그러나 후쿠시마 사고로 인해 방사능에 의한 피해의 심각성과 경각심을 다시 한 번 더 일깨우는 계기가 되기도 했다.

화력발전은 석탄을 연소시켜 물을 끓여 발전하는 시스템이고, 핵 발전은 우라늄이나 플라토늄을 연소시켜 발전하는 시스템이다. 핵 발전에서 물을 끓이는 데 한 번 들어간 핵연료는 4년 동안 밤낮으로 계속 연소시켜야 한다. 그 후 나오는 방사선 폐기물은 최소한 10년 이상 식혀, 그 후 10만 년에서 100만 년 동안 안전하게 보관해야 하는 것으로 알려져 있다.

방사능은 핵 발전뿐 아니라 여러 경로를 통해 우리 몸에 들어와 암, 유전병, 심장병 등 심각한 피해를 입힌다. 피해 경로를 몇 가지로 분류하면, 먼저 방사능 물질이 우리 몸에 들어오지 않고 방사선만 통과하면서 피해를 입히는 경우이다. 이것은 대부분 병원에서 시행하는 X선 촬영, CT 촬영 등 건강상의 문제로 몸 안을 살피기 위해 촬영하는 세슘, 요오드 등의 방사능 물질에 의한 피폭이다.

다음은 호흡이나 피부를 통해서 방사능 물질이 흡수되는 내부 피폭이다. 그리고 음식을 통해서 몸 안으로 들어오는 피폭으로 크게 분류할 수 있다.

그런데 문제는 방사능은 어떤 경우에도 피폭의 양과 상관없이 우리 몸에 심각한 피해를 입힐 수 있다는 것이다. 미국 국립과학아카데미는 "피폭 양과 암 발생은 정비례한다. 방사능에 의한 암 발생에는 역치(그 이하에서는 암 발생이 증가하지 않는 피폭량)가 존재하지 않으며, 의학적 안전 기준치는 제로"라고 발표했다. 국제 방사선 방호위원회에서도 "피폭량과 암 발생은 비례한다."라고 보고했다.

방사능 피폭의 위험성은 성별과 연령에 따라 차이가 나는데, 여성과 어린이에게서 위험도가 더 높은 것으로 알려져 있다. 최근 발생 빈도가 급증하고 있는 갑상선암은 방사능 물질인 요오드가 중요 인자로 알려져 있다. 그런데 치료에도 요오드가 사용되고 있음은 아이러니한 일이다.

방사선 문제는 그 위험성과 피해에 비해 국민들의 경각심이 턱없이 부족하다. 전력을 생산하기 위해 국가 정책적으로 핵발전소 설립을 확대하고 있고, 병원에서는 환자를 치료하기 위해 방사선 기기를 사용한다. 그러다 보니 우리는 이러한 일들의 타당성과 합리성에 대한 관심은 대부분 소홀하고, 언론에서도 피해의 심각성에 대해서는 보도를 꺼린다.

우리나라 현재의 핵발전소는 23기로서 5개가 추가 건립 중이고, 밀집도로 따지면 세계 1위의 원전 밀집 국가이다. 나는 개인적으로 원자력 발전소의 추가 건립이나 사용기간 연장에 찬성하지 않는다.

원자력발전소 건립으로 얻는 이익보다 사후 관리 또는 사고 발생 시 도래하는 천문학적인 피해액과, 우리가 감당할 수 없는 건강상의 피해를 유발하는 원전은 이제 서서히 정리하고, 국민의 안전성과 전 세계 인류의 미래를 보장할 수 있는 신재생 에너지의 개발과 확산에 총력을 집중해야 할 때라고 믿는다.

후쿠시마 원전사고 이후 방사능에 대한 관심과 경각심이 높아진 건 사실이다. 그러나 아직은 더 높은 관심이 필요하다. 원전의 방사선은 피하려 하면서도 병원에서의 방사선 치료는 무심하게 받아들이는 태도를 어떻게 해석해야 할까? 먹는 음식에서, 일상생활 환경에서, 병을 치료하는 과정에서 방사능에 노출되고 있지나 않은지 특별한 관심과 주의가 필요하다.

5. 장수 시대

현대 사회에 접어들면서 가장 비중감 있게 새롭게 떠오르는 용어를 들라면 단연코 '100세 시대'라는 데 아무도 이의가 없을 것이다. 100세 시대, 불과 10~20년 전만 해도 전혀 들어보지도 생각해보지도 않았던 일이다. 불과 4~5년 전만 해도 100세 시대에 대해 이야기하면 부정적인 반응이 대부분이었다. 그러나 지금은 누구나 공감하고 어떻게 해야 되는지 걱정하고 관심을 가진다. 너무나 빠른 변화이다.

나이 50대에서 60대 전후에서 은퇴하여 10~20년 정도 살다가 영원한 안식의 길로 돌아가는 일반적인 삶의 기준에서 어느 날 갑자기 100세 이상 살아야 하는 시대로 급변하면서, 많은 사람들이 당혹감과 충격을 감추지 못하고 있다. 50대 60대에서 은퇴 후에도 40~50년 이상을 더 살아야 하는 시대로 진입하게 된 것이다. 각 여론조사 기관에서 조사 발표하는 의식조사 결과를 보면, 100세 시대는 재앙이다와 축복이다라는 결과가 거의 50대 50으로 나온다. 그만큼 100세 시대에 대한 불안감과 기대감이 상존하면서 혼란이 공존한다는 뜻일 것이다.

100세 시대가 우리에게 던지는 의미는 무엇인가? 한마디로 정의할 수 있는 문제는 아니지만, 분명한 것은 우리가 그동안 경험해보지 못했고 생각조차 해보지 않은 새로운 시대의 도래를 의미하는 것이라고 생각한다. 전혀 새로운 삶의 길이 우리 앞에 기다리고 있는 것이다.

새로운 삶은 기존의 사고방식과 생활방식을 완전히 벗어던짐으로써 새로운 출발이 가능하다. 그러나 대부분의 사람들은 이 문제에 있어서 자유스럽지 못하다. 그리고 우리의 현실이 이것을 쉽게 허용치 않는다. 가족 문제, 직업 문제를 비롯해 여러 가지의 문제들이 우리의 변화를 가로막고 방해하고 있다. 그러나 실상은 그것보다 더 큰 장애물은 나 자신의 마음에 달려 있다. 바로 고정관념이다.

인간의 뇌에는 현재의 상황을 그대로 유지하려고 하는 관성 에너지가 존재한다. 대부분의 사람들은 자기가 믿고 있는 지식체계나 현재의 상황을 쉽게 바꾸려 하지 않는다. 특히 질병이나 건강 문제에 있어서는 더욱 심각하다. 자기가 알고자 했던 부분에 대해서 서적이나 강의, 매스컴을 통해 새로운 지식을 한 번 받아들이고 나면, 그 이후에 상반된 지식을 접하게 되어도 기존의 생각을 바꾸려 하지 않는다.

필자의 경험으로는 특히 암환자의 경우 더욱 심하다는 걸 느끼고 있다. 암을 갖고 사는 사람들을 관심 깊게 살펴보면 공통된 특징이 있다. 대부분 열심히 그리고 열정적으로 사회생활을 하고 있는 사람들이다. 또래의 주변 사람들보다 앞선 마인드와 성공적인 삶을 살고 있는 분들이 대부분이다. 그러나 한편으로는 자기주장과 고정관념이 강하다. 건강과 암에 관해서도 어느 정도의 지식을 갖고 있기 때문에 그들의 잘못된 생각을 바꾸기가 너무나 어렵다. 관성 에너지는 우리의 삶에 긍정적인 영향도 미치지만, 변화와 발전을 가로막는 매우 바람직하지 못한 영향을 미치기도 한다. 각자가 가진 관성 에너지를 부정적이 아닌 긍정의 에너지로 활용할 수 있도록 하는 지혜가 필요하다.

100세 시대가 현대인들에게 축복이 될지 재앙이 될지는 아무도 모른다. 그것은 오직 각 개인의 미래 시대에 대한 준비와 생활 자세에 달려 있기 때문이다. 수명이 길어지면서 질병의 형태도 크게 달라질 것이다. 오랜 기간 몸속에서 잠복하는 질병은 수명이 끝날 때까지 발병하지 않은 채 끝날 수 있다. 그러나 수명이 길어지게 되면 이러한 질병이 생전에 발병되기도 하고, 여러 가지의 새로운 질병에 노출될 가능성도 더욱 높아진다. 100세 이상의 장수 시대를 재앙이 아닌 축복의 시대로 맞이하기 위해서는 또 다른 각고의 노력이 필요하다. 생명이나 건강은 그냥 주어지는 것이 아니다. 자연은 스스로 생명과 건강을 소중하게 가꾸고 보살피는 사람에게 건강의 축복을 선물한다.

나이 50대 이후에 암, 당뇨 등 난치성 질환에 걸리면, 그 사람의 제2막 인생은 폭풍우 속을 항해하는 돛단배 신세가 될 가능성이 높아진다. 많은 재산을 보유하고, 높은 지식을 갖추고 있어도 별 쓸모가 없어지는 것이다. 인생 2막의 후반기에서 가장 중요한 것은 단연코 건강이다. 전반기 인생에서는 병이 나면 주변에 도와줄 사람이 많았다. 그러나 후반기 인생에서 병이 나면 나를 위해 진심으로 도와줄 사람이 몇이나 있겠는가. 잠시 위로의 말 정도로 인사치레하고 부담스러워 하나 둘 점점 멀어져갈 것이다. 자기 건강은 자기 스스로 지키고 가꾸어나가야 한다. 현대 의학의 실체를 알고 자연 치유와 관련된 서적도 많이 읽어보고, 건강 관련 강의도 열심히 찾아다니면서 충분히 듣고 내용의 진실성과 가치를 판단할 수 있을 정도의 수준은 되도록 노력해야 한다.

나이가 들어가면서 점점 기능이 약해져가는 세포의 산화를 최소화하기 위해서는 무엇보다 항산화 작용의 기능을 확대하는 것이다. 항산화 기능을 잃지 않고 지키는 최선의 방법은 자연의 어려운 환경에서 파이토케미컬과 글리코 영양을 가득 품고 자란 식물의 섭취를 충분히 하는 것이다. 동물성 식품에는 이러한 성분이 전혀 없다. 효소도 없고, 식이섬유소도 없다.

전반기 인생에서 후반기의 새로운 삶의 시대로 넘어가면서 건강 못지않게 중요한 것은 배움이다. 전반기의 지식, 경험만으로는 후반기를 견뎌낼 수 없다. 지금은 너무도 빠르게 변화해가는 급변의 시대다. 지난 20세기 100년이 인류 역사가 시작된 이래 수만 년 동안 변한 것보다 더 많이 변했다. 그리고 지난 10~20년이 지난 100년보다 더 많이 변했다. 앞으로 우리가 살아갈 미래 10년은 지난 100년보다 더 많은 변화가 있을 것으로 예상된다. 미국 MIT 대학교의 레이커즈 와일 교수는 21세기가 끝나갈 무렵이면 우리는 2만 년 동안의 진보를 목격하거나, 20세기에 우리가 이룬 것보다 대략 1,000배가 더 큰 진보를 목도하게 될 것이라고 예언했다.

우리 주변에는 현직에서 은퇴하고 소일하며 지내는 사람들이 넘쳐나고 있다. 그분들에게 요즈음 "무엇을 하며 지내십니까?" 하고 인사하면, "이 나이에 뭘 하겠나. 다 늙어서 하긴 뭘 해. 그냥 이렇게 살다가 가는 거지."라고 하는 사람들이 너무 많다. 늙지도 않았으면서 자기 스스로 늙었다고 생각하며 늙음을 재촉하는 사람들이 많이 있다. 대부분 몸도 건강하고 사고력도 정상적으로 작동하고 있음에도, 스스로 자기를 비하하고 자신의 능력을 과소평가하여 자신을 쓸모없는 인간으로 만들고 있는 사람이 이외로 많이 있는 것이 문제다. 하지만 그것은 정말 어리석은 일이다. 40~50년 동안을 어떻게 그러고 살겠는가? 불과 몇 년 후쯤 되면 진작 깨닫지 못하고 좀 더 열심히 준비하지 못한 것을 가슴을 치고 후회하게 될 수도 있을 것이라고 생각하면 안타깝다.

그러나 때늦은 후회는 소용없다. 버스 지나고 손 흔들기다. 이 세상에는 수많은 약이 있고 수많은 이외의 일들이 있지만, 후회를 치료하는 약이 있다는 소리를 들어본 적은 없다. 일찍 죽고 오래 사는 것은 본인의 선택 사항이 아니다. 물론 각자가 살아온 생활습관이 큰 영향을 미치지만, 제반 사회 환경도 절대적인 영향을 미친다. 세상이 그렇게 변해서 오래 살게 되는 것을 생각지 못하고, 지난 시대의 고정관념에 갇혀 다가오는 새로운 시대를 회피한다면, 누가 불쌍해지겠는가?

급변하는 지구 환경을 생각하면서 멀리 내다보고 깊이 있게 성찰하는 지혜가 절실히 필요한 시대를 우리가 살아가고 있다. 나이는 정말 숫자에 불과하다. 태어난 후 지구가 태양을 몇 바퀴를 돌았는지를 계산하는 숫자 놀음에 불과하다. 제2의 인생으로 불리는 후반기야말로 정말 보람 있고 원숙한 삶을 살 수 있는 절호의 기회다. 나이와 상관없이 스스로의 삶을 갈고 닦아 빛나고 가치 있는 인생의 흔적을 남겨보자.

94세로 타계한 영국의 유명한 극작가인 죠지 버나드쇼의 묘비명에는 "우물쭈물하다가 내 이럴 줄 알았다."라고 되어 있다고 한다. 남들보다 더 열심히 살고 수많은 작품을 남기고 노벨상까지 수상한 그도 죽음 앞에서 좀 더 열심히 살지 못한 것을 후회한 것이다. 은퇴 전후해서 어떤 마음으로 어떤 선택을 하느냐에 따라 그 사람의 미래 40년, 50년의 인생이 결정되는 것이다. 생각이 바뀌면 생활이 바뀌고, 생활이 바뀌면 인생이 바뀐다. 마음가짐이 곧 내 인생을 결정하는 것이다.

100세 시대는 단순히 오래 사는 것만을 의미하지 않는다. 개인의 생활에서부터 사회 전반의 시스템의 변화를 의미하는 것이다. 현재의 수많은 직업이 사라지고, 새로운 직업이 탄생하고, 경제가 작동하는 원리도 바뀌고, 우리가 판단하는 좋고 나쁨의 기준도 바뀔 것이다.

미래의 성공적인 삶을 창출할 수 있는 기회는 지금뿐이다. 지금 현재 나의 모습은 태어나서 현재까지 내가 생각하고 행동해온 전반기 인생의 결과물이다. 지금부터 내가 생각하고 행동하는 것에 의해 미래 40년, 50년 후의 나의 모습이 결정될 것이다. 고정관념을 버리고 모든 지혜를 총동원하여 새로운 삶의 패러다임을 창출해야 한다. 새로운 시스템에 적응하고 받아들이기 위해서는 기존에 갖고 있는 구시대의 낡은 지식이나 고정관념부터 지워내야 한다. 지나온 세월의 흔적은 말끔히 지워내고, 새로운 마인드와 미래의 통찰력으로 내 몸을 가득 채우자.

미래의 새로운 삶을 개척하기 위해서 가장 먼저 실천해야 할 것은 배움에 가장 많은 시간을 투자하는 것이다. 필자는 나름대로 미래를 위해서 당장 필요한 핵심 과제로 세 가지를 선정했다.

첫째는 새로운 일거리를 창출하는 것이다.

현직에서 은퇴 후 새롭게 전개될 인생 2막 시대에 앞으로 30~40년 이상 할 수 있는 나만의 일거리를 만들어내야 한다. 우리 주변을 보면 평생 먹고 살 만큼의 재산이 있다고 자만하며 여유를 부리는 사람들이 제법 많이 있다. 그러나 아무리 재산이 많아도 하는 일 없이 사는 것처럼 한심하고 비참한 일은 없다. 향후 10년 정도 전후쯤에는 현재 우리가 하고 있는 일거리의 대부분이 사라지게 될 것이라고 한다. 현재 직업의 70% 정도가 사라지고, 전혀 새로운 분야의 일거리가 출현하게 될 것이라는 게 미래를 연구하는 각계 전문가들의 공통된 견해이다.

급변하는 새로운 시대를 준비하고 적응해 나가기 위해서는 나 혼자만의 생각으로는 불가능하다. 배움에 많은 시간을 투자하고, 새로운 친구들과 토론하고 고민하는 시간을 내는 데 주저함이 없어야 한다고 생각한다.

둘째로는 건강에 대한 지식을 축적하는 것이다.

사회 환경이 변하고 삶의 패러다임도 변하면서 질병의 양태도 크게 바뀌게 될 것이다. 그동안에는 별로 중요시하지 않았던 질환들이 우리의 삶을 위험에 빠트리는 심각한 질환으로 바뀔 수도 있을 것이며, 전혀 새로운 질환의 출현으로 고통받게 될 수도 있다. 지금도 현대의학으로 치유가 되지 않는 질환들이 넘쳐나는데, 앞으로 새롭게 발생하는 질환들은 또 어떻게 할 것인가?

건강을 잃으면 모든 것을 잃는다. 내 몸의 건강을 지키기 위해서 믿을 수 있는 것은 오직 나 자신밖에 없다. 병이 나면 병원에 가면 된다는 낡은 사고방식에서 벗어나지 않으면 건강한 미래를 결코 담보할 수 없다. 사람을 살리고 수명을 연장해주는 것은 의사도 아니고 친구도 아니다. 오로지 나 자신 많이 그 일을 할 수가 있다. 건강을 지키고 질환에 지혜롭게 대응하는 참 지식인 자연치유의 원리를 공부하여 내 몸 건강은 나 스스로 지킬 수 있는 자신감으로 채워두어야 한다.

마지막으로, 환경을 회복하고 지키는 일에 관심을 가지는 일이다.

내가 태어나고 살아가고 마지막에는 다시 되돌아가야 할 지구가 지금 심각한 위기에 처해 있다. 인간의 끝없는 탐욕에 지구가 몸살을 하고 열 받아 뜨거워지고 있다. 내가 해야 할 일은 무엇인지, 어떤 일을 할 수 있는지, 생활 주변에서 찾아보면 할 수 있는 일들이 많이 있을 것이다. 지구 환경을 지키는 일은 내가 할 일이 아니고, 특수한 전문가 집단이나 정부 기관이 해야 할 일이라고 생각한다면 커다란 착각이다. 작은 개울이 모여서 강물이 되고 강물이 모여서 바다가 되듯이, 내가 행하는 작은 행위로 인해 공기가 오염되면 빗물이 오염되고, 물이 오염되면 땅이 오염되고, 땅이 오염되면 우리가 먹는 먹거리가 오염된다. 먹거리가 오염되면 내 몸이 오염되고 종국에는 내 생명을 위험에 빠트리게 될 것이다. 뉘라서 환경 문제는 내가 할 일이 아니라고 할 수 있겠는가?

제7장

항산화 성분의 보고 약초의 활용

1. 항암 약초를 식품으로 활용하자

20세기 들어 급속히 발전하기 시작한 물질문명의 진전으로 현대인들은 인류 역사가 시작된 이래 그 어느 때보다 가장 풍요로운 시대를 살아가고 있다. 먹을 것과 입을 것을 비롯한 각종 생활용품들이 넘쳐나는 풍요의 시대를 만끽하면서도, 정작 삶의 질에 대한 만족감은 계속 하향 그래프를 그리고 있다.

또 암, 당뇨, 등 난치성 생활습관 병 환자들은 지속적으로 증가하고 있는 기현상이 계속되고 있는데도, 정부나 제도권의 의료계가 이렇다 할 대안을 제시하지 못하고 있다. 그에 따라 현대인들은 건강에 대한 불안감과 예측하기 힘든 미래의 삶에 대한 불안감으로 삶의 질이 떨어지고, 노년층과 젊은 세대의 자살률은 줄어들지 않고 있다. 옛날에는 거의 없었던 우울증, 불면증, 비만을 비롯한 각종 순환기 장애성 질환의 확산이 지금과 같은 증가 추세가 지속될 경우, 국가적인 대재앙의 수준에까지 도달할 수도 있다는 우려가 점점 깊어지고 있다.

최근 자신의 삶과 건강을 스스로 지키려고 하는 의식이 확산되면서, 친환경적인 먹거리와 자연 친화적인 삶에 대한 관심이 급증하면서, 건강에 도움이 되는 기능성 물질을 많이 함유한 식물에 대한 관심도 확대되고 있음은 어쩌면 지극히 당연하고 자연스러운 현상이라 할 수 있겠다. 그러나 필자가 오랫동안 약초에 관심을 갖고 관련 단체나 약초 애호가들을 접하면서 느낀 것은 우리 국민의 약초에 대한 관심과 접근 방법에 상당한 문제가 있다는 것이었다. 약초, 하면 가장 먼저 한약재를 생각하고, 한의학의 이론에 의한 활용을 먼저 생각하고, 약초에 관한 지식을 전달하는 지도자나 배우고자 하는 사람들 대부분이 과거 수백 년 전의 옛날 문헌에 의한 약초 활용법을 당연한 것처럼 받아들이고 있는 것이다.

현재 활용되고 있는 약초와 관련된 교재나 책자 등 대부분의 자료가 『동의보감』을 비롯한 옛날 문헌의 기록에 의해 편집, 활용되고 있다. 그러한 고전적 지식에 따라서 공부하여 약초를 활용해보면 효과가 기대에 미치지 못해서 약초에 대한 가치를 극히 폄하하는 사람이 있는가 하면, 실질적 효과나 실용성의 여부에 관계없이 자기가 배운 고전적 지식이 마치 대단한 보물이라도 되는 양 으스대는 사람들 또한 없지 않다. 약초에 관련된 오래된 고전적 기록이나 전설적 이야기일수록 더욱 큰 자랑거리다. 몇 백 년 전부터 전래되어오는 왕실 비방이니, 천 몇 백 년 전 중국의 『황제내경』에 기록되어 있는 특급 비방이라고 하면 사람들은 많은 관심을 갖는다. 나는 평소 그러한 사람들을 대할 때마다 안타까운 마음을 금할 수 없다.

그러나 조금만 더 깊은 관심을 갖고 살펴보면, 이러한 고전적 전래 요법으로 질병을 완치했다거나 큰 효과를 경험한 사람들은 거의 찾아보기 어렵다.

이 세상에서 변하지 않는 것은 하나도 없다. 어느 철학자의 말처럼 "이 세상에서 변하지 않는 것은 딱 하나, '변하지 않는 것은 아무것도 없다'라는 말 하나뿐이다." 모든 것은 변한다는 것이다. 현대인들의 실생활에서 수백 년 전의 방법을 그대로 따라하는 생활 방식이 있는가? 아마 한 가지도 없을 것 같다. 그럼에도 약초의 활용 방식 많은 시대의 변화를 따르지 못하고 있다. 우리가 살고 있는 현대 사회는 너무도 빠르게 변화해가는 시대다. 우리가 살아온 20세기 100년 동안 인류 역사의 수백만 년보다 더 큰 변화를 가져왔고, 최근 10년의 변화는 과거 100년의 변화와 맞먹을 정도의 급속한 변화의 시대를 살아가고 있다. 앞으로 살아가게 될 미래는 또 얼마나 큰 변화가 있게 될지 짐작조차 하기 어려운 급변의 시대를 살아가고 있는 것이다.

인류의 건강과 관련된 제반 환경도 크게 변했다. 질병이 발생하는 원인도 변했고, 그에 따른 질병의 종류도 크게 변했다. 옛날에는 없었던 중금속을 비롯한 합성 화학물질들 대부분이 약 100년 전만 해도 없었던 물질이다. 그때는 비료와 농약도 없었다. 먹거리의 생산 방법도 변했고, 음식의 질과 사람의 몸속 환경도 크게 변하여 체질도 많이 달라졌다. 식물과 관련된 모든 환경이 이렇게 변했음에도, 약초의 효과나 활용법들의 대부분이 수백 년 전의 고전 문헌에 의존하고 있음은 안타까운 일이 아닐 수 없다. 조금 더 직설적으로 말하면 어이없고 황당한 일이라고도 할 수 있다.

거기에다 옛날의 문헌에 기록되어 있는 약초의 효능은 자연산 산약초를 활용했을 때의 경험을 나열한 것이고, 지금 한의학적으로 사용하는 약초는 거의 모두가 비료와 농약을 사용한 농경지에서 생산된 농산물이다. 자연산과 재배산의 차이는 산삼과 인삼의 차이로 생각하면 간단히 이해할 수 있다. 거의 모든 식물은 생산 과정, 수확, 가공 방법에 따라 함유 성분의 차이가 크게 발생한다. 평균 40~80% 이상의 차이가 발생하여, 이름과 모양은 같은 식물이지만 내부 성분은 완전 다른 식물과 같은 것이다.

나는 일찍부터 약초의 활용 방법을 한의학적인 이론에서 벗어나 채소와 과일처럼 식품으로 활용할 것을 주장했다. 공직에서 약초 관련 업무를 담당할 때도 이 부분을 이해시키려고 노력했다. 그러나 전혀 성과를 거두지 못했다. 나의 이야기를 듣는 자리에서는 공감하고 옳은 말이라고 인정하면서도, 돌아서면 다시 한의학적인 논리로 되돌아간다. 그리고 그러한 현상은 지금도 계속되고 있다.

간혹 공직의 후배가 약초 업무를 담당하게 되었다며 자문을 청하며 찾아오는 경우가 있으면 나는 지금도 같은 말을 한다. 늦은 감이 있지만 지금이라도 약초의 활용 방향을 바꾸어야 하고, 주력 약초의 종류도 최소로 선택하여 집중하라고 권유한다. 그러면 그렇게 되도록 노력하겠노라고 말한다. 그러나 십 수 년이 지난 지금까지도 변하고 있다는 징후를 어디에서도 찾아보기 어렵다. 우리의 뇌에 자리 잡고 있는 관성 에너지(현재의 상황을 유지하려고 하는 본성)의 엄청난 위력이 두렵기조차 하다.

변화의 속도가 가속화되고 있는 지구 온난화 현상과 환경 오염, 그리고 인간의 수명 연장은 우리의 생활 전반에 많은 변화를 불가피하게 하고 있다. 현대 의학의 관점으로는 원인이 불분명하고 치유가 어려운 암, 당뇨, 고혈압, 비만, 천식, 치매, 우울증, 불면증, 심혈관 질환 등 수많은 난치성 만성질환들이 현대인들의 삶의 질을 떨어뜨리고 불안 속으로 몰아가고 있다.

그러나 다행스럽게도 수많은 석학들의 부단한 연구 노력의 덕분으로 이제 이러한 만성질환의 원인이 조금씩 보이기 시작했다. 수십 년간에 걸쳐 진행되고 있는 각계각층의 연구가 진행되면 될수록 밝혀지기 시작하는 대부분의 만성질환의 원인은 뜻밖에도 너무도 단순하다. 그것은 잘못된 습관에 의해서 발생하는 '생활습관 병'이라는 것이다. 암이나 당뇨 등의 난치병들이 우리가 알지 못하는 특정한 바이러스나, 박테리아 등의 세균에 의한 것이 아니고, 우리 자신의 잘못된 생활습관에 의해 발생되는 질환이라는 것이 명확히 밝혀지고 있는 것이다.

이 세상에서 발생하는 모든 문제점들은 원인이 불분명할 때 대응책을 찾지 못해 힘들어하게 되지만, 잘못의 원인을 알게 되면 잘못된 것을 고치는 것은 그렇게 어렵지 않다. 그럼에도 기존의 제도권 의학은 나타난 증세를 억누르고 제거하는 데만 주력한 나머지, 원인 규명에는 소홀히 함으로써 문제를 더욱 어렵고 복잡하게 만든다.

그러나 이제 수많은 난치성 질병들의 원인이 밝혀져가고 있는 이상 질병의 고통과 불안감에서 벗어나는 것이 불가능하지는 않게 되었다. 각 개인의 잘못된 생활방식이나 습관을 고치면 만성질환의 원인이 소멸되어 질병도 자연 소멸의 과정으로 가게 되어 있는 것이다.

그러나 약초와 관련하여 질병 치료에 관해 질문하는 사람들의 관심은 놀랍게도 전혀 다른 곳에 있는 경우가 대부분이다. 가장 많이 먼저 듣는 질문의 대부분이 "무엇을 먹어야 낫겠습니까?"이다. 무엇 때문에 나의 건강에 문제가 생겼을까? 왜 이렇게 되었지? 하는 데 대한 반성이나 고민은 거의 찾아보기 어렵다. 매일 먹고 있는 음식의 내용이나 생활습관이 잘못되어 몸에 고장이 발생했는데도, 원인을 고치려고는 하지 않고 또다시 새로운 것을 먹을 것부터 관심을 갖는 것이다.

왜 이렇게 되었는가? 나는 이러한 원인의 가장 중심에는 기존의 제도권 의료인들에게 있다고 생각한다. 질병의 진단에서부터 치료 과정에서 끊임없이 먹을 약물을 제공한다. 제공하는 약물의 성분은 어떤 것이며, 부작용은 또 어떠하며, 먹으면 질병이 치료가 되는 것인지에 대한 명확한 설명도 없이 약을 처방한다. 환자들도 전문가가 주니까 당연히 먹는 게 좋겠지 하는 믿음만 갖고 약물을 복용한다. 제공자는 상대가 원하니까 준다는 거고, 받는 자는 주니까 받는다는 논리이다. 마치 권력의 힘을 이용하기 위해 뇌물을 주고받는 행위와 유사하다. 효과는 상관없이 먹을 약물을 제공해야 수익이 늘어나는 시스템이 문제인 것이다.

우리나라의 의료보험 체계는 행위별 수가 보장체계이다. 처방하는 건수에 따라 돈의 액수가 달라지는 것이다. 질병의 완치와는 관계없이 하루에 환자를 10명보는 것보다 100명을 보면 수입금이 10배 이상 늘어나는 시스템이다. 최근 의료기관의 불성실 진료와 과잉진료의 문제가 점점 심각해지면서, 보험체계를 포괄수가 체계로 바꾸어야 한다는 논의가 있으나, 이 또한 정답이 되기는 어렵다.

몇 년 전 국회 보건복지위원회의 병의원 감사에서 일부 병원에서 총 92%의 내원 환자에게 암이 의심된다며 재검진을 받도록 권유한 사례가 적발된 현상은 현재 의료계의 과잉진료가 어느 정도인지 짐작케 하는 대목이다. 질병을 최대한 단기간에, 저비용으로 치료하는 의료인이 대우받고 수입도 늘어나는 근본적인 시스템이 정착되지 않고서는 환자의 피해를 줄이기는 요원하다.

난치성 만성질환의 가장 큰 원인으로 밝혀지고 있는 생활습관 중 높은 비중을 차지하고 있는 잘못된 식습관의 가장 큰 요인은 과잉과 부족의 두 가지로 크게 구분할 수 있다. 동물성 식품과 합성 화학물질의 과잉섭취와, 미량 영양소와 항산화 기능의 부족이다. 인체가 필요로 하는 필수 영양소 중 탄수화물, 단백질, 지방을 대량 영양소로 분류하고, 그 외 비타민, 섬유질, 미네랄을 미량 영양소로 분류한다. 미량 영양소 중에서도 현대인들의 몸속에 미네랄의 부족이 심각한 단계를 넘어서고 있는 것으로 밝혀지고 있다.

미네랄은 우리가 섭취하는 거의 모든 먹거리에 함유되어 있어 과거에는 5대 영양소로 지정만 되어 있을 뿐 섭취의 중요성이 그다지 강조되지 않았다. 그러나 새롭게 밝혀진 중요한 생체 원리 중

하나는 우리의 몸속에 미네랄이 부족하면 비타민을 비롯한 다른 영양소들도 제 기능을 발휘할 수 없다는 사실이다. 체내의 잠재 효소가 고갈되면 생명 활동도 끝난다는 효소의 영양학 이론과 비슷하게, 미네랄이 결핍되면 신체의 생명 활동이 치명적인 타격을 입는다.

미네랄의 중요성과 함께 최근 새롭게 떠오르는 강력한 영양소는 항산화 물질이다. 활성산소를 제거하고 세포의 기능 저하를 막는 항산화 물질에 대한 연구가 이 시대 가장 중요한 과제로 자리매김하고 있다. 그동안에는 우리가 많이 섭취하는 채소와 과일 중심으로 연구가 집중되어 열매, 잎, 뿌리의 색깔에 따라 항산화 물질의 종류가 다르고 작용 기전도 다르다는 사실이 밝혀지는 등 많은 연구가 진행되어 있다. 그 반면에 약초와 관련된 연구는 미흡했으나, 최근 각 대학, 정부 산하기관 연구소 등에서 약용식물이 갖고 있는 항산화 작용에 관한 연구가 활발하게 진행되고 있어, 약용식물 활용에 새로운 지평이 열리게 될 날이 머지 않았음을 느끼게 한다.

약용식물에는 재배하는 채소나 과일과는 비교할 수 없을 정도의 강력하고 다양한 약리 성분과 항산화 물질이 풍부하게 함유되어 있음이 밝혀지고, 항균, 항염증, 항암 효과 등이 지속적으로 확인되고 있어, 머지않은 날에 가장 강력한 항암제로서 자리매김하게 될 것으로 예측된다.

모든 생물들은 위험으로부터 자신을 지키기 위해 나름대로의 방어 기능을 갖고 있다. 동물들은 자기를 해롭게 하는 상대를 직접 제압하거나 몸을 피해서 위기를 벗어난다.

그러나 식물들은 처음 생명의 뿌리를 내린 다음에는 스스로 이동하지 못한다. 적들의 공격으로부터 취약할 수밖에 없는 치명적인 약점을 갖고 있다 보니, 스스로 침략자를 물리치는 무기를 개발했다. 그것이 바로 항산화 물질이다. 침략자가 싫어하는 냄새를 풍기고, 동물들이 싫어하는 맛을 만들거나, 독특한 물질을 만들어 자신을 방어해낸다. 식물들이 자신을 지키기 위해 만들어낸 화학 성분을 통틀어 파이토케미컬(Phytochemical)이라고 한다.

파이토케미컬은 활성산소의 발생을 예방하고, 발생된 활성산소를 환원하는 강력한 항산화 기능을 비롯해, 인체의 생리활성 작용에 다양한 영향을 미친다는 것이 확인되었다. 그 외에 식물이 가진 수많은 미량 영양소들이 인체의 생명 활동에 지대한 영향을 미친다는 것이 밝혀짐으로써, 앞으로 천연 의약품이나 기능성 식품 개발에 있어서 원료식물의 내재 가치를 평가하는 가장 중요한 기준이 될 것으로 예상된다.

옛날 먹을 것이 부족하던 시대의 약초는 인체가 필요로 하는 필수 영양소의 보충제로서 중요한 역할을 했다. 당시에는 탄수화물, 단백질, 지방의 대량 영양소의 부족으로 인한 비 건강이 많았고, 그렇기 때문에 대부분의 한약재들은 3대 영양소가 많이 함유되어 있는 식물의 뿌리가 보약재의 주재료로서 가치를 발휘해왔다. 그러다 보니 지금도 한약재나 약초, 하면 대부분 뿌리식물에 우선을 두고 관심을 가진다. 양반층 등 부유층은 편식으로 인한 미량 영양소의 부족으로 건강상의 장애가 발생하는 경우가 많았기 때문에 미량 영양소가 풍부한 산약초를 섭취함으로써 상당한 치유 효과를 얻을 수 있었다. 살림살이가 넉넉지 못했던 서민들도 산약초를 달여 섭취함으로써 부족한 영양을 보충하여 건강유지에 도움을 구할 수 있었다.

그러나 현대인들의 영양 상태는 옛날 사람들과는 크게 달라졌다. 3대 영양소인 탄수화물, 단백질, 지방은 대부분 과잉되어 있고, 미네랄, 비타민 등의 미량 영양소의 부족으로 세포가 제 기능을 제대로 발휘하지 못해 장애가 발생하고 있다. 특히 세포의 산화를 방지하는 항산화 기능의 저하는 수많은 만성질환의 가장 큰 원인으로 작용하고 있다.

날로 급증하고 있는 난치성 만성질환의 극복을 위해 각 분야에서 대안을 찾고 있는데, 그 중에서 가장 기대를 모으고 또한 발전 가능성이 높을 것으로 예상되는 분야는 단연코 인체의 항상성과 자연치유력을 정상적으로 유지시킬 수 있는 자연생활 건강법과 체내 세포의 기능 저하를 막을 수 있는 항산화 물질이 풍부한 산야초 식물 속의 '파이토케미컬'과 '글리코 영양'이다. 이것이 미래 인류의 가장 큰 건강 도움 물질이 될 것으로 예상되고 있다.

'플라보노이드', '카로티노이드'를 비롯한 식물 속의 항산화 물질과 글리코 영양의 함유량은 식물의 종별 구분보다 식물의 생장 환경과 수확, 가공 방법에 따라 큰 차이가 있다. 고전 문헌에 의한 '어느 병에는 어떤 약초가 좋다'라는 개념이 아닌, 식물의 성장 환경과 그 후의 관리와 섭취 방법이 더 큰 영향이 있다는 사실이 더욱 분명하게 연구 확인되고 있는 것이다.

약초를 한약재나 식품으로 복용했을 경우 치병 효과가 나타나면 어떤 약초가 어디에 좋다고 소문이 나고, 다른 사람들도 같은 방법으로 활용하기 시작한다. 그러나 다른 사람들도 똑같은 효과를 누리는 경우는 그렇게 흔하지 않다. 왜 그럴까? 보통 사람들은 약초를 복용 후 효과가 있을 때도, 왜 효과가 있었는지? 왜 나에게는 효과가 없었는지?에 대해서는 잘 생각지 않는다. 그냥 '어느 약초가 어떤 병에 사용했더니 좋더라' 끝낸다. 우리의 전통 한의학에도 왜 그런지에 대해서는 전혀 설명이 없기 때문에 원인을 생각지 않는 것을 당연한 것으로 받아들인다. 나는 이 부분이 약초 활용의 확산과 효과를 가로막고 있는 가장 큰 이유라고 생각한다.

약초를 활용했을 경우 건강 회복에 도움이 되는 것은 우리가 알지 못하고 있는 어떤 미지의 신비로운 성분이 있기 때문일 것이라고 막연히 생각하며 넘어간다. 앞에서 살펴본 대로, 우리 몸을 이루고 있는 60조 개의 세포들은 생명 활동에 절대 필요한 필수 영양소들이 적절하게 공급될 때 정상적인 기능을 수행할 수 있게 되는 것이지, 어떤 신비한 성분에 의해 좌우되는 것이 아니다. 우리 몸의 세포들은 세포의 구성에 필요한 미네랄, 비타민, 아미노산 등의 필수 영양소가 제대로 공급되느냐 않느냐에 의해 기능이 결정되는 것이다. 우리가 매일 섭취하는 농축산물에서 인체가 필요로 하는 필수 영양소를 충당하지 못하게 되면, 우리 몸에 이상 증상이 발현되기 시작한다. 이때 산약초를 섭취하면 농산물에서는 부족했던 영양소들이 약초 속에 있는 다양한 종류의 미량 영양소들에 의해 보충되고, 그로 인해 저하되었던 자연치유력과 면역력이 회복됨으로써 치병 효과가 나타나는 것이다.

　나는 오래전부터 약초를 단순히 한약재의 원료 작물로만 생각하는 기존의 고정관념에서 벗어나, 식품의 원료 작물로 활용할 것을 주장해왔고, 지금도 그러한 신념에는 변화가 없다. 그러나 아직까지 대부분의 약초활용 관련 자료가 고전문헌에 의한 경험 위주의 지식 범주를 크게 벗어나지 못하고 있고, 약초에 관심을 갖는 사람들 대부분도 한약재라는 고정관념에 갇혀 약초의 효과적인 활용이나 자원화에 걸림돌이 되고 있어 늘 안타깝다. 식물의 효능 결정에 가장 큰 영향을 미치는 생산 과정은 무시하고 약초에 열을 가해 수차례 찌고, 볶고, 분쇄하고 또다시 다른 물질과 혼합하는 과정을 반복하는 고전의 법제 방법을 나는 불신한다. 특히 OO 약초는 찬 성질이어서 몸을 냉하게 하고, OO 약초는 몸을 따뜻하게 하는 열성식품이라는 한의학적인 이론에 대해 의문을 품고, 그동안 어떤 근거에 의해 그러한 주장이 나왔는지 찾아보았다. 그러나 현재까지 단 한 편의 연구논문도 발견하지 못했고 논리적인 근거도 찾을 수가 없었다. 옛날 문헌에 그렇게 기록되어 있으니까 그렇다고 믿고 있을 뿐이다.

　채소나 수박이 서늘한 기운을 띠고 있기 때문에 먹고 나면 우리 몸이 차가워진다는 논리가 과연 타당성이 있는 이야기인가? 물론 일시적으로는 그러한 현상이 나타날 수도 있다. 찬물을 마시면 일시적으로 서늘함을 느끼고, 냉탕에 들어가도 같은 기운을 느낀다. 그러나 우리 몸속의 체온이 바로 떨어지는 것은 아니다. 우리 몸은 인체의 자율조절 기능에 의해 항상 36.5도의 체온을 유지한다. 체온이 1도 정도만 떨어져도 면역력이 30% 이상 낮아지고 심각한 건강상의 장애가 나타난다. 찬물이나 찬 성질의 음식을 먹으면 체온이 떨어지고, 더운 음식을 먹으면 체온이 올라간다면, 우리 인간은 아마도 오래전에 멸종되어 이 지구상에 존재하고 있지도 않을 것이다. 이 지구상에 식물을 찬 성질과 뜨거운 성질로 구분하여 섭취하는 종족이 있다는 이야기를 들어본 적이 없다.

진실을 발견하기가 어려울 땐 자연의 원리와 현상을 비교해보면 가장 빠르고 정확한 답을 찾을 수 있다. 식물을 먹고사는 동물 중에서 찬 성질과 따뜻한 성질로 구분해서 풀을 뜯는 동물을 본 적이 있는가? 우리 몸은 혈액순환이 어느 정도 원활하게 이루어지느냐 아니냐에 의해 체온이 미세한 영향을 받을 뿐, 음식물의 종류에 따라 체온이 변하지는 않는다. 만물의 영장임을 자처하는 우리 인간만이 어리석게도 음식을 어렵고 복잡하게 만들어 스스로 힘들게 하고 있을 뿐이다.

구태의연한 관습과 고정관념을 깨고 자연의 섭리에 기초한 진실한 지식과 지혜가 절실히 필요한 시대가 되었다. 약초를 한약재의 원료 물질로만 생각하는 과거의 활용방법이나 고정관념에서 벗어나야 약초의 활용이 다변화될 수 있고, 건강에 크게 도움이 되는 식물로 활용 범위를 넓혀나갈 수 있을 것이다.

약초를 올바르게 활용하기 위해서는 우리 몸의 생체원리와 질병 발생 기전의 기본 정도는 알아야 하고, 자연의 이치와 생명의 원리, 그리고 식물의 생태를 먼저 이해해야 한다. 그럴 때 올바르고 현명한 약초 활용이 가능하다. 수많은 난치성 질환들이 급증하고 있는 지금이야말로 미량 영양소와 항산화 물질의 보고인 산약초를 바르게 활용하는 지혜를 발휘해야 할 때라고 생각한다.

2. 약초의 생산, 관리 방법을 개선해야 한다

　현대인들이 겪고 있는 미량 영양소 결핍의 가장 큰 원인은 농산물 생산 방법에 있다. 생산량의 증대를 위해서 비료와 농약을 사용하고 농경지가 산성화되면서 식물에게 영양분을 공급하는 토양 속의 미생물과 무기질도 줄어들어, 식물이 무기질을 제대로 흡수를 못하게 됨으로써 농산물도 허약해져서 병충해에 취약한 식물로 변하게 되었다. 그러다 보니 우리는 배불리 먹으면서도 몸은 미량 영양소의 부족에 시달리는 생활을 계속하고 있는 것이다.
　이러한 문제를 해결하기 위해서는 농산물의 생산 방법을 친환경 농법으로 완전히 바꾸어야 하는데, 이 문제는 현재의 농업 여건상 대단히 어려운 부분이다. 나는 오래전부터 자가 급식용 채소와 약초만이라도 비료와 농약을 전혀 사용치 않는 친환경 농법으로 생산해야 할 필요성을 지속적으로 강조해왔다.
　생활습관병인 만성질환자의 급증과 100세 시대의 고령사회로 생활환경이 전환되면서 다양한 기능성 성분과 미량 영양소를 풍부히 함유한 먹거리 식물에 대한 수요가 더욱 확대되고 있다. 따라서 식재료의 생산 방법의 개선은 시급한 과제라고 볼 수 있다. 최근 들어 약용식물에서 유래하는 천연 생리활성 물질에 대한 관심과 연구가 확산되고 있으나, 대부분 특정 성분을 추출하여 동물을 활용한 생체 내 항산화 효과와 항암, 항균 등의 작용을 확인하는 수준에 머물고 있을 뿐이다. 식물의 생장 환경이나 수확 가공에 따른 유효성분의 함량 차이에 대해서는 아직까지 연구가 거의 전무한 실정이다.

그러나 나는 오랜 경험을 통해서 약용식물의 생산 환경에 따라 함유성분의 차이가 큰 차이로 발생한다는 사실을 확인할 수 있었다. 어떤 종류의 약초를 복용하면 내 몸속의 질병치료에 도움이 될 것인가를 생각하기 전에, 내가 먹는 이 약초가 어떤 환경에서 생산되었으며, 어떤 과정을 거쳐 내 입까지 도달하게 되었는지를 먼저 생각하는 것이 중요하다. 식물의 함유성분은 여러 가지의 복합적 요인에 의해 차이가 발생할 수 있으나, 크게는 다음 다섯 가지 요인으로 구분할 수 있다.

첫째, 식물이 뿌리를 내리고 자란 토양과 기후 환경이다.

다년간 비료와 농약을 사용하면서 관행적 농산물을 생산해온 농경지인지, 아니면 오랫동안 방치해둔 농지인지, 자연 상태의 산간지인지에 따라 식물이 필요로 하는 토양 속의 영양 성분의 차이가 크게 발생한다. 사용하는 퇴비의 종류도 토양의 영양에 큰 영향을 미친다. 퇴비의 생산 과정에서 각종 합성 화학물질이 잔뜩 투여된 퇴비와 자연의 기운과 영양을 가득 품고 있는 산야초를 숙성시켜 투입한 토양의 환경은 식물의 내재 영양소와 건강 상태에 큰 차이를 발생시킨다.

그리고 뜨거운 태양빛과 거친 비바람을 견디면서 어려운 환경에서 자라난 자연 상태의 식물은 일반 농산물과 항산화 성분의 차이가 크게 발생할 수밖에 없다. 같은 종이지만 산삼과 인삼의 차이와, 재배 도라지와 산 도라지의 거래 가격 차이가 왜 그렇게 크게 나는가? 종류는 같지만 효능은 크게 차이가 나기 때문이다. 그럼에도 현재 한의학이나 영양학의 이론에 이러한 사실에 대한 연구나 자료가 거의 전무하다는 것은 심히 유감스럽고 안타까운 일이다.

둘째, 재배 방법을 바꾸어야 한다.

요즈음 관행농법에 의해 대량 생산하는 과채류 대부분은 작업 능률의 향상과 성장 속도를 빠르게 하기 위해 비닐하우스나 비닐 멀칭 방법으로 생산된다. 최근 들어서는 약용식물도 수확량을 늘리기 위해 일반 농산물처럼 이러한 방법을 이용하여 재배하는 경우가 늘어나고 있다. 인간이 인위적으로 평안하게 자랄 수 있도록 지극정성으로 관리해준 식물과 거친 자연환경 속에서 수많은 해충의 공격으로부터도 스스로 살아남기 위해 끈질긴 생명력을 키워온 식물의 함유성분이 같을 수가 없지 않겠는가?

앞에서 암과 관련된 식생활 편의 파이토케미컬과 글리코 영양 항목에서 설명한 대로, 약용식물이 가진 생리활성 물질에 대한 연구가 확산되고 있는데, 이러한 항산화 물질의 함량은 식물의 생장환경에 의해 큰 차이가 발생한다는 것이 확인되었다.

비료와 농약을 사용하는 일반 관행농법에 의해 생산된 대부분 농산물의 미량 영양소가 과거에 비해 크게 줄어들었다는 조사 결과가 속속 발표되면서, 농산물 재배 방법의 개선 필요성에 대한 공감대가 확산되고 있음은 바람직한 일이다. 그러나 한 가정이나 영농 단체의 생업에 관련된 문제이기 때문에 빠른 변화를 기대하기는 어려운 문제이다. 그러나 항암작용을 목적으로 하는 식약재만이라도 먼저 생산 방법을 완전히 바꾸어야 한다.

자연산 산약초를 활용하는 것이 가장 바람직하지만, 그렇게 하기가 어렵다면 암환자 본인이나 가족이 직접 재배하여 강력한 항암작용을 하는 파이토케미컬과 글리코 영양을 풍부하게 함유한 약초로 만들어 적극적으로 활용할 것을 권한다. 농사일을 해보지 않아서 그렇게 못 하고, 시간이 없어 못 한다고 하는 사람이 많겠지만, 마음먹기에 달려 있다. 마음만 먹으면 누구나 할 수 있는 일이다. 물이 맑고 공기 좋은 환경에서 약초를 심고 가꾸는 과정을 통해 식물의 생태와 끈질긴 생명력의 신비를 비롯한 자연의 순환 이치를 깨닫게 될 것이며, 나 자신의 몸과 마음, 영혼까지도 정화되는 커다란 축복의 기쁨도 덤으로 얻게 될 것이다.

셋째, 수확 시기가 효능에 큰 영향을 미친다.

현재 우리가 시중에서 구입해서 섭취하는 농산물 대부분은 무게나 수량이 최대화될 때를 기준으로 수확한다. 과실류를 비롯한 일부 농산물은 유통하기가 용이하거나 당도가 높고 부드러울 때

수확한다. 가장 중요한 식물의 유효성분 함량의 차이는 수확의 시기 결정에 전혀 고려되지 않고 있는 것이다. 대부분의 소비자들도 성분의 차이에 대해서는 생각지 않고, 외형적으로 나타나는 형태나 가격을 보고 구입을 결정한다.

암은 내 몸속의 환경이 오염되어 발생했다. 몸의 오염은 우리가 섭취하는 식물의 함유성분에 의해 결정적인 영향을 받게 된다는 데 이의를 제기하는 사람은 아무도 없을 것이다.

각 식물의 유성분은 다양한 요인에 의해 결정되고 변화되기 때문에 단정적으로 모든 식물에 적용되는 기준을 확정할 수는 없지만, 대부분 각 식물별로 사용하고자 하는 부분의 성장 활동이 가장 왕성할 때 최고의 에너지가 집중되어 있으므로, 그 시기에 맞추어 수확하여 활용하는 지혜가 필요하다.

- 새순

기나긴 겨울 동안의 동면이 끝나고 해빙과 더불어 봄에 솟아오르는 새순은 보약이 아닌 것이 없다고 할 정도로 옛날 우리 조상들은 새순을 즐겨 먹었다. 새로운 성장이 시작되는 봄날의 새싹에는 그 식물의 모든 에너지가 새로운 성장점으로 집중되어 있다. 내 몸 안의 환경을 새로운 생명력이 용솟음치는 환경으로 만들기에는 새싹만큼 좋은 것도 없다. 이른 봄 새순을 직접 채취하여 생으로도 먹고, 나물도 무쳐 먹고, 차로도 우려 마시면서, 새 생명의 기운을 내 몸 가득히 담아보면 얼마나 좋겠는가.

- 잎, 줄기

식물의 잎은 공기 중의 이산화탄소를 흡수하고 태양의 에너지와 뿌리에서 흡수한 물과 영양을 활용한 광합성 작용으로 생명이 살아가는 데 필요한 영양소를 만드는 가장 중요한 역할을 하는 부분이다. 최근 항산화 성분에 대한 관심과 연구가 활발해지면서 새롭게 밝혀지고 있는 내용 중에서, 대부분의 식물이 뿌리보다 잎에 항산화 성분이 많이 함유되어 있다는 연구 결과들이 나왔다. 이는 식물의 뿌리에 집착하는 기존의 고정관념에 변화가 필요하다는 것을 느끼게 하는 대목이다. 잎의 성장이 가장 왕성한 6~7월경에 풍성한 잎과 줄기를 채취하여 활용해보자. 그리고 가능한 한 싱싱한 상태로 생으로 섭취하는 지혜를 발휘해보자.

- 꽃

꽃은 식물이 새로운 종을 탄생시키기 위한 암수의 수정 작업을 위해, 벌과 나비를 유혹해서 불러들이기 위한 전략으로 만들어낸 걸작품이다. 각 식물마다 나름대로의 기술을 발휘하여 갖가지 색깔을 만들고 향기도 만들어 곤충을 유혹하기도 하고, 그것도 부족하다 싶으면 달콤한 꿀까지 만들어 수정 매개체들을 불러들인다. 그러다 일단 수정이 완료되면 꽃잎의 에너지가 신속하게 열매로 이동하고, 꽃잎이 시들기 시작하면서 짧은 여정을 마무리한다. 꽃을 약용으로 활용코자 할 때는 피어나기 직전의 꽃봉오리가 가장 효과가 높다. 만약 그 시기를 지나쳤을 때는 개화 직후 빠른 시간 내에 채취하여 사용하는 것이 좋다.

– 열매

우리가 섭취하는 과실류는 식물이 새로운 생명체를 탄생시키기 위한 씨앗을 보호하기 위해 만든 과육에 해당하는 부분이다. 과육은 크게 두 가지의 역할을 담당한다. 씨앗이 정상적으로 성숙하는 데 필요한 영양을 공급하는 일과, 성숙을 마친 씨앗이 멀리 떨어진 곳에서 자손을 번성시킬 수 있도록 하는 역할이다.

씨앗이 맺힌 자리에서 바로 떨어지면 모체와 같은 자리에서 어미와의 영양 경쟁을 벌려야 하는데, 이러한 상황을 피하기 위해 동물이 좋아하는 과육을 만들어 동물이 먹게 하고, 멀리 다른 장소에 씨앗을 배설하여 종의 번식 범위를 확산시켜 나가게 하는 것이다. 식물의 씨앗 껍질에는 동물의 소화기관에서도 쉽게 분해되지 않는 물질이 있어, 씨앗을 온전하게 멀리 이동할 수 있게 하는 참으로 놀라운 식물의 생존 전략이라고 말하지 않을 수 없다. 과육도 씨앗이 완전히 성숙되고 나면 그 역할이 종료되면서, 남은 에너지는 씨앗으로 급속히 이동하며 허물어지고 분해되어 사라져간다.

모든 열매는 과육이 한창 익어가기 시작할 때가 가장 좋다. 나는 오래전 약용식물에 관심을 가지면서부터 몇 가지 커다란 의문점을 풀지 못해 헤맨 적이 제법 오랜 기간 지속된 적이 있었다. 물론 지금도 풀지 못하고 있는 부분이 많이 남아 있는데, 그 중의 하나가 매실이나 탱자처럼 풋 열매를 사용하는 이유가 궁금해서 해당 전문가들을 만날 때마다 그 이유를 묻는 질문을 해보았다. 그러나 대답은 누구나 거의 비슷했다. '원래 그렇게 하는 것이다', 『동의보감』에도 그렇게 되어 있다'는 대답이 고작이었다. 어디서도 풋 열매 사용의 타당성에 대한 논리적 근거를 찾을 수 없었다. 그래서 나름대로 내가 내린 결론은, 풋 열매를 사용하기 시작한 것은 약재의 거래가 상업화하기 시작되기부터이며, 유통업자들의 수익과 편의를 위한 것으로 그들이 만들어낸 말일 뿐이라는 것이었다. 그렇게 결론을 내리고 필자에게 물어보는 사람들에게는 익은 열매를 사용할 것을 권유해왔다. 그러나 실제로 나의 말대로 익어가는 매실을 사용하는 사람들은 극히 일부에 지나지 않았다.

최근에 일부 학자들이 풋 매실의 일부 성분을 분석하여 건강에 도움이 되는 연구 결과물들이 발표되기도 했으나, 익은 매실과의 차이점이나 효용가치의 비교분석 결과가 발표된 것은 아직까지 찾아보지 못했다. 자연이 행하는 모든 순환의 과정에는 거의 공통된 원칙이 존재한다. 생명이 탄생하고 성장하고 흙으로 돌아가는 과정에서, 그 시기마다 가장 중요한 부분에 에너지가 집중하는 원칙은 어느 생명체에도 예외가 없다. 새 생명을 만들어 내기 위한 과육도 익어갈 때가 가장 영양이 충만하다는 것이 필자의 확고한 판단이다.

- 씨앗

과육이 허물어지기 시작하면 씨앗이 완전히 성숙되었음을 의미한다. 어떤 씨앗이든 완전히 익지 않은 씨앗은 새 생명을 탄생시킬 수 있는 능력을 갖고 있지 못하다. 그러므로 모든 씨앗은 생명력이 있는 완전히 익은 것을 사용해야 한다. 씨앗에는 한 생명이 탄생하고 성장하는 데 필요한 모든 성분들이 완전하게 함유되어 있다. 씨앗이야말로 진정한 완전식품이라고 할 수 있을 것이다.

- 껍질

열매나 뿌리 등의 모든 껍질은 생명체를 온전히 보존하기 위한 최선의 방어막이다. 껍질에는 자신을 지키기 위한 강력한 항산화 성분과 다양한 생리활성 물질이 함유되어 있어 껍질째 섭취하는 것은 식물의 영양을 온전히 확보하는 아주 좋은 방법이다.

대부분의 나무 껍질은 수액의 이동이 왕성한 시기에만 채취가 가능하다. 수액이 적어지는 계절에는 껍질의 채취가 어렵고, 수액이 가장 많이 이동하는 5~6월경에 채취하는 껍질이 유효성분의 함유량이 가장 풍부하다.

- 뿌리

봄부터 초가을까지 뿌리는 식물의 지상부가 성장하는 데 필요한 영양 물질들을 지상부로 올려보내는 데 모든 역량을 집중한다. 식물이 한창 성장하는 시기에 뿌리를 캐어보면, 숙근초들의 뿌리는 푸석푸석하여 연약하고 고유의 맛이나 향도 느낄 수 없다.

수목의 뿌리도 쉽게 잘라지고 허약해져 있는 것을 볼 수 있다. 심지어 참마나 초오 같은 약초의 뿌리는 아주 얇은 껍질 부분의 형태만 남아 있고 뿌리의 실체는 아주 없어지는 식물도 있다. 모든 영양 성분들을 지상부로 올려보낸 것이다. 그러다가 가을이 되어 기온이 하강하면서 지상부에 있던 영양 물질들을 뿌리로 내려보내고, 그렇게 하여 힘을 잃은 나뭇잎들이 낙엽이 되어 떨어지고 뿌리에 모든 에너지를 집중하면서 겨울을 보낸다. 뿌리를 채취코자 할 때는 낙엽이 지고 난 직후가 가장 적기이다.

넷째, 채취 시간도 중요하다.

하루 중의 채취 시간도 식물의 영양에 많은 영향을 미친다. 지구에 존재하는 모든 생명체는 나름대로의 생체 사이클의 원칙에 의해 생명 활동을 이어가고 있다. 대부분의 생명체들은 동식물 구분 없이 아침 해가 떠오르는 시간에 가장 왕성한 생명력을 발휘한다. 아침에 동녘에서 떠오르는 햇살은 만물을 잠에서 일깨우고, 새로운 삶의 여정으로 이끌어주는 에너지가 있다. 아침 해가 떠오르기 전후가 식물의 미네랄, 비타민을 비롯한 영양 성분들이 가장 많이 함유되어 있는 시간이다. 아침 시간에 채취를 못 했을 경우에는 가급적 오전 시간에 채취하여, 신선한 상태로 신속하게 처리 과정을 이행하는 것이 큰 도움이 된다. 그리고 비가 내린 후에는 식물의 함수량이 크게 증가한다. 적정량 이상의 수분은 식물의 저장 과정에서 부패와 변질을 초래하는 원인이 될 수 있다. 비가 내린 뒤에는 2~3일 이상 지난 후에 채취하는 것이 좋다.

수확 직후부터 영양이 감소하기 시작한다.

약초의 함유 성분에 가장 많은 영향을 미치는 요인은 앞서 설명한 대로 그 식물의 생산 환경과 수확시기, 수확 후의 관리 과정 등이다. 일반 채소류도 수확 후 4~5시간 정도만 현장에서 방치하면 함유성분의 50% 정도가 소멸된다는 연구실험 결과가 보고되어 있다. 그럼에도 이러한 중요성이 그동안 거의 무관심의 영역으로 무시되어왔다는 것은 안타까움을 넘어 황당하고 충격적이라고까지 표현할 수밖에 없다. 특히 약초의 활용에 있어서는 이러한 내용들이 철저히 무시된 채, ○○ 약초가 어디 좋다는 전래의 문헌에 의한 주장만 요란한 현상이 참으로 안타깝다. 과거의 문헌에는 ○○ 약초는 양건하고 ○○ 약초는 음건하면 좋다고 기록되어 있으나, 왜 그런지에 대한 논리적인 설명은 찾아보기 어렵다. 필자는 그동안의 경험을 통해 나름대로의 원칙을 설정해 시행하고 있다.

생으로 섭취할 수 있는 부분은 수확 즉시 생으로 섭취하는 것이 가장 좋고, 건조해두고 사용코자 하는 약초는 사용하고자 하는 부위가 부드럽고 연약한 꽃잎과 잎(경우에 따라 줄기까지 포함)은 그늘에 말려 사용하고, 뿌리와 가지, 억센 줄기는 태양에 자연 건조하여 사용하는 것을 원칙으로 한다. 그러나 쇠비름, 와송 등과 같이 수분 함량이 높은 약초는 그늘에서는 아예 말릴 수 없고 태양 건조도 쉽지 않아, 뜨거운 물에 살짝 데쳐 건조한다.

현재 시중에 유통되는 대부분의 한약재는 건조기를 이용하여 수분을 탈취한 것이다. 대부분 건조기의 원리는 뜨거운 바람을 일으켜 단시간에 수분을 증발시켜 건조하는 것이다. 그러나 이러한 방법은 그 식물이 본래 가진 고유의 향과 성분들이 뜨거운 열풍으로 인해 휘발되거나 소실되어 있을 가능성이 높다. 내 몸과 내 가족의 건강을 위해 사용코자 하는 약용식물은 수확 후의 건조, 저장, 관리에도 각별한 정성이 필요하다.

3. 식약재의 섭취 방법

　필자가 처음 약초의 활용에 관심을 갖고 공부할 때 기존의 자료나 관행에 의문이 가거나 공감되지 않는 부분이 상당히 많이 있었다. 물론 아직까지도 납득이 되지 않는 부분이 많이 남아 있다. 그 중에서도 약초를 왜 말려서 사용하는지와 왜 꼭 달여서 마셔야 하는지에 대한 의문이 풀리지 않아 한의사, 관련 교수 등에게 여러 차례 문의해보았다. 그러나 납득할 만한 답변을 듣지 못했다. 대부분 의 답변이 '옛날부터 그렇게 해왔다' 『동의보감』에도 그렇게 되어 있다'는 식이었다.

　식물을 수확하여 말리는 것은 유용성분의 함유량보다 오랫동안 저장해두고 사용하기 위한 방편이었을 것이다. 그럼에도 수백 년, 수천 년이 지난 오늘날까지도 아무런 검정 없이 옛날의 방법만을 답습하는 것은 바람직한 방법이 아니다. 식물이 함유하는 다양한 생리활성 물질들은 앞에서 나열한 몇 가지 요인 외에도 아주 다양한 요인들에 의해 영향을 받는다. 식물이 가진 영양 성분들은 그 식물의 생명 활동이 가장 왕성할 때가 가장 풍부하다.

땅에서 자라고 있는 식물을 채취하는 것은 그 식물의 생명 활동을 끊거나 중지시키는 것을 의미한다. 생명 활동이 중단되는 순간부터 식물의 내재 성분들은 파괴되거나 변질되기 시작한다. 그리고 그 이후의 관리 상태에 따라 더욱 큰 영향을 받는다.

첫째, 생으로 섭취하자.

나는 오래 전부터 약용식물의 효과적인 섭취 방법을 묻는 사람들에게 수확하는 즉시 생으로 섭취하는 것이 좋을 것이라고 말해왔다. 그러나 대부분의 사람들은 난생 처음 들어보는 방법에 의구심을 품고, 여전히 오랫동안 사용해온 건조해서 달여 먹는 방법을 선택하는 것 같았다. 전통의학의 약초섭취 기본 원리에 다음과 같은 것이 있다.

生瀉 熟補 — '생것은 사하고, 익은 것은 보한다.'
生峻 熟緩 — '생것은 강열하고, 익은 것은 완만하다.'
生毒 熟減 — '생것은 독성이 크고, 익은 것은 독성이 적다.'

필자는 우리 전통의학의 원리 중에서도 이 부분이 특히 마음에 든다. 약초를 섭취하는 조상님들의 지혜에 탄복할 따름이다. 생으로 섭취하면 몸속의 독소를 배출시키는 기능이 강해지고, 익혀 먹으면 부족한 영양의 보충 효과가 커진다는 뜻이며, 생으로 섭취하면 식물에 있는 기능성 물질의 약효가 증가하고, 익혀 먹으면 약해진다는 뜻이다. 전통의학의 전문가임을 자처하며 나름대로 약초처방 비법이 있음을 암시하며 실력을 자랑하는 사람들이 많지만, 이러한 전통의학의 기본 원리를 알고 실천하는 사람들은 거의 만나지 못했다.

일반 전통의학, 특히 약초 관련 서적(자료)에서는 독성과 약성을 분리하여 표현하지만, 원래 독과 약은 별개의 물질이 아니다. 함유되어 있는 물질 중에서 특정 성분이 지나치게 많으면 우리 몸에 부담으로 작용하기 때문에 독이라 표현하고 있을 뿐이다.

보통 독성이라고 말하는 성분의 대부분은 알칼로이드 성분인데, 적당량이 들어 있으면 강력한 항산화 작용을 하는 명약으로 작용한다. 필자는 약초를 섭취하는 방법 중에서 생으로 섭취하는 방법에 특별한 관심을 갖고 있다.

필자는 현대인들의 난치병인 암, 당뇨, 고혈압 등 대부분의 만성질환들이 잘못된 생활습관에 의해 몸속에 독소가 누적되어 발생된 증상이기 때문에, 몸속의 독소를 배출시키는 것이 치유의 첫걸음이라는 판단으로, 그에 알맞은 약초 품종과 효과를 최대화할 수 있는 활용법에 늘 관심을 갖고 살펴왔다. 그러면서 기능성 물질이 풍부한 산약초를 생으로 섭취하면 독소 배출과 항산화 성분인 파이케미칼과 글리코 영양의 보충에 큰 효과가 있음을 확신하게 되었다.

식물에 열을 가하면 항산화 물질은 크게 파괴되지 않으나, 그 식물의 소화에 필요한 효소는 48도 이상에서 대부분 파괴되고, 비타민 C는 60도 전후에서 파괴된다. 그리고 가장 최근에 밝혀진 세포와 세포 간의 교신에 절대 필요한 글리코 영양도 열에 의해 파괴된다. 얼마나 큰 손실인가.

지상의 모든 생명체는 원래 생명력이 있었던 다른 생물을 먹고 살아간다. 생명이 있는 음식이 아니면 또 다른 새로운 생명을 존재케 할 수 없다는 게 자연계의 순환 원칙인 것이다. 생명이 있는 생 음식은 우리의 생명력도 활성화시킨다. 비타민과 미네랄, 식이섬유, 소화효소를 비롯해 글리코 영양까지 최적의 상태로 우리에게 제공한다.

식물의 특성상 생으로 섭취하기에 부적합한 약초가 많이 있으나 조금만 관심을 갖고 살펴보면 생으로 복용하기에 적합한 약초도 지천에 널려 있다. 왕고들빼기, 민들레, 잔대, 더덕, 기린초, 배초향을 비롯해서 대부분의 산채나물 종류와 봄에 돋아나는 옻순, 노박덩굴, 화살나무, 느릅나무, 초피 등을 비롯해 대부분 나무들의 새순이 식용으로 사용 가능하다. 암환우들은 왕성한 생명력을 갖고 자라나는 약초의 잎과 줄기를 싱싱한 상태에서 직접 채취하여 밥상에 올리는 습관을 생활화해야 한다.

"조물주가 인간을 위해 고안한 진짜 음식은 생것이다. 우리 모두가 참다운 음식을 섭취하게 되면, 건강은 훨씬 좋아질 것이며 질병도 급속히 사라질 것이다."

"음식에 열을 가하게 되면 자연 상태의 모든 영양성분은 화학적으로 변하게 되고 열을 가하면 가할수록 인체에 해로운 물질들이 생성된다."

― 티모시 블랜드리

둘째, 발효 섭취다.

　항암 효과가 뛰어난 식물 중에서 생으로 섭취하기에 부적당한 약용식물은 발효시켜두고 섭취하는 것이 바람직하다. 현재 대부분의 발효 방법은 설탕을 투입하여 발효하거나 일부 알코올로 약주를 만들어 복용하고 있는데, 두 가지 모두 바람직한 방법은 아니다. 암환우들은 양질의 천일염을 이용한 발효음식으로 만들어 약초를 섭취하는 것이 바람직하다.

　최근 의료계에서 나트륨의 폐해를 강조하면서 저염식을 지속적으로 주장하고 있으나, 이는 매우 위험하고도 잘못된 주장이다. 동물에게 고농도의 나트륨을 투입하여 나타나는 증상을 갖고 인체에도 해로울 수도 있다는 것을 근거로 내세우며, 나트륨이 많이 함유되어 있는 소금의 섭취를 줄일 것을 주장하고 있다. 그러나 우리는 어떤 경우에도 나트륨만을 섭취하는 일은 없다. 소금은 우리가 섭취하는 음식 중에서도 단일물질로서는 최고로 다양한 미네랄을 함유하고 있는 필수 영양소이다. 천연 소금 속에 있는 나트륨은 수많은 미네랄의 상호작용으로 인해 나트륨 과잉 현상을 일으키지 않는다. 소금을 적게 섭취하면 인체 내의 전해질 불균형으로 물의 섭취를 충분히 할 수 없게 된다. 양질의 천일염은 체내에서 강한 항균작용은 물론 체내 지방을 흡착하여 배출시킬 뿐 아니라, 몸속의 중금속이나 노폐물을 흡착하여 체외로 배출시키는 등, 그 자체만으로도 최고의 항암제로 평가되기에 부족함이 없을 정도의 필수 불가결한 항암물질이다. 과학적인 명확한 증거나 논리적 근거 없이 주장하는 저염식의 논리에 현혹되어서는 안 된다.

혈관 속에 침착되어 혈액의 순환을 저해하는 포화지방을 분해하고 독소를 배출하는 효능이 높은 약용식물을 소금으로 염장(발효)시키면 장기 저장이 용이하여, 열을 가하지 않은 생 산야초의 성분 전체를 사계절 내내 섭취할 수 있게 된다. 소금으로 만든 된장이나 간장을 이용해 발효하거나 김치 형태로 만들어 매일 섭취하는 것은 매우 좋은 방법이다.

셋째, 건조 활용이다.

생식이나 발효가 적절치 못한 약초는 건조해두고 적절하게 사용한다. 주로 나무 가지나 뿌리 부분이 대상이 되겠으나, 이 경우에도 건조기계에 의한 건조는 피하는 것이 좋다. 항암 약재로 사용할 약초는 다소 불편하더라도 본인이 직접 채취하여 종류에 따라 양건하거나 음건하여 저장해두고 분말을 하거나 달여서 마시고, 음식을 조리할 때 다양한 방법으로 사용하면 오랫동안 활용할 수 있다.

약초를 식약재로 섭취하는 동안에는 육류 섭취를 엄격히 제한하는 것이 좋다. 옛날 먹을거리가 부족하던 시대에는 필수영양의 부족으로 약초와 육류를 혼합하여 섭취할 경우 영양실조 해소에 도움이 되어 효과가 있기도 했으나, 현대는 3대 영양소의 과잉으로 문제가 되고 있다. 그리고 가능한 한 1회 복용 약초는 여러 가지를 혼합하지 말고 단순하게 섭취하는 것이 좋다. 여러 성분이 뒤섞일수록 성분 간의 상충작용이 발생할 수 있으며, 인체 내에서도 분해, 흡수가 어려워진다. 그러나 한 가지 약초를 수 개월 이상 계속 섭취하면 체내 영양의 불균형을 초래할 수 있다. 효과가 좋아 계속 섭취하고 싶더라도, 3~4개월 섭취 후 1~2개월 정도는 다른 약초를 활용하고 난 후 다시 복용하는 것이 체내 영양 불균형을 방지하고 다양한 생리활성 물질을 섭취하는 지혜로운 방법이다.

인류 역사 이래 수천 년간 지속되어온 식생활 문화가 21세기 들어 급속한 변화를 맞이하면서 각종 생활습관 병들이 급증하고 있다. 또 수명 연장에 따른 고령 인구의 증가로 질병의 패턴이 급속하게 변화됨에 따라, 기능성을 갖는 식품 소재에 대한 관심이 증가하고, 특히 천연 생리활성 물질을 다량 함유한 약용식물에 대한 관심과 연구가 확대되고 있다. 필자는 오랫동안 대체의학을 비롯해 자연의학과 약초의 활용 방안, 특히 암을 극복하는 데 약초가 어느 정도 도움이 될 수 있는지에 특별한 관심을 가져왔다. 그러나 다행스럽게도 전 지구적으로 진행되어온 암을 비롯한 수많은 만성질환들의 원인이 조금씩 밝혀지면서, 그 대부분의 결론은 인체의 세포가 절대적으로 필요로 하는 필수 영양의 결핍과 체내 독소의 누적으로 발생한 활성산소가 세포를 공격하면서 인체의 자율조절 기능이 저하되어 발생된다는 사실이 밝혀지고 있다.

활성산소를 제거하고 세포의 손상을 막는 항산화 성분을 찾기 위한 연구가 진행되면서 채소와 과일 등의 기존의 과채류 중심의 연구를 넘어, 약용식물에 대한 연구로 확산되었다. 그러면서 산약초가 가진 다양한 생리활성 성분이 분석되고, 항산화 기능에 의한 항암, 항염, 항균 효과 등이 지속적으로 확인되었다. 그러면서 이제 약초는 의심할 여지없이 미래 항암 식품의 중심에 자리 잡게 되리라는 것을 믿어 의심치 않게 되었다.

그러나 나는 약초의 활용이 기존의 영양 보조제나 약품의 제조 방법처럼 특정 성분을 추출하여 합성 화학물질이나 또 다른 성분을 첨가하여 조제하는 방법에는 동의하지 않는다. 현재의 과학계는 식물에 들어 있는 특정 성분을 추출하여 인체와 비슷한 유전자 구조를 가진 쥐나 돼지 등의 동물실험 결과 특정 질병의 증상이 완화되거나 소멸되는 현상이 발견되면, 그 성분을 추출하여 다른 성분을 첨가하여 유통에 용이한 형태의 제품을 만들어 상품화하여 출시한다. 추출한 특정 성분이 질병의 증상개선에 도움이 되는 효과가 있을지라도, 그 제품에 포함되어 있는 다른 합성 화학성분으로 인한 피해는 어떻게 할 것인가? 치료 효과는 빨리 나타나고 약물 복용으로 인한 피해는 당장 나타나지 않는다고 무시해도 될 것인가?

동물이나 식물이나 모든 생명체의 생명 현상은 무한 복잡계 그 자체이다. 생명 현상과 관련해 과학이 밝혀낸 것은 해변가 백사장의 수많은 모래 중 한 알의 모래에 지나지 않는 수준일지도 모른다. 이 지구상에서 자기가 필요로 하는 성분을 한 가지만 추출하여 섭취하는 생명체는 인간 외에는 없다. 이것을 만물의 영장이라고 자처하는 인간의 우수함이라고 말할 수 있을 것인가? 모든 생명체는 한 생명이 생존하기에 필요한 성분(물질)이 완벽하게 조화를 이루고 있다. 그러다가 어느 때 특정 성분이 과잉되거나 부족한 상황이 발생하면 신체에 이상증상이 나타나고, 우리는 그것을 질병이라고 말하는 것이다.

  그러나 우리는 무엇이 부족해서 그러한 증상이 나타나는지 정확히 알 수 없다. 다만 증상을 보고 짐작만 할 뿐이다. 골다공증 증상이 나타나면 칼슘이 부족한 것으로 추측하고 칼슘을 충분히 섭취할 것을 권유한다. 그러나 기업에서 생산한 칼슘 제재를 섭취하고 골다공증이 완치되는 경우는 거의 없다. 오히려 칼슘 부족 현상이 악화될 가능성이 더 높다. 우리 몸이 필요로 하는 영양은 단일 성분만으로는 제 역할을 할 수 없다. 칼슘은 마그네슘이나 인 등의 또 다른 다양한 미네랄의 상호작용에 의해 체내에 흡수되고 제 기능을 할 수 있는 것이다. 비타민 미네랄을 비롯한 모든 영양소는 단일 성분만으로는 결코 제 기능을 발휘할 수 없을 뿐 아니라, 오히려 독성으로 작용한다.

  나는 항상 산약초의 효능을 극대화하기 위해서는 가능한 한 그 식물의 전 부분을 활용할 것을 주장한다. 껍질을 제거하거나 잔뿌리를 제거하고, 심을 제거하고 뇌두를 제거하는 등, 특정 부분을 제거하고 섭취하는 전래의 한의학적 방법에는 결코 동의하지 않는다. 고형화되어 섭취가 불가능한 겉껍질 같은 부분은 손질할 필요가 있겠으나, 채취 당시에 생명력이 있었던 부분은 모두 활용하는 것이다. 식물의 한 부분이 아닌 여러 부분을 동시에 섭취할 때 우리 몸속에서 가장 쉽게 분해되고 흡수된다. 우리가 주식으로 섭취하는 쌀의 많은 부분을 제거한 백미보다 현미가 영양 성분이 월등하고, 생선의 전 부분을 섭취하는 멸치와 새우가 더욱 좋다는 것을 모르는 사람이 별로 없다는 것을 생각하면 쉽게 이해할 수 있다.

　암환자가 섭취하는 약초는 반드시 자연산 산약초이거나 유기농 또는 자연농법에 의해 생산된 것이어야 한다. 비료나 농약을 사용한 토양에서 재배된 것이나 화학물질에 노출된 식물을 섭취하는 일은 절대 피해야 한다.

> 영양적인 치료가 이제는 의학적 치료의 한 분야로서만 존재해서는 결단코 안 된다. 그것은 치료 혹은 건강 유지를 위한 어떤 시도에서도 그 기초가 되어야 한다.
>
> — 막스 거슨

4. 산약초는 파이토케미컬의 보고다

21세기로 접어들면서 의학과 생리학, 영양학을 통틀어 가장 혁신적인 진전은 파이토케미컬과 글리코 영양의 발견이다. 파이토케미칼은 식물이 살아가는 동안 겪는 수많은 위험으로부터 살아남기 위해 스스로 만들어낸 화학물질이다. 글리코 영양은 세포와 세포 간의 커뮤니케이션에 절대 필요한 물질이다. 글리코 영양이 부족하면 세포 간의 교신이 불가능하여 인체의 자율조절 기능이 저하될 뿐 아니라, 세포와 세포의 충돌을 야기하는 자가면역질환이 발병하는 원인 인자로서, 암의 예방과 치료는 물론 각종 퇴행성 만성질환의 예방과 치유에 결정적인 작용을 하는 가장 강력한 성분으로 확인되고 있다. 글리코 영양은 줄기세포의 역량을 크게 증강시키고 면역체계를 강화하여 암과의 투쟁에서 승리할 수 있는 결정적인 역할을 한다.

파이토케미컬의 성분 중에서도 파이토알렉신(Phytoalexins)이라고 부르는 성분은 식물이 성장하기 어려운 환경에 노출될 때 가장 많이 생산된다. 식물은 수분이나 영양이 부족하거나 해충에 의해 상처를 입으면 생명의 위험을 느끼게 되고, 심한 스트레스를 받는다. 그리고 세균에 감염되거나 방사능 환경오염 등으로 인한 외부 공기의 오염에도 스트레스를 받게 되는데, 이러한 환경 속에서 식물들은 스스로 살아남기 위해 평소에는 전혀 생산하지 않았던 특수 화합물질인 파이토알렉신을 생산한다는 것이 발견되었다. 그리고 그러한 식물 화합물질은 인체의 독성물질들을 제거하고 스트레스로부터 자신을 보존하는 데도 매우 유익한 역할을 한다는 것이 확인되었다.

인체의 세포의 산화를 방지하고 면역계의 전투력을 강화하는 가장 강력한 항산화 물질인 파이토케미컬과 글리코 영양은 어려운 자연 환경에서 자라는 산약초에 많이 함유되어 있다는 사실이 발견되면서, 항암 효과가 높은 약초에 대한 관심이 급증하고 있다. 본서에서는 필자가 생각하고 있는 항암 산약초를 중심으로 옛날의 고전문헌 내용보다는, 새로이 확인된 성분이나 연구 결과를 중시하면서, 필자의 판단을 중심으로 하여 약초를 설명했다. 찾아보기 쉽게 하기 위해 약초의 순서를 식물명 가, 나, 다, 라 순으로 배치했다.

5. 25가지 항암약초

① 감태나무
② 감초
③ 기린초
④ 꾸지뽕나무
⑤ 꿀풀(하고초)
⑥ 노박덩굴
⑦ 느릅나무
⑧ 마가목
⑨ 민들레
⑩ 바위솔
⑪ 비단풀
⑫ 부처손
⑬ 산사

⑭ 삼지구엽초
⑮ 살구
⑯ 석창포
⑰ 쇠비름
⑱ 왕고들빼기
⑲ 옻나무
⑳ 엉겅퀴
㉑ 잔대
㉒ 지치
㉓ 청미래덩굴
㉔ 초피
㉕ 화살나무

뛰어난 효능에 감탄하는 **감태나무**

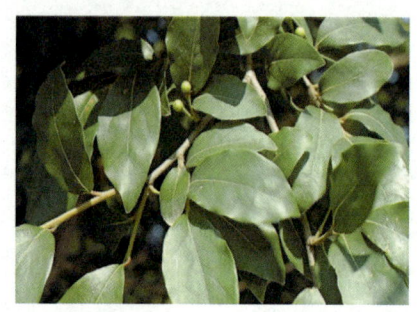

중부 이남지역의 낮은 야산 양지에서 자라는 낙엽 활엽수로서, 키는 5m 내외로 교목과 관목류의 중간 정도의 형태를 갖고 있다. 잎은 장타원형으로 약간 두꺼우며, 앞면은 광택이 나고 뒷면은 회백색을 띠고, 겨울에도 마른 잎이 떨어지지 않고 봄에 새순이 돋을 때까지 가지에 붙어 있는 것이 이 나무의 가장 큰 특징이다. 성장 속도는 비교적 느린 편이며, 대기오염과 건조, 추위에도 강한 생명력을 가졌다. 잎과 열매에 정유 성분이 들어 있어, 몸을 따뜻하게 하고 통증을 줄이고 염증을 삭히는 작용이 있으며, 옛날부터 줄기와 뿌리까지 식물체 전체를 약용으로 활용해왔다.

잎과 줄기를 잘라서 은근히 달여 마시거나 잎을 덖어서 차로 우려 마시면 맛과 향이 어떤 차에도 뒤떨어지지 않는다. 또 나물 등 음식을 조리할 때 사용하거나 밥을 지을 때 사용하면, 찰기가 있고 밥맛이 좋아질 뿐 아니라 양질의 기능성 성분까지 섭취하게 되는 일거삼득 이상의 효과를 얻을 수 있다.

감태나무는 뼈를 튼튼히 하는 효능이 뛰어나 다리를 삐었거나 뼈를 다쳤을 때 잎과 잔가지를 짓찧어 붙이면 통증이 멎고 상처가 곪지 않으며 부기가 가라앉는다. 뿌리는 관절염, 신경통, 타박상, 어혈을 푸는 데 두루 효능이 있고, 기름을 내어 복용하면 암을 비롯한 퇴행성 질환에 높은 효과가 있는 것으로 알려져 있다. 감태나무는 다른 약용수에 비해 식물체 전체를 구분 없이 활용 가능하므로 사용이 편리하고 부작용이 없어, 숨어 있는 보석으로 평가될 정도로 귀하고 값진 약용수이다.

감태나무의 항산화 효과와 항염증에 미치는 연구 결과 뿌리와 줄기에서 가장 높은 폴리페놀 함량을 보였으며, 활성산소 제거 기능과 세포의 환원력이 높은 것으로 확인되었다. 마우스 실험 결과 NO(산화질소)를 억제하는 기능과 부종을 개선하고 진통효과도 있는 것으로 밝혀졌으며, 주름개선 효과도 우수하여 항노화 효과를 갖는 약용수로 확인되었다. 모 연구기관에서 국내 자생하는 꾸지뽕나무, 비수리 등 15종의 약초를 대상으로 에탄올 추출물의 총 폴리페놀 함량을 표준으로 조사 연구한 결과, 감태나무의 줄기와 뿌리에서 가장 높은 항산화 함량을 나타냈다. 또 암세포 증식 억제 효능 평가에서도 가장 높은 활성을 나타내는 것으로 연구 보고되어, 암을 비롯한 순환기성 질환에 다양하게 활용될 수 있음이 확인되었다.

지구 온난화 영향으로 식물의 생태환경이 급속히 변해가고 있는 이 시대에 환경의 변화에 적응력이 강하고 약리 기능도 뛰어난 감태나무의 개체수를 늘리는 데 특별한 관심을 가질 필요가 있다고 하겠다.

모든 약초를 조화시키는 신비의 **감초**

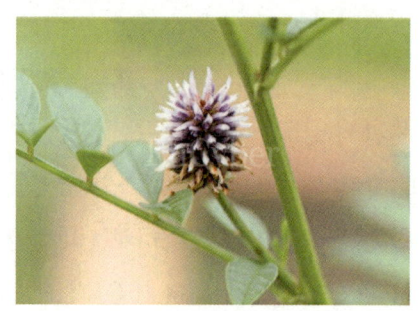

예로부터 약방의 감초라고 불릴 정도로 어디에나 다양하게 활용되고 있는 대표 약초다. 콩과의 다년성 식물로, 예전에는 중국, 몽골, 시베리아 등에 자생지가 많아 한랭한 지역에서만 자라는 식물로 알려져왔다. 그러나 기후에 적응력이 강하다는 사실이 밝혀지면서 국내에서도 재배 면적이 빠르게 증가하고 있는 귀한 약용수 종이다.

지상부는 약 1m 정도이며, 어린 줄기에는 약간의 털이 있고, 뿌리는 적갈색으로 상당히 깊고 멀리 뻗어간다. 뿌리의 수확량이 많아 현재까지는 뿌리 중심으로 사용되고 연구되어 있으며, 지상부에 대해서는 효용성이 연구되어 있지 않다. 최근 감초에 대한 연구가 활발해지면서 새롭게 밝혀지고 있는 감초의 다양한 효능은 놀라움 그 자체라고 말할 수밖에 없을 것 같다. 모든 약을 조화시키고 단맛이 강하며 무독성이라는 옛 의서의 효능이 무색할 정도의 수많은 생리활성 기능은 다른 약초에 대한 인식마저도 새롭게 하고 있다.

감초의 주성분은 글리시리진인데, 그동안 연구 보고된 감초의 효능을 일부 요약해보면 다음과 같다.

※ 효능

- 항생 작용과 항염 작용이 뛰어나 간염, 관절염 등 각종 염증 질환에 효과.
- 박테리아, 바이러스, 곰팡이에 대한 항생 작용과 가래를 배출하고 혈액 응고를 억제한다.
- 감기와 기관지염, 사스에도 효과.
- 이소플라본(식물성 여성 호르몬)이 있어 월경 전 증후군, 폐경기 증상에 효과.
- 위, 십이지장궤양 치료 효과.
- C형 간염 환자의 간수치를 낮추고, 간암으로 발전하는 것을 방지해주고 항암 작용을 하며, 허피스 바이러스와 대상포진을 억제한다.
- 독감, 에이즈 등 바이러스 증식을 억제하는 인터페론을 증가시키고, 내추럴 킬러 세포(NK)를 증가시켜 면역력 증강.
- 코르티솔 호르몬(급성 스트레스에 반응하여 분비되는 호르몬)이 간에서 파괴되는 것을 억제하여 몸에 코르티솔 함량을 높인다.
- 혈소판 응집을 억제하여 항염 작용. 글리시리진은 스테로이드 같은 작용을 하여 염증을 가라앉힌다.
- 퇴행성 신경 질환과 골 질환 예방과 치료 효과.
- 독일에서는 기침, 기관지염, 위염 치료제로 사용되고 있다.

※ 부작용
- 글리시리진 성분은 혈압을 높이고, 칼륨을 감소시키며, 나트륨을 높여 부종과 혈압을 올리는 부작용.
- 감초를 과용하면 남성 호르몬인 테스토스테론 분비가 감소할 수 있으며, 성욕 감퇴 등 성기능 장애가 나타날 수 있다고 보고되고 있다.

그런데 이러한 불가사의할 정도의 기능성 효과가 있음에도 감초를 과용하면 남성 호르몬인 테스토스테론의 분비를 감소하여 성욕 감퇴 등의 성기능 장애가 나타날 수 있으며, 칼륨을 감소시키고, 혈압을 올릴 수도 있는 부작용이 나타날 수도 있다는 내용의 연구 보고서가 제출된 바가 있어 감초의 사용 확대에 부정적인 영향을 미치고 있다. 그러나 필자는 크게 우려할 사항은 아니라고 생각한다. 현재까지는 하루 3~10g이 적당하고, 4~6주 이상의 장기 복용은 지양하는 것이 좋다는 정도의 보고가 있을 뿐이다. 과용의 범위가 명확하지 않고 효능에 비해 부작용에 대한 연구는 아직까지 많이 부족한 실정이기 때문이다.

필자는 오래전부터 건강과 자연치유 분야에 관심을 가지게 되면서, 설탕을 사용하지 않고 천연식물로 음식의 맛을 상승시키는 방법을 찾다가, 감초가 그 기능을 대신할 수 있겠다는 생각을 갖고 주변의 전문가들과 논의를 시도해보았다. 그러나 만족할 만한 반응을 얻지 못했다. 그리고 부정적으로 생각하는 사람들 어느 누구에게서도 왜 그런지에 대해서는 납득할 만한 이유를 듣지 못했다. 설탕에 길들여져 있는 사람들의 입맛을 바꾸기가 쉽지 않다는 이유가 대다수였다. 필자는 지금도 설탕 대신 감초를 사용하여 음식을 조리하는 방법에 많은 관심을 갖고 있다. 특히 암환자들이 단맛을 간절히 원할 경우 감초를 활용할 것을 권유한다.

 농촌진흥청에서도 감초의 효능과 경제성에 주목하고 오랜 연구과정을 거쳐, 우리나라 토양에 적합하면서 수확량과 글리시리진 함량이 2배 이상 높은 신품종을 개발(2014년)했다는 발표가 있었다. 감초의 생산과 활용방안에 대한 연구가 계속 확대되면, 머지않아 우리 땅에서 생산된 품질 좋고 경제성 높은 국산 감초가 건강 기능성 식품의 주원료로 자리매김하게 될 것이라고 믿는다.

아름다움과 활용성을 겸비한 **기린초**

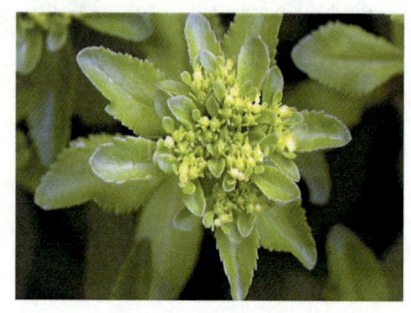

돌나물과에 속하는 다육질의 여러해살이풀로, 햇볕을 좋아하는 극양지식물이면서 지상부가 20~30cm 정도로 낮게 자라기 때문에, 다른 식물이 잘 자라지 못하는 양지 바른 바위틈이나 마사토 등지에서 자생한다. 잎은 계란 꼴로 약간 두텁게 살쪄 있으며 약간 어긋나게 좁은 간격으로 자리하는데, 맑고 깨끗한 자태가 정겹게 느껴진다. 꽃은 6~7월경 다섯 장의 적고 뾰족한 노란 꽃잎으로 구성되어, 많은 숫자가 뭉쳐서 평면으로 피는 모습이 아름답다. 요즈음엔 정원의 관상용으로 활용되기도 한다.

필자가 오래전 약초동산을 만들기 위해 여러 약초 수종을 수집하고 있을 때, 야산 바위 위에 피어 있는 이 야생화 꽃이 너무 아름다워 이름을 모르는 상태에서 몇 포기 채집해 옮겨 심어 증식시켰는데, 요즈음은 야생화 정원용으로 생산되고 있어 어렵지 않게 구할 수 있는 수종이 되었다.

기린초는 한약재의 원료 작물로 사용되는 일이 거의 없어 약초로 인식하는 사람들은 찾아보기 어려운 실정이다. 그러나 필자는 오래전부터 기린초에 특별한 관심을 가져왔는데, 가장 큰 이유는 기린초의 강한 생명력 때문이다. 아무리 메마르고 척박한 땅에서도 정상적인 성장 활동을 유지하고 꽃을 피우고 씨앗을 맺는다. 뿌리가 땅 속에 들어가지 못한 채 흙에 버려져 있어도 새로운 뿌리를 내리고 성장을 시작한다.

옛날 홍수나 가뭄 등으로 농사가 흉년이 들면 산야초를 채취하여 곡식 대용으로 사용했는데, 이를 구황식물로 불렀다. 곡식과 전혀 다른 산야초가 어떻게 식량 대용이 되었을까 의심스럽기도 하지만, 우리 선조들이 사용하던 구황식물 대부분에 우리 몸이 필요로 하는 다양한 영양소가 함유되어 있다는 사실이 밝혀지면서 조상님들의 지혜에 새삼 감탄할 따름이다.

기린초도 옛날에는 배고픔을 달래주는 구황식물로 사용되었는데, 지금도 생잎을 무쳐 먹거나 그냥 먹어도 먹을 만하고, 전초를 데친 후 말려두었다가 묵나물로 사용하기도 한다. 여러 가지 방법으로 조리하여 섭취할 수 있는 귀한 식물이다. 피부에 상처가 생기거나 벌레 물려 가려울 때, 잎을 으깨어 진액을 바르면 빠른 치유 효과를 볼 수 있다.

기린초는 뿌리보다 지상부에 항산화 성분이 많은 걸로 확인되고 있다. 특히 사포닌 성분이 많아 인삼이나 알로에와 비슷한 효과를 얻을 수 있으며, 세포의 아폽토시스(사멸) 저해 활성 기능과 염증질환, 퇴행성관절염, 해독작용에 효과가 좋고, 혈액을 맑게 하고 마음을 안정시키는 등의 다양한 약리 기능이 밝혀지고 있어, 앞으로 확산 가능성이 높은 유망 약초로 추천한다.

만능 약재 꾸지뽕나무

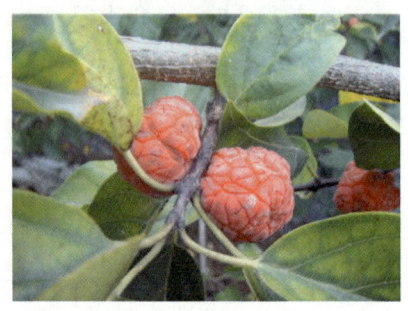

중부 이남의 양지 바른 산간지나 마을 주변에서 자라는 낙엽활엽 교목이며, 목질이 매우 단단하고 번식력이 강한 나무이다. 약용수로서의 기능과 가치가 새로이 확인되면서 무분별한 남벌로 자연산을 찾기가 어려워지고 있는데, 최근에는 농촌의 새로운 소득 작물로 경제성 있는 수종으로 알려지면서 재배 면적이 증가하고 있다.

가지에는 억세고 큰 가시가 있으며, 잔가지에는 털이 있다. 잎은 너비 3~6cm로서 표면에 잔털이 있고 뒷면에는 융모가 있다. 꽃은 5~6월에 아주 작은 꽃이 모여서 피고 9~10월에 열매가 붉게 익는다. 꾸지뽕나무는 우리나라와 중국을 비롯한 동양권에서 오랫동안 전통약재로 활용되어온 대표적인 약용수다. 오래전부터 항암약재로 널리 사용되어왔는데, 특히 위암, 식도암 등의 소화기계 암에 많이 활용되었다. 특히 자궁암에 효과가 높으며, 어혈을 풀고 혈액순환을 좋게 하여 신장의 기능을 향상시키고 뼈와 근육을 튼튼히 하는 것으로 알려져 있다. 한방에서는 줄기를 '자목'이라 하고 뿌리껍질을 '자목백피'라 하여 뿌리와 줄기 위주로 사용했으나, 최근에는 열매와 잎을 비롯한 식물 전체를 기능성 식품으로 활용하는 연구가 확산되고 있다.

꾸지뽕나무의 잎과 줄기, 뿌리 부분의 에탄올 추출물에 의한 생리활성 실험 결과 현저하게 세포 독성을 억제시키고, 자유래디칼(DPPH)을 소거하는 항산화 효과가 우수하여, 항암활성과 항염, 면역력 강화 등에 높은 활성을 보이는 것으로 나타났다. 최근 열매에 대한 많은 연구가 진행되어 있는데, 열매 추출물은 췌장 세포 및 대식세포의 생장을 촉진하고, 항암 기능을 비롯한 신경계, 순환기계에 높은 활성을 가지는 일산화질소(NO)의 생성을 촉진하여, 면역 기능을 강화하는 것으로 나타났다. 한국 과학기술연구소 유전 공학연구소에서 발표한 연구 논문에 의하면, 지리산 일대에 자생하는 꾸지뽕 열매에 플라보노이드 계 화학물질이 풍부하여 폐암, 대장암, 피부암, 자궁암에 작용하여 종양을 억제하고 통증을 완화하여 부작용 없이 암을 치료하는 효과가 있다는 연구 결과가 발표되었다.

또 다른 연구에서는 열매와 잎에서 높은 항산화 활성을 확인했으며, 비만을 억제하고, 혈당을 조절하고, 아토피성 피부염에도 높은 활성을 보이는 것으로 조사 보고되었다. 9월에 채취한 잎의 무기질 성분과 항산화 활성을 측정한 연구에서는, 잎의 무기질 성분 중에서 칼슘의 함량이 가장 많았으며, 칼륨, 인, 마그네슘, 철의 순서로 함량이 많았다. 에틸알코올 추출물로 총 폴리페놀 함량을 측정한 결과 잎이 가장 많았고, 그 다음 근피, 뿌리, 줄기, 가시의 순으로 많았다.

항산화 활성을 측정한 결과 꾸지뽕나무의 부위 가운데 잎이 가장 높은 항산화 활성을 나타냈고, 다음으로 근피, 뿌리, 줄기, 가시의 순서로 활성이 높게 나타났다. 잎과 열매를 활용한 식품 첨가제, 음료, 잼, 차 등의 기능성 식품의 개발이 확대되고 있는 추세에 있다.

숨어 있는 보석 꿀풀(하고초)

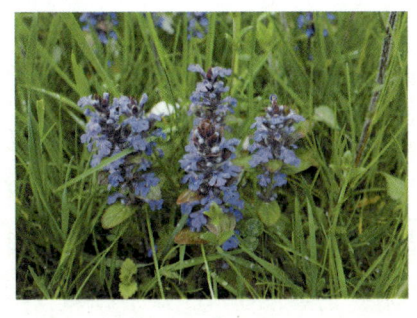

 전국의 양지 바른 들판이나 산기슭에 자라는 여러해살이 풀로 작아서 잘 보이지도 않는다. 지상부가 20~30cm 정도로 낮게 자라기 때문에 키 큰 풀들이 자라는 곳에서는 자랄 수 없어, 키 작은 풀이 있는 묘지 주변이나 과수원, 길옆 등지에서 무리지어 자생한다. 식물 전체에 흰털이 약간 있고, 줄기는 곧게 자라며, 달걀 모양의 잎이 마주 난다. 5~6월에 줄기 끝에 검붉은 색깔의 꽃이 총총히 모여 피는데, 꽃의 함량이 많아 꿀풀이라고 명명했다고 한다. 7~8월에 꽃이 지고 나면 마르는데, 여름에 마른다고 해서 한방에서 하고초(夏枯草)라고 불렀다. 마른 꼬투리가 겨울까지 남아 있기도 하며, 잎은 겨울에도 죽지 않고 월동한다.

 꿀풀은 재배하는 농가도 없고 자연산도 많지 않아 그동안 약재로서 별로 주목받지 못했는데, 항암 효과가 확인되면서 최근 많은 연구 결과가 보고되어 있는 약초이다. 꿀풀의 항혈전 및 혈소판 응집억제 효능 탐색 결과, 매우 높은 항혈전 효과가 있음이 확인되었다. 또 고지방, 고 콜레스테롤 억제 효과, 활성산소 제거 등 다양한 효능이 있음이 연구 결과 보고되었다.

 메탄올 추출물에 의한 자궁암, 결장암, 폐암, 전립선암 세포주에 대한 증식억제 활성 효과가 확인되었다. 또 기억력 감퇴, 정신분열증에도 유의한 활성이 탐색되어 공간지각 능력 향상과 건망증, 치매, 알츠하이머 증의 개선에도 이용될 수 있음이 보고되어 있다.

꿀풀의 열수 추출물은 고혈당 조건의 혈관 내피 세포에서 혈관 염증을 억제하고, 혈관 평활근 세포에서 증식을 억제함으로써, 당뇨병성 혈관 합병증의 개선에 효과가 있는 등 다양한 만성질환에 두루 활용이 가능함을 알 수 있다. 꿀풀의 부위별 플라보노이드와 총 폴리페놀 함량과 활성산소 소거능, 항균 등 항산화 효능을 탐색한 결과, 대부분 꽃대, 줄기, 뿌리 순으로 높게 나타났다. 그러나 부분별로 구분하는 것보다 전초를 활용하는 것이 더욱 효과적일 것으로 판단된다.

꿀풀은 워낙 덩치가 적고 외형상 특별한 점이 없어 그동안 무관심 속에 방치되다시피 한 숨어 있는 보석이라고 해도 부족함이 없는 약초다. 밀원식물로서 양봉산업의 활성화에도 기여하고 인류의 건강에도 큰 역할을 할 수 있는 보물 약초로 자리매김할 수 있기를 기원해본다.

해독의 명약 노박덩굴

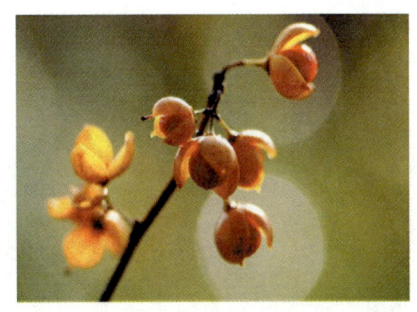

덩굴성 낙엽 활엽수로 주변 나무를 타고 올라가며, 줄기는 10m 정도 길게 자란다. 꽃은 황록색으로 5~6월에 한 자리에 5~10송이씩 뭉쳐 핀다. 10월경에 둥글고 황갈색의 열매가 맺고, 익어가면서 붉은색의 속살을 드러내며 아름다움을 자랑한다.

옛날부터 잎, 줄기, 뿌리, 씨앗 모든 부분을 약재로 사용해왔으며, 어린순은 약간의 쓴맛이 있으나 가볍게 데쳐서 나물과 생식용으로 사용하면 좋다. 뿌리는 하얀색의 원기둥 모양으로 잔뿌리가 거의 없이 단단하고 질긴 특성이 있다. 껍질은 약간의 마취 성분이 있으며, 구토와 설사를 멈추게 하는 작용이 있고, 이뇨 작용을 돕는다. 잎은 해독작용이 강해 뱀에 물렸을 때 찧어 바르면 효과가 크고, 생즙을 내어 먹으면 아편 중독에도 높은 효과를 볼 수 있다. 줄기는 달여서 지속적으로 복용하면 어혈을 제거하는 기능이 높아 관절염, 동맥경화, 중풍, 고혈압 등에 효과를 볼 수 있다. 열매는 정유 성분이 풍부하여 강한 방부작용이 있어 생선이나 음식에 약간 뿌려두면 오래 보존이 가능하다. 살짝 볶아서 5~6개 정도를 1개월 이상 지속적으로 섭취하면 여성의 생리통이나 냉증 치료에 탁월한 효과가 있다. 성기능 향상과 더불어 혈액순환을 촉진하여 끊어졌던 월경이 다시 나올 정도로 좋은 효과를 볼 수 있다.

최근 연구 결과 피부 미백 작용과 치은염증의 치료 효과가 탁월함이 밝혀졌으며, 줄기 분획물의 암세포 증식억제 효과 실험에서 메탄올 추출물이 폐암을 비롯한 암세포의 증식을 저해하는 효과가 있음이 확인되었다. 항산화와 항균효과 실험에서도 활성산소를 제거하는 높은 항산화 활성 기능과 항균력이 확인되어 천연 항산화제와 천연 식품보조제, 항균제 등의 기능성 식품으로서 활용도를 높일 수 있을 것으로 생각된다.

우리 주변의 산야에 비교적 풍부하게 자생하고 있는 노박덩굴을 이용하여 몸속의 독소를 해독하고 암세포의 증식을 억제하는 천연자연의 자원을 적극적으로 활용하는 자세가 필요하다.

염증 치료의 명약 느릅나무

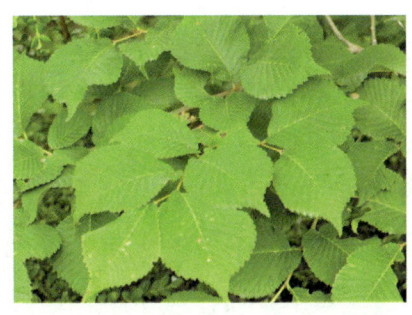

 사람들이 거주하는 마을 주변에 많이 자생하는 낙엽 활엽 교목이다. 느릅나무가 하필이면 왜 마을 주변에 많은지 명확히 밝혀진 것은 없지만, 옛날부터 인간의 삶과 밀접히 관련되어 있는 나무였음을 짐작케 하는 대목이다. 여러 종류의 느릅이 있는데, 가장 개체수가 많은 참느릅나무는 열매가 9~10월에 익고, 그 외 당느릅, 떡느릅 등은 4~5월에 열매가 익는다. 나무껍질은 유피(楡皮) 또는 유백피(楡白皮)라고 하고, 뿌리껍질은 유근피(楡根皮)라고 한다.

 높이가 10m 정도의 키가 큰 교목으로 사용할 수 있는 부분이 풍부하여 재료를 구하기가 쉬운 나무였으나, 최근 들어 효능이 널리 알려지면서 개체수가 급속히 감소하는 나무가 되어가고 있다.

 느릅나무도 잎과 줄기, 뿌리 등 어느 것 하나 버릴 게 없는 소중한 약용수다. 봄철에 돋아나는 어린잎은 떡을 해먹기도 하고, 죽을 끓여 먹으면 불면증이 없어지는 천연 수면제 역할을 하기도 한다. 씨앗과 잎으로 장을 담그면 간장과 된장의 맛이 새로워지고 위장 질환에 좋은 효과를 볼 수 있다. 뿌리껍질을 생으로 찬물에 담가두면 끈적끈적한 진액이 나오는데, 숟가락으로 긁어모아 공복에 복용하면 위장을 튼튼하게 하는 데 특별한 효능이 있고, 피부에 바르면 빠르게 스며들어 피부를 아름답게 하는 데 아주 좋은 효능이 있다.

　부스럼이나 종기, 종창에 껍질을 짓찧어 붙이면 신기할 정도로 효능이 좋다. 달인 물을 꾸준히 복용하면 웬만한 위장 질환에는 큰 효과를 볼 수 있다. 잇몸이 아플 때 뿌리껍질을 씹어 먹으면 효과가 있고, 축농증이나 비염에도 달인 물에 죽염을 약간 발라 콧속에 넣으면 처음엔 약간 따갑지만 계속하면 효과를 볼 수 있다.

　느릅나무에 대한 다양한 연구 결과, 매우 강력한 활성산소 제거 기능이 있음을 확인했으며 주름살 방지 효과도 뛰어난 것으로 조사 연구되었다. 느릅나무는 면역 활성 기능을 강화하여 간암, 소화기 계 암을 비롯하여 여러 가지 암에 치유 효과가 있음이 조사 보고되어 있다. 사라져가는 느릅나무를 많이 번식시켜 웰빙 식품화하고, 물속에서도 잘 썩지 않는 목질 부분도 잘 개발하면 다양한 용도로 활용 범위를 넓힐 수 있을 것이다.

약용수의 왕 마가목

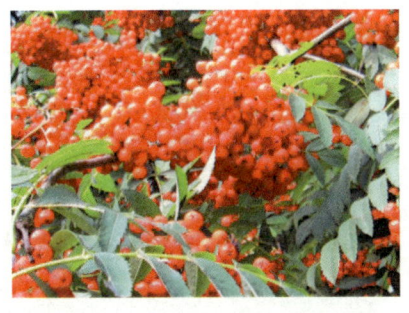

해발 1,000m 내외의 깊은 산속 중턱 이상의 지역에 분포하는 낙엽 활엽 교목이다. 높이는 6~8m에 이르고, 잎은 9~13매로 상호 대칭을 이루며 조각이 길고 뾰족한 톱니 형태를 띠고 있다. 산지의 능선이나 비탈면 또는 반석의 틈새에 뿌리를 내리고, 비교적 척박한 환경에서 자라는 강한 생명력을 가진 나무이다. 옛날부터 약용수의 왕이라고 불릴 정도로 다양한 효능을 가진 뛰어난 약용수이다.

여러 종류가 있으나 우리나라 내륙 지방에는 대부분 일반 마가목이고, 울릉도 성인봉 주변에는 당마가목이 자생한다. 최근 마가목의 효용성이 알려지면서, 종묘 업계에서 외래 수종을 도입해 대량 보급하여, 공원이나 관광지 주변에 심은 나무들은 대부분 약효가 검증되지 않은 외래종(미국산)마가목이 주종을 이루고 있다. 5~6월에 잔가지 끝에 희고 작은 꽃이 우산 꼴로 모여서 피고, 9~10월에 지름 5~6mm 정도의 둥글고 붉은 열매가 달리는데, 꽃처럼 탐스럽고 아름답다.

열매는 한방에서는 기침과 가래를 멈추게 하고 혈압을 낮추고 이뇨작용이 뛰어난 것으로 알려져 있으며, 소주에 담가 6개월 정도 후 걸러내고 1년 정도 숙성시켜두고 조금씩 마시면, 향기와 색깔이 뛰어나고 웬만한 양주보다 좋고 뼈와 근육을 튼튼히 하는 효과를 볼 수 있다. 마가목의 가지나 줄기도 잘게 잘라서 위와 같은 방법으로 하면, 손님 접대용 한잔 술로서는 그만이다.

꽃은 말려두고 차나 음료수로 마시면 기침, 고혈압, 폐결핵, 위염, 피로회복 등에 효과가 있고 줄기와 잎을 생즙을 내어 먹어도 좋다.

학계에서 마가목 열매의 성분 탐색 결과 강력한 항산화 물질인 플라보노이드와 카로티노이드, 카로틴, 카테킨 등이 풍부하게 함유되어 있는 것으로 확인되었다. 또 비타민 C와 글루코스, 플락토스, 정유물질, 스테로이드, 쿠마린, 사포닌 등도 함유되어 있음이 밝혀지면서 마가목에 대한 관심이 더욱 높아지고 있다. 마가목을 이용한 항암 활성효과 연구 결과 잎, 수피, 열매 추출물에서 높은 항돌연변이 효과가 있음이 확인되었으며, 이뇨작용을 촉진하고 나트륨 배출을 증가시켜 혈압과 신장의 기능을 향상시켜 뼈와 근육을 튼튼하게 하고, 종기와 염증을 개선시키는 효능이 있음이 확인되었다.

사람이 좋아 사람과 함께 살아가는 **민들레**

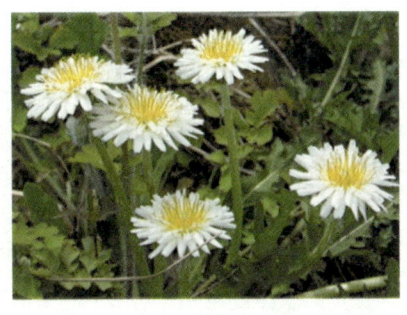

 우리나라 전역의 양지에서 자라는 다년생 초본으로서, 우리나라 국민 중에서 소나무와 민들레를 모르는 사람은 없다고 할 정도로 친숙하고 활용도가 높은 야생초이다. 산지에는 거의 없고, 사람이 살아가는 주거지역이나 경작지 주변에서 흔히 볼 수 있는, 사람과 함께하기를 좋아하는 특이한 풀이다. 주변에 자생하는 민들레는 대부분 노랑민들레, 흰민들레, 서양민들레인데, 도시 주변에서 흔히 볼 수 있는 민들레는 대부분 서양민들레이다. 토종 민들레는 타가 수정이지만, 서양 민들레는 자가 수정하기 때문에 개체수의 증식이 훨씬 빠르다.
 토양의 비옥함과 관계없이 어디서든 뿌리를 깊게 내리고, 추운 겨울에도 잎이 마르지 않고 월동하는 경우도 있을 만큼 강인한 생명력을 자랑한다. 줄기는 없고 밑동에서부터 잎이 옆으로 퍼지면서 자라는데, 꽃대가 잎과 같은 크기로 자란다. 꽃이 지고 난 뒤에 흰색 깃털이 붙어 있는 많은 씨앗이 달리는데, 바람에 따라 멀리 날아가 증식한다.
 뿌리와 줄기를 자르면 하얀색의 액체가 나오는데, 이는 항염, 항균, 항바이러스 기능이 뛰어난 테르펀이라는 성분으로서, 독성

물질 배출과 간 재생을 촉진하고, 면역력을 상승시키며, 체내 대사 기능을 활성화하는 작용을 한다. 식물 전체에 베타카로틴, 글루텐, 리놀렌산, 콜린, 펙틴, 이눌린, 나이신 등의 항산화 성분과 단백질, 비타민과 칼륨, 인, 유기유황 등의 미네랄이 풍부하게 함유되어 있어, 면역력과 대사 활동을 활성화하여 인체의 생리 기능을 향상시킨다.

암세포의 독성 실험에서 노랑민들레, 흰민들레, 서양민들레 모두 높은 항암 활성이 있음이 연구 보고되어 있으며, 총 플라보노이드 함량과 페놀 함량이 항산화 기능의 활성에 큰 영향이 있음이 확인되었다. 그리고 민들레 전초의 부위별 생리활성 연구에서는 총 플라보노이드 함량은 잎 추출물이 다른 부위보다 높게 나타났다. 총 폴리페놀 함량은 꽃에서 가장 많은 것으로 나타났고, 전자 공여능은 잎, 꽃, 전초, 뿌리 순으로 활성을 나타냈다.

이러한 여러 연구 결과 민들레는 높은 항산화 활성 기능을 가져 macrophage cell에서 NO의 생성을 감소시키고, 항산화 효소인 SOD의 활성을 증가시켜 세포 내 산화적 스트레스를 감소시킨다. 현대의 수많은 생활습관 병을 물리치는 소중한 기능성 건강 약용식물임이 분명하다 할 수 있을 것이다.

필자는 암환우들에게 하루 두 포기 정도의 민들레를 손수 채집해서 생으로 먹을 것을 권유하고 있으며, 꼭 생식이 힘들면 즙을 내어 공복에 섭취할 것을 권한다. 평소 식사 시간에도 쌈, 김치 등으로 사용하고, 여유분은 발효하거나 말려두고 가루를 내어 섭취하거나 달여 사용할 것을 권유한다.

최고의 토종 다육식물 바위솔

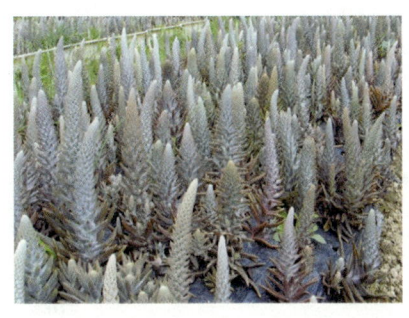

오래된 전통 기와지붕 위나 양지바른 담장과 바위 위에서 자생하는, 햇볕을 아주 좋아하는 2~3년생의 다육식물이다. 뿌리에서 줄기가 나올 때부터 잎이 땅바닥에 붙어서 자라고, 줄기가 올라오면서 잎이 줄기에 촘촘히 붙어서 20~30cm 정도로 자란다. 9월경에 꽃대 줄기가 위로 올라오면서 아주 작은 꽃이 피고, 늦은 가을까지 자라다 초겨울이 되면 말라 죽는다.

여름부터 가을 사이에 채취하여 생으로 먹거나 녹즙, 물김치 등으로 만들어 먹기도 하고, 말려두고 사용하며, 화상을 입었을 때 즙을 바르면 신기할 정도로 잘 낫는다. 한방에서는 지혈, 해열, 소종, 이질, 설사 등에 두루 사용되는데, 최근에는 항암 억제 효과가 높다는 연구 결과가 발표된 이후 항암 약재로 널리 사용된다. 그러면서 자연산은 멸종 위기에 처하고, 재배 면적은 점차 증가하고 있다.

연구 논문에 의하면 와송 추출물은 여러 종류의 암세포에 대하여 뛰어난 항암 효능이 있는 것으로 보고되었으며, 특히 폐암세포에 높은 효능을 나타내는 것으로 밝혀졌다. 쥐를 대상으로 실험한 결과 지방조직을 감소시키고, 혈청 및 간 조직 중의 지질 및 총 콜레스테롤과 동맥경화의 위험 지수도 감소시켜 비만을 억제하고, 고지혈증 예방과 치료에도 널리 사용될 수 있음이 확인되었다. 그 외에도 피부보호용 화장료와 혈전 생성의 예방과 치료에도 사용될 수 있음이 밝혀져, 앞으로 와송을 이용한 다양한 상품이 생산될 수도 있음을 추측케 한다.

여린 듯 강한 태양초 비단풀

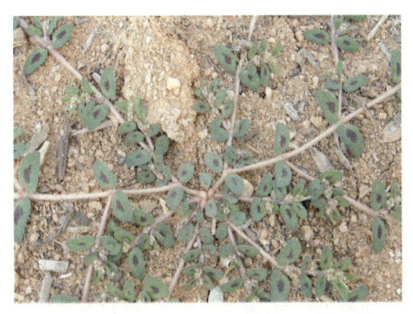

대극과에 속하는 한해살이 풀인 애기땅빈대 풀이다. 쇠비름을 닮았지만, 잎이나 줄기가 작고 가늘며 이름 그대로 땅바닥을 덮고 자라는 풀이라고 해서 지금(地錦)이라고도 부른다. 햇볕을 좋아하기 때문에 다른 풀이 많이 자라는 곳에서는 생존하기 어려워, 다른 풀이 없는 마당이나 자갈밭 등에서 자란다. 뿌리 부분에서부터 여러 가지가 갈라져서 땅 위로 뻗어나가고, 줄기에는 약간의 털이 있다. 잎은 마주나고, 가장자리에 검붉은 빛의 작은 반점이 있으며, 줄기나 잎을 자르면 흰 유즙이 상당량 나오는 것이 이 식물의 특색이다. 꽃은 8~9월에 아주 조그마하게 적자색으로 피고, 눈에 보이지도 않을 정도의 작은 씨앗이 수없이 발생한다.

비단풀은 일반인들에게 거의 무관심 상태의 풀이었는데, 우리나라 최고의 약초꾼으로 평가되는 최진규 선생의 소개로 널리 알려지게 되었다. 여름부터 가을 사이에 채취하여 햇볕에 말려두고 사용하는데, 현재까지 밝혀진 주요 약리 성분은 플라보노이드와 사포닌을 비롯해서 탄닌, 알칼로이드 등이 함유되어 있는 것으로 밝혀져 있다.

땅빈대 추출물의 항산화 효과 실험에서도 세포 보호 효과와 항염증 활성과 알레르기 질환의 치료에도 높은 효과가 있는 것으로 연구 보고되어 있다. 또 주름 개선용 화장품 개발에도 유용성이 높아, 항노화 산업의 주요 원료물질로 사용될 가능성이 높다고 할 수 있겠다.

비단풀은 식물의 크기에 비해 놀랄 만큼의 효과가 있다. 달이거나 말려 가루로 사용하거나 즙을 내어 사용해도 여러 질환에 두루 효과가 높다. 진통, 진정 작용이 있으며, 강한 항균작용은 체내 유해균의 제거나 상처의 회복에도 높은 효과가 있다. 그리고 암세포를 사멸시키는 기능이 뛰어나 거의 모든 암에 뚜렷한 효과가 있다. 생것을 그대로 달이거나 생즙을 내어 복용하기도 하고, 말려두고 달여 마시거나 가루 내어 다양한 방법으로 복용할 수도 있다.

고령화 시대에 재배와 수확 등 관리에 큰 힘이 들지 않는 비단풀의 생산을 확대한다면, 노년층의 일자리 창출에도 기여할 수 있을 것이다. 항노화 제품 개발과 건강 기능성 식품으로 발전시킨다면, 노년층의 소득 증대와 건강 증진에 크게 기여하는 신 성장 약초산업으로 성장할 수 있을 것으로 생각한다.

강인한 생명력의 대명사 **부처손**

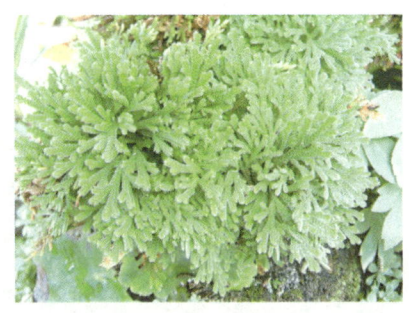

우리나라 전국의 양지 바른 산지의 바위에서 자라는 상록성의 여러해살이 풀이다. 필자는 많은 식물에 관심을 가져오면서 부처손만큼 강한 생명력을 가진 식물을 본 적이 없다. 지상부가 높지 않기 때문에 다른 식물이 햇볕을 가리면 살 수가 없지만, 햇볕만 있으면 어디에서도 자랄 수 있다. 수분과 영양이 절대 부족한 바위 위에서도 죽지 않고 심지어는 물속에서도 살아가는 것을 보고 필자는 부처손의 강인한 생명력에 경외감을 금치 못했다.

수분이 절대 부족하면 주먹처럼 둥글게 오므라져 있다가, 대기 중의 공중 습도가 높거나 비만 오면 잎을 활짝 펴고 언제 그랬느냐는 듯 새파랗게 싱싱함을 자랑한다. 부처손은 우리나라 식물 중에서 가장 오래 사는 식물로서, 아직까지 어떤 학자도 부처손의 수명을 연구해 본 사람이 없다. '장생불사초' '회양초' '만년초' '만년송' 등으로 불리며, 최소 천년 이상을 사는 것으로 알려져 있다. 다만 부처손은 성장 속도가 워낙 느리기 때문에, 부처손을 한 번 채취하고 나면 생전에 그 자리에서 부처손을 다시 볼 수 없다. 필자는 부처손의 개체수가 줄어드는 것이 싫어서, 다른 사람과 약초 이야기를 하면서 부처손 이야기는 거의 하지 않았다. 그런데 얼마 전 어느 TV 방송에서 부처손이 최고의 항암 약초라는 내용의 방송을 몇 차례나 거듭하는 것을 보고 안타까움과 분노마저 느껴졌다. 자연 생태계의 보존과 인류의 미래에는 전혀 관심 없이 일시적인 시청률 상승을 통한 회사의 수입 증가에만 주력하는 일부 언론기관을 과연 어떻게 해야 할 것인가?

부처손은 우리 몸속의 나쁜 것을 몰아내고 좋은 것을 더욱 좋게 하는 부정거사의 효과를 나타낸다. 만성 난치성 환자의 회복과 기력을 돋우고 이상세포의 증식을 억제하는 가장 뛰어난 항암 식물로 인식되고 있다. 암 수술, 방사선, 항암제 투여로 인한 부작용을 줄이는 데도 현저한 효과가 있다. 그동안 알려진 부처손의 효능은 일일이 나열하기가 곤란할 정도로, 만병통치약으로 부르기에 부족함이 없을 정도이다. 몸속의 노폐물을 제거하여 혈액순환을 원활하게 하고, 자비로운 부처님의 손을 닮아 사람의 마음을 편안하게 하고 심신을 안정시키는 작용이 가장 대표적인 효능이라고 할 수 있겠다. 최근 연구에서도 부처손이 만성 퇴행성 뇌질환을 예방 또는 치료하는 효과가 있다는 것이 밝혀지기도 했다.

위장을 편안하게 하는 산사

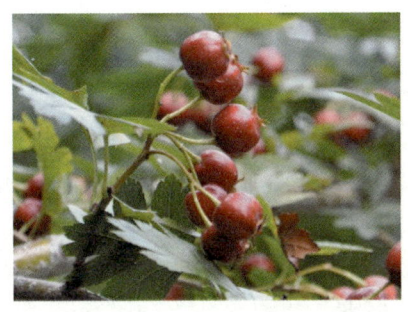

마을 주변이나 산기슭 등지의 양지 바른 곳에서 잘 자라는 낙엽활엽 소교목이다. 줄기의 높이는 4~6m 정도이며, 나무껍질은 회색이고 세로로 갈라진다. 잎은 5~10cm 정도이며 얕거나 깊은 모양으로 다양하게 갈라진다. 꽃은 5월경에 흰색의 작은 꽃이 뭉쳐 피고, 열매는 지름이 약 1.5cm의 크기로 9~10월에 검붉은 빛으로 익으며 윤기가 있어 아름답게 느껴진다. 가지에 다수의 가시가 있어 관리에 약간의 어려움이 따를 수 있다. 산사의 열매는 그동안 약용과 식용으로 광범위하게 사용되어 왔으나, 생산량이 많지 않아 산업화에는 한계가 있었다. 그러나 최근 조금씩 관심 갖는 사람들이 늘어나면서 새로운 경제성 약용작물로 떠오를 수 있을지 주목하고 있다.

산사 열매(산사자)의 추출물을 조제하여 항 혈전 활성을 평가한 연구에서 물 추출보다 메탄올 추출물이 가장 강력한 활성을 나타내는 것으로 보고되었으며, 부탄올(butanol) 분획물은 아스피린보다 2.9배 이상의 강력한 항 혈전 활성을 나타내는 것으로 확인되었다. 산사 열매의 활성물질은 100℃에서 30분 열처리에 85% 이상의 활성소실이 나타나 열에 매우 민감한 물질로 확인되었다. 비열 처리와 적합한 가공 공정이 가능하다면, 산사 열매 추출물이 혈액순환 장해 및 혈관계 질환 예방 및 치료제로 개발 가능성이 높음을 알 수 있다.

그리고 퇴행성 뇌질환 치료에 관한 실험에서도 산사 열매 추출물이 학습능력 증진과 지각능력을 향상시키는 데 탁월한 효능을 나타내어, 건망증과 퇴행성 뇌 질환 치료에 유용한 건강기능 식품으로 발전시킬 수 있음을 확인했다. 또 산 열매 추출물이 활성산소에 의한 생체물질의 산화를 억제하여 피부의 노화를 방지하거나 지연시킬 수 있다는 연구 결과 보고도 있었다.

보석보다 귀한 삼지구엽초

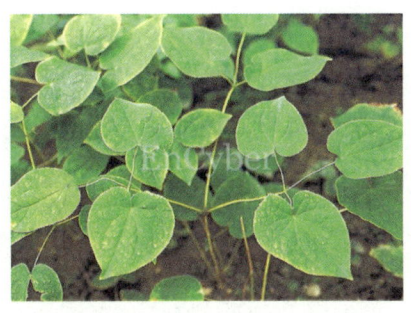

비교적 고산지대의 활엽수림 밑의 그늘에서 자라는 다년초로서, 지리산, 설악산 등의 고산지대에서 간혹 발견되기도 했으나, 채취꾼에 의한 남획으로 자연산의 자생지를 발견하기가 거의 불가능한 지경에 이르렀다. 뿌리줄기는 지표면에서 얕게 옆으로 뻗으며 가는 뿌리가 많이 달린다. 한 포기에서 여러 줄기가 나와 곧추 자란다. 뿌리에서 나온 줄기는 20~30cm 정도로 곧게 자라고, 세 개의 가지로 갈라지며 한 가지마다 3개의 잎이 달리므로 식물의 모양대로 삼지구엽초(三枝九葉草)라고 명명되었다. 잎은 계란 꼴로 끝이 뾰족하고, 꽃은 5월경에 황백색으로 피며, 원줄기 끝의 총상화서에 밑으로 향해 달린다.

삼지구엽초를 먹은 수컷 양이 하루에 100마리 이상의 암컷과 교미를 한다고 하여 한방에서 생약명을 음양곽(淫羊藿)이라고 명명했을 정도로, 옛날부터 최음, 강정, 강장의 최고의 정력 약초로 귀하게 사용되어왔다. 주로 술에 담가두고 매일 아침저녁으로 조금씩 마신다. 이 술을 신선이 마시는 술이라는 뜻의 선령비주(仙靈脾酒)라 하며 애주가들이 즐겨 마셨다. 성 호르몬 장애에 의한 조루증, 발기력 부족, 여성의 불감증, 불임증, 월경 장애에도 상당한 효과가 있다. 심신이 허약하거나 건망증이 있거나 류머티즘, 신경쇠약, 이뇨장애, 귀 울림 등을 치료하는 데도 효과를 발휘한다.

생지황 즙에 불려서 사용하면 약성이 강해지고, 술에 씻으면 약효가 빨라진다. 끓인 물은 1주일 이상 되어도 잘 변하지 않는데, 오래 끓이지 말고 20분 이내가 적당하고, 생잎을 쌈장이나 삼겹살에 싸서 먹으면 맛과 향이 일품이다. 라면을 끓일 때나 곰탕, 칼국수, 수제비 등에 넣으면 뛰어난 보양식이 될 수 있다.

이상의 내용은 자연산을 기준으로 한 것이며 수입산이나 하우스 재배산과는 효능에서 큰 차이가 발생한다. 삼지구엽초는 그 명성만큼이나 성분과 효능에 대한 연구가 활발하게 이루어져왔다. 주성분은 강력한 항산화 물질인 플라보노이드와 알칼로이드, 사포닌이다. 항산화 성분으로 인한 항암 활성실험에서도 약 90%의 암세포 생육억제 효과가 있음이 보고되었다. 면역 기능을 활성화하고, 간 기능을 증진시키고, 혈압과 혈당 조절 기능이 있음이 검증되었다. 인지력 향상 효과에 대한 연구에서도 인지력 향상은 물론 치매와 알츠하이머 병의 예방과 치료에도 유의할 만한 효과가 있음이 보고되었다.

나이가 들어가면서 세포의 분열과 활성이 떨어지는 것을 막기 위한 성장 호르몬의 분비를 촉진하는 작용이 있고, 성 호르몬 분비를 촉진하는 이칼리인(icariin) 성분과 혈관을 확장하고 말초신경을 자극하는 메소메틸(mesomethyl) 성분이 성 신경을 자극하여 정액이 많이 나오게 하고, 성욕을 향상시키는 것으로 확인되었다. 삼지구엽초의 기능성 식품 이용성 증진을 위한 연구에서도 시료의 농도가 높을수록 생육촉진 활성이 증가하는 것으로 나타났으며, 돌연변이 및 항 돌연변이성에 미치는 영향조사에서도 전 분야에서 돌연변이성을 나타내지 않았다.

흰쥐를 사용하여 항산화 효과와 간 기능 보호 효과를 형태학적으로 규명하기 위한 조직병리학적 검사 결과, 세포막의 소기관들을 과산화로부터 보호함으로써 효소 활성의 최적 구조를 유지시켜 간 손상을 완화시키는 것으로 검증되었다. 보석보다 더 귀중한 삼지구엽초를 아끼고 사랑하는 마음으로 가꾸고, 활용하고, 자원해야 한다.

항암 과일의 대명사 가정의 상비약 살구

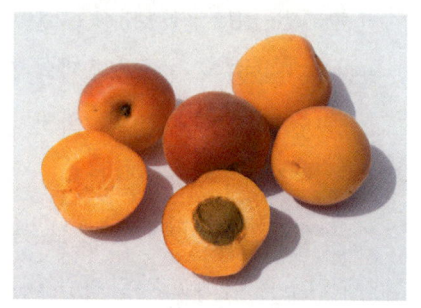

옛날에는 시골의 마을이나 가정집 어디서나 쉽게 볼 수 있는 유실수였다. 열매의 활용도가 넓어 가정의 상비약으로 사용되어왔는데, 크고 단맛이 강한 개량종의 과일이 많이 등장하면서 개체수가 급격히 줄어, 요즈음엔 시골에서도 쉽게 찾아보기 어려운 나무가 되었다. 살구나무는 장미과 식물의 낙엽교목으로서, 잎은 어긋나고 넓은 타원형으로 털이 없고, 가장자리에 불규칙한 톱니가 있다. 나무껍질은 약간 붉은 빛이 돌며, 어린가지는 갈색을 띤 자주색이다. 꽃은 4월에 잎보다 먼저 피고 연한 붉은색이며 지난해 가지에 달리고, 열매는 핵과이고 둥글며 아주 작은 털이 있다. 7월경에 황색 또는 검붉은색으로 익는다.

한방에선 종자를 행인(杏仁)이라 하는데, 해열, 진해, 거담, 소종 등의 효능이 있어 기침, 천식, 기관지염, 인후염, 급성폐렴, 변비 등에 사용한다. 또한 살구씨는 여성의 피부미용에도 사용한다. 열매에는 항산화 물질인 카로티노이드, 베타카로틴, 비타민 A, 칼륨, 철분 등의 필수 영양소가 풍부해서, 생으로 먹거나 말려두고 간식으로도 활용되며, 잼이나 떡, 죽 등 다양하게 사용할 수 있다.

씨앗에 청산배당체라는 독성 물질이 있는 것으로 알려져 있으나, 하루 10~15개 정도 복용해도 문제가 없다. 세계적인 장수 지역으로 알려져 있는 히말라야 산맥의 훈자 부족은 살구씨를 일상 식생활에서 식품으로 다양하게 사용하는 지혜를 발휘함으로써 암 발병률이 아주 낮기로 유명하다. 씨앗에 들어 있는 아미그달린 성분은 암세포를 직접 파괴하는 기능이 있어, 최고의 천연 항암제로 알려져 있기도 하다.

살구씨에는 올레인산, 리놀렌산 등 불포화지방이 많아서 피부 건강에도 좋고, 아토피, 비염, 여드름 등에 씨앗을 기름 내어 사용하면 높은 효과를 볼 수 있다. 연구에서 살구 씨앗과 과육의 에탄올 추출물이 강한 항산화 활성을 나타냈으며, 돌연변이 효과 검토 결과 돌연변이원성은 없고 오히려 억제 효과를 나타냈다. 살구 과육의 암 억제효과 연구 결과 거의 모든 암세포에서 72.8% 이상의 높은 억제효과를 나타내는 것으로 확인되었다. 열매와 씨앗 모두 약성이 뛰어나 생으로 섭취해도 좋고 말리거나 가루 내어도 좋은, 활용도가 매우 높은 먹거리로서, 일상생활에서 더욱 가까이할 필요성이 있다.

불가사의한 생명력 석창포

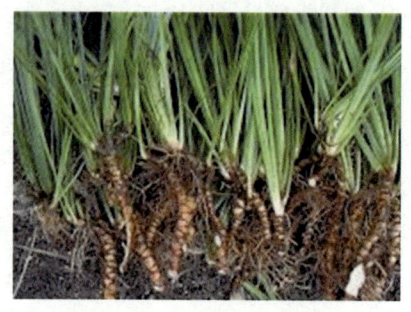

중부 이남의 따뜻한 산간지 중에서도 수량이 적고 습한 계곡의 바위틈이나 냇가에서 자라는, 사계절 푸른 잎을 가진 여러해살이풀이다. 뿌리가 10~20cm 정도로 옆으로 뻗으며, 마디가 많고 밑에서 수염뿌리가 나온다. 잎은 뿌리 끝에서 뭉쳐 나는데, 뿌리줄기로부터 바깥쪽 잎의 밑부분과 안쪽 잎의 많은 부분이 서로 겹친 상태로 자란다. 길이는 30~40cm 정도이며 너비가 1cm로서, 주맥이 없고 밋밋하며 끝이 뾰족한 것이 특징이다. 꽃은 6~7월에 연한 황색으로 꽃대의 중간부에서 둥근 막대기 모양으로 나온다.

동양에서 최고로 오래된 약초 서적으로 알려져 있는 중국의 『신농본초경』에는 총 365가지의 약초가 등재되어 있다. 그 중에서 양질의 약초는 상약이라 하여 120종, 중간 정도의 효능을 가진 약초는 중약이라 하고 120종, 독성이 있거나 좀 뒤떨어진 약초는 하약이라 칭하고 125종이 등재되어 있는데, 상약 중에 제일 첫 번째로 등재되어 있는 약초가 석창포이다. 석창포가 왜 첫 번째로 기록되어 있는지 명확한 설명은 없으나, 석창포를 예부터 상약 중의 상약이라 칭했다.

일반 창포 류는 겨울이면 지상부가 모두 말라 고사하는데, 석창포는 엄동설한의 모진 추위 속에서도 푸르름을 잃지 않고 싱싱함을 자랑하는 기상이 실로 경이롭기까지 하다. 석창포의 생명력은 신비롭고 불가사의하다. 뿌리를 옮기면서 바닥에 떨어져 바짝 마른 상태의 뿌리도 심으면 다시 살아나고, 채취하면서 남은 작은 뿌리 하나만 있어도 다시 번식을 시작한다. 물을 좋아하는 식물이지만, 건조한 곳에서도 죽지 않고 자란다. 햇볕을 좋아하면서도 그늘에서도 죽지 않는다.

석창포는 옛날부터 뇌질환을 치료하는 데 최고의 영약으로 알려져왔다. 전통의학 서적에서 총명탕, 총명환 등의 수많은 뇌질환 관련 처방이 있음을 알 수 있다. 성질은 따뜻하고 매운 맛으로서 무독성이다. 어혈을 제거하고, 열을 내리며, 머리가 맑아지고, 기억력이 상승되며, 여성의 냉증을 고치는 데도 큰 효과가 있고, 마음을 안정시키는 작용을 한다. 석창포를 오랫동안 복용하면 늙지도 않고 신선이 된다고 할 정도로 석창포와 관련된 전설적인 이야기들이 많이 전해져 내려온다.

석창포는 환경을 정화하는 기능이 있어 물을 맑게 하고, 실내에 두면 탁한 기운을 빨아들이고 공기를 맑게 하여, 공부하는 학생들에게 큰 도움이 될 수도 있다. 특히 정신 신경의 피로를 풀어주는 효능이 탁월하여, 정신노동에 몰두하는 사람들이나 학생, 그리고 나이 들면서 기억력이 줄어들거나 어지럼증, 건망증이 있는 사람들에게는 절대 필요한 약초라고 할 수 있다. 피부질환에도 달인 물을 바르거나 자주 씻어주면 효험이 있고, 술에 담아 복용하면 독특한 술맛을 느낄 수 있다. 한방에서는 잔뿌리와 잎을 제거하고 굵은 뿌리만 사용하지만, 필자는 전체를 함께 사용할 것을 권한다.

최근 연구에서도 석창포 물 추출물(AGR)이 산화적인 스트레스를 억제함으로써 심장을 효과적으로 보호하여 심근경색의 예방, 나아가서 치료에 효과가 있을 것으로 보고되었다. 또 비만 쥐를 이용하여 석창포 추출물이 체중 및 체내 지질대사와 비만 관련 유전자에 어떤 영향을 미치는지를 확인한 결과, 석창포 추출물이 고지방식이 섭취에 의한 체중 증가를 감소시키고, 총 중성지질, 총 콜레스테롤 등의 혈청 지질을 개선하는 결과를 나타냈다. 또한 지방조직에서의 지방축적에 관여하여 비만 예방에 유용성이 있음이 보고되었고, 당뇨병의 예방치료와 피부노화 방지에도 효과가 있음이 확인, 보고되었다. 항암효과에 대한 여러 연구 실험에서도 뚜렷한 항암작용이 있음이 밝혀졌다. 상약 중의 상약초인 석창포의 생산량을 늘리고 많이 활용할 수 있게 되기를 기원해본다.

음양오행의 기운을 갖춘 오행초 **쇠비름**

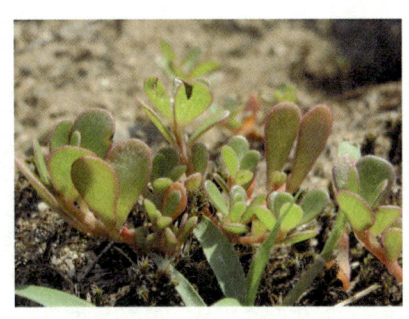

　우리나라뿐 아니라 전 세계적으로 골고루 분포하고 있는 대표적 식물이며, 사람이 살아가는 마을 주변이나 경작지에 자생하는 한해살이 다육질의 풀이다. 번식력과 생명력이 워낙 강해 농부들에게는 골치 아픈 풀이다. 아무리 뽑아도 또 나오고, 바위 위에 올려놓아도 쉽게 죽지 않는다. 햇볕을 좋아하는 극양지식물이기 때문에 그늘 속에서는 살수 없지만, 양지 바른 곳에서는 아무리 가물어도 죽지 않고, 제초제에도 잘 죽지 않는 강인한 생명력을 갖고 있다.

　잎은 마주 나거나 돌려 나기도 하며, 길이 2cm 내외의 구두주걱 모양으로 가장자리가 밋밋하며 잎자루가 없다. 꽃은 5~7월에 노랗게 피고, 약 한달 후 씨앗 열매를 맺는다. 익으면 윗부분의 뚜껑 절반이 떨어져나가면서, 아주 작은 검은색의 씨앗이 수없이 쏟아진다.

　쇠비름의 잎은 푸르고, 줄기는 붉으며, 꽃은 노랗고, 뿌리는 흰색을 띠고, 씨앗은 검은색으로, 동양의 음양오행설에서 말하는 다섯 가지 기운을 다가져 오행초(五行草)라고 부른다. 잎의 모양이 말의 이빨과 닮아 마치현이라고 부르기도 한다. 흰색의 뿌리를 손으로 훑으면 효소의 작용에 의해 붉은색으로 변한다.

쇠비름의 약성은 모두 나열할 수 없을 정도로 다양하다. 몸속의 나쁜 기운을 청소하는 기능이 탁월해서 오래 먹으면 늙지 않고 장수한다고 하여 장명채(長命菜)라고도 부른다. 전초를 달여 음료수로 마시기도 하고, 즙을 내어 마시고, 나물로 무쳐 먹고, 죽을 쑤어 먹기도 하는 등 식용 방법도 아주 다양하다. 살균효과도 높아서 벌레 물린 데, 상처, 염증, 습진, 무좀 등에도 생잎을 찧어 바르면 신통한 효과를 볼 수 있고, 설사나 만성 대장염에도 쇠비름 죽을 쑤어 먹으면 효과가 좋다.

학계의 연구에 따르면 쇠비름에는 우리 인체의 필수지방인 오메가3 지방산이 가장 많이 들어 있다고 한다. 인체의 세포를 보호하고 뼈를 강화시키는 오메가3가 상추의 15배나 많이 들어 있고, 하루 한 끼만 섭취해도 인체에 필요한 비타민 E와 C, 베타카로틴을 충족할 수 있다고 한다. 쇠비름의 생리활성 효과 연구에서도 칼륨을 비롯한 미네랄이 풍부할 뿐 아니라, 플라보노이드와 페놀 화합물의 영향으로 항산화 활성이 높고, 혈당강하 기능도 있어 당뇨병에도 효과적임을 보고했다. 그리고 항암과 항균, 항염 효과가 높은 쇠비름을 이용한 음료수와 식품 보존제를 제공할 수 있음이 연구 보고되었다.

야생초의 왕 **왕고들빼기**

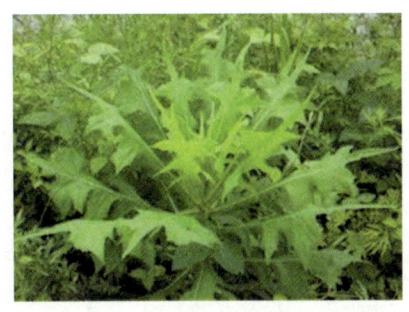

줄기가 1~2m까지 곧게 자라는 한해살이 또는 두해살이 풀로서, 야외의 언덕이나 휴경지 또는 공한지에서 흔하게 만날 수 있는 야생초다. 아주 오래 전 『야생초의 편지』라는 책에서 작가가 이 풀의 별명을 '야생초의 왕'이라고 명명한 글을 보고 너무도 멋지고 적합한 이름을 지어주었다고 탄복한 적이 있었는데, 나도 따라서 야생초의 왕이라고 표현해보았다. 식물의 크기나 풍기는 분위기가 왕이라고 불리기에 전혀 부족함이 없는, 너무도 귀하고 가치 있는 약초다. 그러나 우리 생활 주변에 너무 흔하다 보니까 대부분의 사람들은 그 값어치를 제대로 평가하지 못하고 있다.

봄에 새싹이 돋아나기 시작하면서 빠르게 성장하는데, 7~9월 사이에 흰빛에 가까운 노란색으로 꽃대가 자라 올라가면서 계속 오래도록 피고 진다. 잎은 원줄기에 직접 달리고 길이 10~30cm 정도의 끝이 뾰족한 피침 형인데 잎자루가 없다. 표면은 녹색이고 뒷면에서는 분(粉)이 나오며 봄, 여름, 가을에 생장점의 어린 잎을 계속 채취해도 새싹이 다시 올라온다. 쌈 채소로 양념과 곁들여 먹으면 쌉싸름하면서도 향긋한 맛이 일품이다. 옛날부터 김치나 나물로도 많이 활용되었으나, 요즈음 사람들은 입맛이 변해 쓴맛이 있다고 해서 외면하기도 하지만, 아주 즐겨 복용하는 사람들도 점점 늘어나고 있다.

왕고들빼기는 그동안 채소와 약초의 중간 경계선에서 오히려 그 가치를 인정받지 못한 채 있었다. 그러나 최근 웰빙 식품에 대한 관심의 증가로 여러 가지 먹거리로 만들어 사용하는 사람들이 늘어나고 있다.

학계에서 실시한 왕고들빼기의 비타민 C, 총 폴리페놀, 총 플라보노이드 함량과 메탄올 추출물의 항산화력을 측정한 연구 결과, 왕고들빼기의 잎이 뿌리에 비해 비타민 C, 폴리페놀, 플라보노이드 함량이 높고 우수한 항산화 활성을 보여, 기능성 식품 및 재료로서의 이용 가능성이 매우 높은 것으로 확인되었다. 왕고들빼기를 쌈이나 생즙을 내어 일 년 정도만 먹으면 웬만한 간질환은 사라지며, 쾌변과 쾌면도 맛볼 수 있다. 뿌리를 말리거나 생으로 저장해두었다가 달여 먹으면, 어린이의 백일기침이나 감기, 해열에 큰 효과가 있고, 무좀, 종기, 상처 등에 찧어 붙이면 상당히 빠르게 치유된다.

난치병 치료의 명약 옻나무

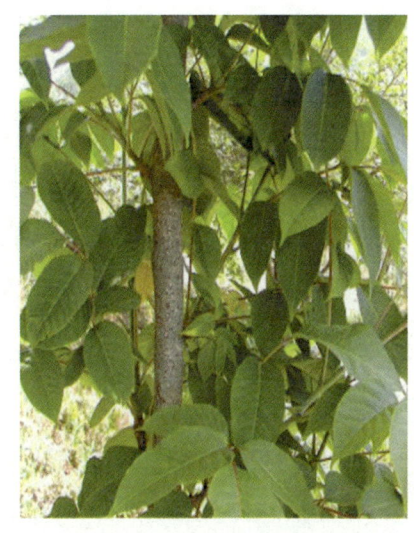

　야산이나 경작지 주변에 주로 식재되어 어렵지 않게 발견할 수 있는 낙엽성 교목이다. 길이 25~40cm 정도의 한 개의 잎대궁에 작은 잎들이 마주 달리고, 끝에는 하나가 달린다. 6월에 황록색 꽃이 잎겨드랑이에서 달려 피는데, 길이는 15~25cm이고 밑으로 처진다. 자웅 이주이며, 열매는 10월에 지름 6~8mm의 둥글납작한 핵과가 연한 황색으로 익는다.

　줄기 껍질은 회백색이며, 어릴 때는 털이 있으나 곧 없어진다. 이른 봄 새순을 잘라 생으로 먹고 삶아 나물로도 무쳐 먹는데, 목질부보다 독성이 약하다. 지구상에서 옻 순을 먹는 민족은 우리 민족뿐이라고 한다. 옻나무는 도료나 식용 등으로 나무 전체가 쓰임새가 많기 때문에, 주인이 직접 관리하지 않는 자연 상태의 나무는 찾아보기 어렵다. 야생 초식동물 들은 대개 옻 순을 잘 먹는다. 특히 노루나 사슴, 염소들은 옻 순을 매우 좋아하는데, 옻 순을 먹고 자란 짐승들은 약효가 뛰어나 높은 가격에 거래되고 있다.

옻나무 껍질에는 '우루시올'이라는 성분이 70% 정도 들어 있어 피부발진을 유발한다. 체질이 민감한 사람은 극소량만 닿아도 몸이 가렵고 피부 발진을 일으키며, 휘발성이기 때문에 주변에 가까이 있어도 같은 증상이 나타날 수 있다. 민간에서는 옻을 먹기 위해 닭이나 오리 등을 사용하여 옻의 독성을 약하게 하여 복용하기도 한다. 옻나무는 재배하는 참 옻나무와 산야에 자생하는 개옻나무로 구분되나, 두 종류의 약성에 대한 비교 분석이나 연구자료는 아직 부족한 실정이다. 산야에 지천으로 산재하는 개옻나무의 활용 방안에 대한 연구가 보다 적극적으로 진행될 필요가 있다고 생각한다.

참옻나무에 대한 연구는 그동안 활발하게 진행되어왔는데, 여러 연구에서 암을 비롯한 만성질환에 탁월한 효과가 있음이 입증되었다. 암의 신생혈관 형성을 억제하고, 성호르몬의 분비를 촉진하며, 혈소판 응집을 억제하여 혈액순환을 원활하게 하는 기능이 있음을 확인했다. 운동 시에 발생하는 지질의 과산화를 억제하고 항염증성 반응을 유발하여 운동 시 발생 가능한 부작용을 최소화할 수 있는 결과를 보였으며, 위장 속의 헬리코박터 균을 부작용 없이 억제할 수 있음도 연구 보고되었다. 옻은 현재까지 밝혀진 자연자원 중에서 가장 뛰어난 천연 방부제이며 살충제이다. 몸속에서는 뭉친 것을 풀어주는 기능이 강하여 어혈을 제거하고 염증을 분해하여 혈액순환을 원활하게 함으로써 온갖 난치병을 치료하는 데 탁월한 효과를 나타낸다. 특히 위장 관련 질환에는 빠르고 강력한 효과를 볼 수 있다.

독성 식물로 분류하여 가까이하지 말 것을 권장하던 정부 기관들도 이제는 적극적으로 옻을 권장하고 있다. 농촌진흥청에서도 옻에 대한 연구를 통해 항암 효과와 항균, 항염증 효과가 있음을 확인했으며, 강원도 원주군과 충남의 옥천군 등을 옻 산업 특구로 지정하여 옻의 산업화에 직접 나서고 있어, 옻나무의 재배 면적도 빠르게 증가하고 있다. 옻을 이용한 신약과 식품개발 분야가 크게 신장될 수 있을 것으로 생각된다.

다양한 생리활성 물질의 보고 **엉겅퀴**

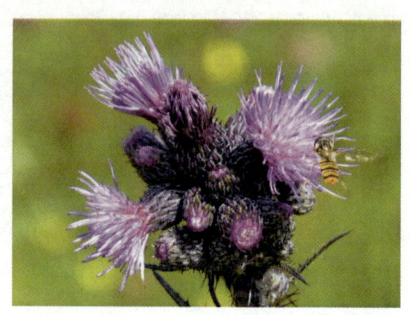

수년 전까지만 해도 우리나라 전국의 야산이나 들판에서 흔히 볼 수 있는 여러해살이 풀이었으나, 최근 들어서는 야생 엉겅퀴를 만나기가 어려워졌다. 줄기가 곧게 서고 가지를 치면서 1m 정도의 높이로 자라는 당당함으로 주변의 모든 야생초를 압도한다. 전체에 흰 거미줄 같은 털이 있고, 잎 뒷면에는 흰 솜털이 깔려 있다.

6~7월에 원줄기와 가지 끝에 수술과 암술로 이루어진 3cm 정도의 분홍빛 꽃이 피는데, 볼수록 아름답고 정겹다. 국내에는 큰 엉겅퀴, 고려 엉겅퀴 등 10여 종이 자생하고 있다.

엉겅퀴의 전체 모양이 약간 거칠고 딱딱하게 보여 사람들이 접근하기를 꺼려하기도 하지만, 사실은 어느 것 하나 버릴 게 없는 소중한 먹거리다. 봄철의 어린잎은 국거리나 나물로 사용하고, 줄기는 녹즙을 만들거나 껍질을 벗겨 된장이나 고추장에 박아두었다가 반찬으로 사용하고, 뿌리는 가을에 채취하여 햇볕에 건조해 두고 사용한다. 여러 약리 실험에서 해열, 지혈, 혈압 강하 작용이 있는 것으로 밝혀졌으며, 지혈 작용이 우수하여 피가 나오는 모든 증상에 효과가 있다.

엉겅퀴는 『동의보감』에 어혈을 풀고 코피를 멎게 하며, 진통과 항염증 효능이 있다고 돼 있으며, 중국의 『중약대사전』에는 폐결핵과 고혈압을 치료하는 효능이 있다는 임상보고가 있다.

엉겅퀴에 관한 연구는 상당히 오래 전부터 다양하게 진행되어 왔다. 최근 농촌진흥청에서도 3년 여간 연구 끝에 류마티스 관절염에 효과가 높다는 발표가 있었다. 세포 실험에서 엉겅퀴 종자 껍질 추출물이 염증 유도물질인 산화질소를 줄여 염증을 가라앉히고, 통증 유발물질인 프로스타글란딘 E2의 형성을 억제해 통증을 덜어주는 것으로 나타났다고 발표했다. 여러 연구에서 간질환에 효과가 높은 실리마린 성분은 항산화 활성을 가지는 플라보리그난 계열로 밝혀졌다. 아피게닌이라는 새로운 플라보노이드 계열의 물질이 발견되었는데, 항암 활성이 있어 암의 위험을 줄이고 항염증 특성이 있어 알러지 관련 질환에도 효과가 높을 것으로 조사되었다. 연구의 결과를 종합해볼 때, 아피게닌은 비만, 염증, 노인성 성기능 장애에 효과가 있을 가능성을 시사한다. 아피게닌과 실리마린은 엉겅퀴의 꽃대 부분에 가장 많이 함유되어 있음을 확인, 보고했다.

엉겅퀴에 관한 여러 연구 논문을 살펴보면 아주 다양한 약리효과들이 보고되어 있다. 그 중에서 몇 가지만 요약해보면 항암, 항당뇨, 항우울증, 항돌연변이, 항균 등의 효과와 과산화 지질을 억제하고 비만을 예방, 치료하며, 간질환에 두루 효과가 뛰어나고 약 78종의 생리활성 물질이 함유되어 있는 것으로 밝혀져 우수한 약초로 검증되어 있다.

갖가지 독을 해독하는 잔대

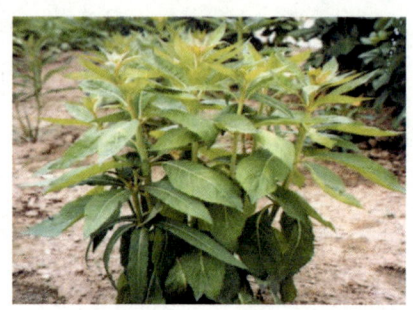

시골에서는 딱주라고 부르며, 도라지와 같은 굵은 뿌리를 가진 여러해살이 초본이다. 줄기는 1m 정도의 높이로 곧게 서고, 자르면 흰색의 유액이 나온다.
이른 봄 뿌리에서 나오는 잎은 둥글게 자라면서 줄기에서 층층이 4장씩 돌려 나며 길고 뾰족하게 잎의 모양이 달라진다. 줄기 끝에서 피는 꽃은 종 모양으로 제법 많은 꽃이 달린다. 봄에서 여름까지 자라는 줄기와 잎을 잘라 생으로 먹거나 나물 등 반찬으로 활용하면 아주 맛있고 훌륭한 음식이 될 수 있다. 잔대는 우리나라에만 40여 종류가 있으나 쓰임새는 동일하다.

잔대는 산삼처럼 주변 환경이 좋지 않으면 땅속에서 잠을 자기도 하며 수백 년을 사는 식물로 알려져 있다. 예로부터 다섯 가지 삼의 하나로 불렀을 정도로 다양한 효능을 가진 약초이다. 잔대는 약물에 의한 중독이나, 음식물에 의한 중독을 비롯해서 갖가지의 독을 해독하는 데 탁월한 효능이 있어, 해독 약초의 으뜸으로 알려져왔다. 잔대에 함유되어 있는 사포닌 성분은 혈관을 청소하여 노폐물로 배출하는 효능이 있고, 이눌린 성분은 식물에 있는 다당체인데, 인슐린 분비를 조절하는 기능이 강하다. 베타카로틴 성분이 토마토의 9배가 넘게 들어 있어 혈관 기능을 강화하고 관절염, 백내장 등에 두루 높은 효과를 발휘한다.

　잔대 추출물의 항종양과 항돌연변이 효과에 대한 연구 결과 거의 모든 암세포에서 높은 억제 활성을 나타냈다. 뿌리의 성분 분석 결과 탄수화물, 지방, 단백질과 무기물이 풍부함을 확인했다. 그 중에서 칼륨이 가장 많은 것으로 나타났으며, 활성산소 소거능의 항산화능이 우수하여 천연 항산화제의 급원으로서도 가능성이 높은 것으로 보고되어 있다.

최고의 단방약초 지치

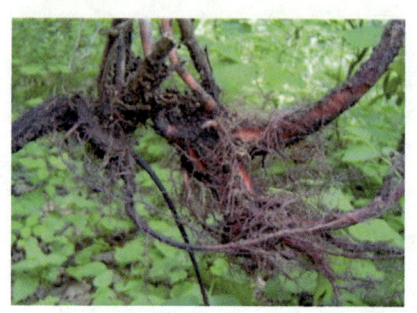

양지 바른 산간지나 들판에서 자라는 여러해살이 풀이다. 옛날에는 어렵지 않게 발견할 수 있는 약초였으나, 요즈음에는 자연산을 찾아보기가 불가능할 정도로 귀한 약초가 되었다. 뿌리가 보라색을 띠어 자초(紫草) 또는 주초(朱草)라고 흔히 불린다. 줄기의 키는 50cm 내외이고 잎과 줄기 전체에 흰 빛의 작은 털이 있다. 5~6월에 가지 끝에 흰색의 작은 꽃이 피어나고, 8~9월경에 흰색 또는 회백색의 씨앗이 각 마디에 하나씩 달린다.

지치는 약성도 놀랍지만 여러 가지 면에서 신비롭고 특이한 약초다. 뿌리는 더덕이나 도라지 못지않게 덩치가 있지만, 지상부는 매우 왜소하여 잡초 속에 있으면 발견하기가 어렵다. 자연산 지치 뿌리는 보랏빛을 띠면서 나사처럼 뒤틀리면서 자라고, 재배 지치는 바로 뻗고 약용으로는 잘 사용치 않는다. 지치는 10년 이상 지나야 제대로 된 효과를 볼 수 있다. 지치 뿌리는 수용성이 강하기 때문에 물에 담가두면 안 된다. 흙이나 불순물은 부드러운 솔로 털어내고, 가능한 한 생으로 바로 먹는 것이 가장 효과가 크다. 건조해두고 달일 때도 가급적이면 다른 재료와 혼합하지 말고 단방으로 사용하는 것이 좋다.

지치의 약효와 관련하여 여러 가지 이야기들이 전해져오는데, 나이가 70~80세가 넘어서도 피부가 곱고 추위를 타지 않으며 건강한 사람들은 대부분 농사일을 하다가 지치를 캐어 먹은 사람들이다. 연구 논문에서 지치 추출물에서 분리되는 시코닌을 유효성분으로 함유하는 비만의 예방과 치료 효과를 확인하고, 비만세포의 아폽토시스 유발도 확인했다. 지치는 중국이나 북한에서도 갖가지 항암약제로 사용되고 있으며, 한방에서도 해독작용, 항염, 항균작용을 비롯해서 습진, 종기, 화상 등에 두루 사용되고 있다.

독소 배출의 명약 청미래덩굴

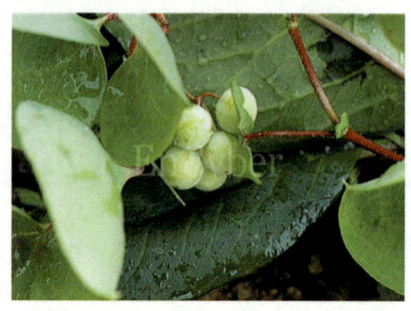

중부이남 지역의 산야에서 흔히 자라는 덩굴성 낙엽활엽수로서, 지역에 따라 망개나무, 명감나무, 멍개나무 등으로 부른다. 줄기는 딱딱하고 마디에서 좌우로 굽으면서 3m 내외로 자라고, 갈고리처럼 생긴 가시가 돋쳐 있으며, 잎은 마디마다 어긋나게 자리하고 두껍고 윤기가 나면서 싱그러운 아름다움을 느끼게 한다.

부드러울 때 살짝 데쳐서 참기름에 무쳐 나물로 먹기도 하고, 차로 만들어 우려먹기도 한다. 산행 중에 잎을 씹으면 입안이 개운하고 피로가 풀린다.

잎겨드랑이에서 생겨나는 받침 잎의 끝이 덩굴손으로 변해 다른 물체를 감는다. 꽃은 자웅이주로서 5월에 황록색의 꽃이 우산처럼 모여 피고, 푸른색의 열매가 자라 9~10월에 지름 1cm 정도의 푸른 열매로 자라다가, 가을이 되면서 빨갛게 익어간다. 땅속의 뿌리는 상당히 굵고 꾸불꾸불하게 옆으로 뻗어나가며, 가는 뿌리가 붙어 있다. 가을에 뿌리줄기를 수확하여 마르기 전에 녹각처럼 잘라 햇볕에 건조시켜두었다가 약용으로 사용하는데, 한방에서는 토복령이라고 한다.

청미래는 생긴 것만큼이나 활용도가 다양하고 활용 부위도 다양하다. 잎과 뿌리, 줄기, 열매 모두 활용할 수 있다. 뿌리에는 녹말과 다양한 영양소가 많이 들어 있어, 옛날에 흉년이 들거나 난리 때문에 산으로 피신한 사람들이 뿌리를 캐어 먹고 오랫동안 건강하게 살았다고 전해진다. 신선이 남겨놓은 음식이라 하여 선유량(仙遺糧)으로 부르기도 했다. 뿌리를 잘게 썰어 2~3일 동안 물에 담가 쓴맛을 뺀 다음 곡식에 섞어서 밥을 지어 먹었다. 갖가지 독을 해독하는 효과가 탁월하다. 특히 수은을 배출시키는 작용을 하는데, 1일 50g 정도를 15일 정도 복용하면 소변에서 수은이 검출될 정도로 그 기능이 탁월하다. 매독을 비롯한 성병, 종기, 종창, 신방광염과 각종 간질환에도 효과가 있고, 통풍에도 뿌리 달인 물을 하루 3회 정도 지속적으로 복용하면 효과가 크다.

줄기와 뿌리를 함께 35도의 술에 5개월 정도 담갔다가 숙성시키거나 발효시켜 복용하면 좋다. 달인 물을 밥할 때나 물김치, 식혜 등에 넣으면 빛깔도 좋고 좋은 효과를 볼 수 있다. 잎은 방부효과가 뛰어나 고구마, 감자, 떡 등 음식을 덮어놓으면 쉽게 변질되지 않는다. 밥을 지을 때 함께 넣어 지어도 좋고, 가루 내어 음식 조리에 사용하면 천연 조미료와 항균, 항산화 효과를 얻을 수 있다. 니코틴 제독효과가 뛰어나 잎을 말려 담배처럼 피우거나 가루 내어 파이프에 넣어 피우면, 금단 현상 없이 2~3개월 정도면 담배를 끊을 수 있다. 열매도 가루 내어 음식 보조제로 쓰거나 차로 마실 수도 있으며, 피부병, 종기, 아이의 태독 등에 바르면 잘 낫는다.

청미래 잎 추출물을 식중독 세균에 대하여 항균활성을 조사한 결과, 에틸아세테이트(ethyl acetate) 분획물로 했을 경우 강한 항균활성이 나타났으며, 활성산소 소거능도 높게 나타났다. 뿌리의 메탄올 추출물에 의한 연구 결과 고사성 세포 사멸과 세포 내 칼슘 농도가 증가하고, 활성산소를 억제하여 퇴행성 뇌질환의 예방 또는 치료제로 사용될 수 있음을 확인했다. 그 외 여러 연구 논문을 종합해보면, 뿌리는 강한 항균효과와 다량의 미네랄을 함유하고 있으며, 잎은 뿌리보다 강력한 활성산소 제거 기능이 있어 토코페롤보다 월등히 우수하고, 합성 항산화제(BHA)와 유사한 소거능이 있음이 확인되었다. 항암효과를 비롯하여 뛰어난 독소 배출효과로 다양한 만성질환에 효과가 높은 청미래덩굴을 효과적으로 활용하는 지혜가 필요하다.

몸을 따뜻하게 하는 최고의 향신료 지리산 **초피**

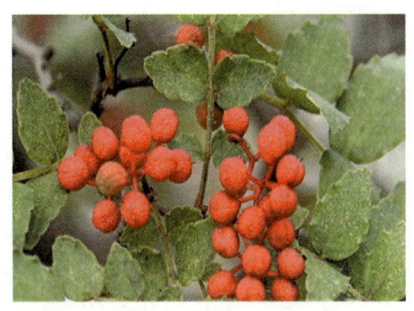

중부이남 지역의 산간지나 마을 주변에서 자라는 낙엽관목으로 높이가 약 3m 정도이며, 뾰족한 가시가 정교하게 마주 나고 잎도 마주 나며, 중앙부에 황록색의 반점이 있는 것이 특징이다. 우리나라 남부 지방 어디서나 쉽게 발견할 수 있는 수종이다. 지역에 따라 제피, 젠피, 조피, 천초 등의 이름이 많다. 배수가 잘되고 반 그늘진 곳에서 잘 자라는 자웅이주이며, 5~6월에 작은 꽃이 피고, 9~10월에 적갈색의 동그란 열매가 무리 지어 달리는데, 속에 새까만 씨앗이 있다.

옛날부터 남부 지방의 각 가정의 집 마당가에는 예외 없이 초피나무가 1~2주 정도는 있었다. 초피나무의 독특한 향을 좋아하여 씨앗 껍질과 잎을 향신료 또는 반찬으로 활용하기 때문에 부엌 가까이에 초피나무를 심었다. 초피의 강한 향으로 인해 모기, 파리가 가까이 오지 않아 대부분 집 주변에서 초피나무를 볼 수 있었는데, 요즈음은 나무의 가시에 대한 불안감으로 대부분 제거되어 집안에서는 보기가 어려워졌다.

그동안 열매 껍질만을 가루 내어 향신료로 사용해왔는데, 필자는 오래전부터 열매와 잎, 줄기 등 전초를 활용해오면서 초피나무의 뛰어난 약효성에 큰 매력을 갖고 있었다. 열매 껍질은 갖가지 음식의 향신료로서 후추와 겨자를 능가하는 성분이 있을 뿐 아니라 에이즈 균까지도 죽일 수 있는 강한 살균, 살충 작용으로 갖가지 세균성 질환과 염증성 질환 등으로 활용범위가 확대되고 있으며, 혈액순환, 면역력 강화, 해독작용 등에 탁월한 효과가 있음이 밝혀지고 있다.

씨앗 껍질 추출물은 티로시나제 효소의 활성을 저해하여 피부미백 효과를 나타내고, 리폭지나제 효소의 활성 저해 기능과 프리래디칼 소거능이 우수하여 피부노화를 방지하는 뛰어난 기능이 있음도 연구 보고되어 있다. 잎을 가루 내거나 그대로 김치나 다른 음식을 조리할 때 적절히 활용하면 독특한 향과 음식의 변질을 방지하는 작용이 있으며, 풋 잎은 장아찌나 차로 활용하기도 한다. 초피나무 잎을 이용한 혈관 이완효과 실험에서는 추출물이 혈관의 내피세포에 작용하여 산화질소를 활성화하여 혈관을 이완시키는 것으로 연구 보고되어 있다.

씨앗을 기름 내어 수시로 소량씩 복용하면 다양한 효과를 느낄 수 있으며, 볶아서 그대로 복용하면 몸이 따뜻해지고, 소화기능이 향상되며, 눈이 밝아지고, 검은 머리가 많아지는 효능을 볼 수 있다. 기름을 내어 복용하거나 35도 정도의 술에 담가두고 마시면 독특한 향과 맛을 느낄 수 있으며, 다른 술과 칵테일을 하면 특별한 맛을 느낄 수 있다. 잎과 줄기 열매를 으깨어 강물에 풀면 고기가 일시적으로 마비를 일으키다가 잠시 후 다시 본래대로 돌아간다.

우리나라 지리산 주변에서 생산되는 초피가 가장 우수한 것으로 인정되고 있다. 열매와 잎, 줄기 어느 부위 하나 약성이 탁월하지 않은 부분이 없는 초피를 더욱 연구하여 세계적인 자원으로 발전시킬 수 있기를 기대해본다.

귀신같이 잘 듣는 화살나무

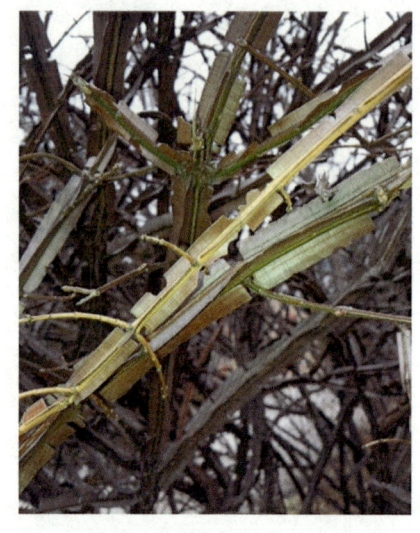

전국의 낮은 산기슭이나 양지 바른 들판에서 자라는 낙엽관목이다. 나무의 높이는 2~3m 정도이며, 가지에 화살깃처럼 생긴 코르크질의 넓은 날개가 2~4줄로 발달하는 특징이 있다. 잎은 마주 나고 가을에 붉게 물드는 단풍이 아름답다. 이른 봄에 나오는 새순을 홑잎나물이라 하여 예전부터 즐겨 식용했고, 뜨거운 물에 살짝 데쳐 말려두고 차로 우려 마시면 은근한 향이 한잔 더 마시고 싶어지게 만든다. 가을에 달리는 주홍색의 열매도 단풍잎과 어우러져 아름다움을 더한다. 잔뿌리와 가지가 많이 나고, 토양을 가리지 않고 잘 자라며, 조경수로 많이 이용된다.

한방에서는 코르크층의 날개를 잘라 여성의 출혈, 대하 어혈 등에 사용하는데, 귀신이 쏘는 화살의 날개 또는 귀신같이 잘 듣는 약재라는 뜻으로 귀전우(鬼箭羽)라고 한다. 화살나무의 부위별 추출물로부터 항산화 활성에 대한 생물학적 특성 조사에서 활성산소 억제 기능은 잎, 날개, 뿌리, 종자, 줄기 순으로 나타났다. 당뇨병 예방 및 치료를 위한 실험에서는 인슐린 분비 촉진 및 인슐린 저항성 개선 활성이 우수한 것으로 검증되었으며, 수용성 추출물 실험에서도 암 예방 및 치료와 혈당강하, 강심작용이 있음이 확인되었다.

플라보노이드로 알려진 수용성 식물색소는 다른 세포들을 손상시키는 활성산소의 활동을 차단하는 효과가 높다. 항염증 및 항산화 특성을 갖고 있어 뼈 형성을 강화하고, 베타카로틴은 심혈관 질환을 억제, 고혈압에 효과가 있는 것으로 알려져 있다. 또 다른 연구에서는 화살나무의 꾸준한 복용이 위암, 식도암에도 효과가 높은 것으로 확인되었다.

맺는 말

급변의 시대

현대 사회는 너무도 빨리 변해가는 급변의 사회다. 기후변화의 속도에 가속도가 붙으면서 먹거리의 생산에서부터 인간의 삶에 직접 영향을 미치는 모든 주변 환경이 변화해 가고, 과학기술의 발전에도 가속도가 붙고 있다. 인간의 지능을 능가하는 로봇의 등장에서부터 그동안 인류사회의 발전을 주도했던 가장 핵심 에너지인 화석연료(석유, 석탄, 천연가스 등)의 시대에서 신재생에너지(태양광, 풍력 등) 시대로의 전환을 목전에 두고 있다.

구글이 선정한 이 시대 세계제일의 미래학자 토마스 프레이(Thomas Frey)는 "현재의 인류는 지금까지 지나온 모든 인류 역사보다 앞으로 다가오는 20년간 더 많은 변화를 보게 된다"고 말했다.

감당하기 어려운 변화의 진폭이 당황스럽고 두렵기까지 하다.

밀려오는 거센 변화의 회오리바람에 휩쓸리지 않고 살아남으려면 두 눈을 부릅뜨고 정신 똑바로 차리지 않으면 언제 낙오될지 모르는 중차대한 시대를 우리가 살아가고 있는 것 같다.

인터넷으로 대변되는 3차 산업혁명에 이어 인공지능을 비롯해서 만물이 융복합하는 시대로 예상되는 4차 산업혁명의 시대가 시작되면서 의료 부문에서도 혁명적인 변화가 예상되고 있다.

미래학자들은 머지않은 미래에 약사도 없어지고 의사도 현재의 역할이 크게 축소되거나 사라질 수도 있다고 예언하고 있다.

나노 수준의 로봇이 분자 크기의 약물을 DNA에 직접 전달하기도 하고 암세포를 공격할 것이라고 한다.

사람이 하던 진단과 치료를 로봇이 대신함으로써 더 정확한 진단과 치료가 가능할 것이라고 한다.

심지어는 나노 로봇의 투입으로 2020년대가 되면 질병이 소멸할 것이라고 예상하는 학자도 있다.

그러나 과연 그렇게 될까? 필자는 이러한 주장들에 상당한 의문을 가지고 있다.

과학기술의 발전이 질병의 진단과 치료에 크게 기여하게 될 것은 의심할 수 없는 사실이나 생명체 고유의 자연현상을 현대 과학기술의 잣대로 비교하거나 판단하는 것은 매우 위험한 결과를 초래할 수도 있다.

1990년 미국 주도로 영국, 프랑스, 일본이 공동으로 연구를 시작한 게놈프로젝트가 2001년에 완성되어 인간 게놈 지도가 발표되면서 질병의 완전정복이 머지않았다는 보도가 넘치고 그 후 20여 년이 가까워지고 있음에도 아직까지 어떠한 질병도 소멸하였다거나 그렇게 되어 가고 있다는 보고서가 나온 것이 없다. 오히려 난치성 질환들이 더욱 증가 추세에 있고 사망자도 늘어나고 있는 현실이다.

과학기술이 아무리 발전해도 생명력이 있는 풀 한 포기, 곤충한 마리도 새롭게 만들어 내지는 못한다. 기존 생명체의 조직을 이용해서 복제하거나 변형시킨 유사 생명체, 또는 합성생물을 만들어 낼 뿐이다.

기후가 변하고 생활환경이 급변하면 오히려 새로운 질병의 발생이 증가하고 인간의 고통도 증가하게 될 가능성이 높아질 수도 있을 것이라는 게 필자의 생각이다.

발전된 과학기술이 질병을 더욱 정확하게 치료하고 나타난 증상을 제거할 수는 있겠으나 질병이 원천적으로 발생하지 않게는 할 수 없을 것이며 완전치유로 이르게 하지는 못할 것이라고 예상한다.

의료분야 과학기술의 발달을 지나치게 확대해석하여 잘못된 정보를 확산함으로써 오히려 혼란을 가중시키게 될 가능성이 높아질 수 있다.

사람들을 비롯한 모든 생명체의 생존에 가장 중요한 요소는 공기와 물, 염분과 필수 영양이며, 생명체가 탄생할 때부터 가진 고유의 자율조절 기능이다.

자연이 부여한 생명현상의 기본 원칙을 등한시하고 과학기술에만 질병 치료를 의존한다면 매우 위험한 상황으로 나가게 될 가능성이 있으며 과학기술이 발전할수록 자연치유, 자연 의학의 중요성과 가치는 더욱 빛을 발하게 될 것이라고 확신한다.

새로운 생명의 원리, 후성유전학(後成遺傳學)

오스트리아의 멘델이 1866년 유전법칙을 발표한 이후 현재까지 모든 생명체는 태어나는 순간부터 죽을 때까지 어미로부터 물려받은 형질이 유전자에 이미 프로그램화되어 있어 질병을 비롯한 생리적인 현상들이 비슷하게 나타난다는 것이 유전자 결정론이다.

인간도 엄마의 자궁에서 정자와 난자가 수정이 이루어지는 순간부터 부모의 체질, 행동, 성격 등이 유전자에 각인되어 평생에 걸쳐 그 사람의 삶에 영향을 미친다는 것이다.

그러다 보니 발생한 질병에 대한 특별한 원인을 찾을 수 없을 경우에는 유전성일 가능성이 높다고 판단하고 대부분 그러한 의

견에 동의하면서 살아간다.

그러나 최근 우리 몸에 나타나는 생리 현상들은 부모(선대)로부터 물려받은 유전인자에 의한 영향 보다 그 사람의 생활환경과 생활습관에 의해 더 큰 영향을 받는다는 사실이 밝혀지면서 이를 후성유전학(epigenetics)으로 명명하고 있으며 생활습관에 따라 질병의 종류도 달라지고 유전자의 발현 상황이 달라진다는 것이 많은 연구에서 보고됨으로써 생활습관을 고치면 질병을 고칠 수도 있고 예방할 수도 있는 것으로 확인되고 있다. 그리고 이러한 후생유전 현상은 자식에게도 영향을 미치는 것으로 알려져 있다.

그러므로 자식을 건강하게 성장시키는 데 가장 큰 영향을 미치는 것은 부모의 식습관을 비롯한 생활습관이고, 나 자신의 병을 만들거나 치유하는 것도 모두 나의 생활습관인 것이 분명해졌다.

그럼에도 대부분의 현대인들은 현재의 편안함을 추구하는 경향이 너무 강하다.

음식을 섭취할 때도 내 몸에 미치는 영향을 생각하기에 앞서 고소하고 달짝지근하여 입이 좋아하는 음식을 선호한다. 생활하는 자세도 마찬가지다.

약간의 불편함을 감수하면 건강한 미래의 삶을 보장받을 수 있음을 알고 있으면서도 당장은 달고 부드러워 맛있는 음식을 선택하고 하고 싶은 대로 행동하며 살아간다.

이제 우리는 지속 가능한 건강을 위해서 보기 좋고 맛있는 음식에서 눈을 돌려 내가 먹는 음식이 어떻게 생산되었으며 어떤 과정을 거쳐 내 앞에까지 왔는지를 생각하며 음식을 섭취하는 습관을 가져야 한다.

오늘날 우리가 섭취하는 먹거리의 대부분은 점점 상품화되어 홍보나 포장, 외형, 첨가물 등에 의해 가치나 가격이 결정되는 경제논리에 매몰되어 가고 있다.

이제 우리는 인류의 생존에 가장 결정적인 영향을 미치는 먹거리를 선택하는 기준을 새롭게 정립하지 않으면 안 된다. 양적 중심의 얼마나(How much)에서 질적 중심의 어떻게(How)로 바뀌어야 한다.

후성 유전자에 영향을 주는 것들은 수많은 다양한 요인들이 있겠으나 가장 큰 영향을 미치는 요인을 살펴보면

첫째, 정자와 난자가 수정될 당시의 상황이다. 새로운 생명을 탄생시키기 위한 아버지와 엄마의 사랑의 행위 시 양자의 정신과 신체적 건강 상태가 새롭게 탄생하는 생명체에 지대한 영향을 미친다.

둘째, 새 생명이 처음으로 안착하는 엄마의 자궁 내 환경이다. 자궁 내 환경은 평소에 섭취하는 음식, 음주, 약물 등과 생활습관에 의해 결정된다.

셋째, 임신 중 엄마의 심신 상태다. 엄마가 받는 스트레스, 마음가짐, 사회 환경 등이 태아에게 직접 영향을 미친다. 태교의 중요함이 크게 강조되고 있는 이유다.

넷째, 성장 과정에서의 생활환경, 생활습관이다. 특히 어릴 때의 가정환경과 생활습관은 그 사람의 미래인생 전체를 결정한다고 해도 과언이 아닐 정도로 큰 영향을 미친다.

영국의 생리학자 셀드레이크는 "유전자를 통해서는 부모의 형태가 전달되고 마음과 습관을 통해서는 부모 세대가 학습한 모든 문화적인 것 또는 기능적인 것들이 전달된다."고 주장하며 자식에게 나타나는 내적인 요인들에 부모의 생활습관이 얼마나 큰 영향을 미치는지를 강조했다.

암이나 당뇨 등 여러 난치성 만성 질환들이 선대 조상들로부터 물려받은 유전인자 때문이 아니고 나의 생활습관에 의한 것임을 다시 한 번 분명히 인식하여야 한다.

암에서 자유로워지는 지름길은 앎과 실천이다

세상 모든 사람들은 질병 없이 건강하게 살기를 희망한다. 그러나 진실로 자기의 건강한 삶을 위해 공부하고 실천하는 사람은 많지 않다. 건강이 중요하다고 막연히 생각하고 있을 뿐, 그러한 결과를 담보하기 위한 올바른 지식과 실천력을 갖고 있지 못하다.

대부분 주변 사람들로부터 이것저것 주워들은 이야기이거나 TV, 잡지, 또는 특정 질병에 대해 의사에게 들은 이야기가 전부다. 그러나 우리가 상식적으로 알고 있는 건강 지식의 대부분이 근거가 없거나 잘못된 것이 너무 많다.

우리 몸에서 나타나는 많은 증상들은 우리 몸속에 비정상적인 상황이 발현되고 있음을 알려주는 신호이고, 우리 몸속의 유해한 요인들을 제거하여 정상으로 돌아가기 위한 인체의 자율조절 기능의 발로이며 호전 반응이다. 그러므로 인체에 나타나는 증상 그 자체가 질병은 아니다.

암 종양도 주변의 독성 물질들로부터의 피해를 줄이기 위해서 독소를 가두어 두기 위한 인체의 자연치유력, 항상성의 발로이기 때문에 제거하거나 억압해야 할 대상이 결코 아닌 것이다. 암 종양이 발생하면 먼저 내 몸의 면역력, 자연치유력이 저하되어 있음을 깨닫고, 몸속의 노폐물과 독소를 비워내고 산소가 충만해지는 생활환경과 생활습관으로 바꾸기 위한 작전에 먼저 돌입해야 한다.

많은 사람들은 질병의 증상이 나타나면 왜 이러한 증상이 나타나게 되었는지를 알려고 하기보다는 병원부터 먼저 찾아갈 생각을 한다. 스스로 병의 원인을 알기 전에 병원부터 먼저 찾아가면 환자의 생활습관을 잘 모르는 의사는 환자에게 의례적으로 간단히 몇 마디 물어보고 나타난 증상을 제거하기 위한 치료 작업을 시작한다.

암을 비롯한 만성질환의 대부분이 잘못된 생활습관에 의해 발생하므로 질병의 원인은 본인이 가장 정확히 알 수 있다.

내 몸에서 암을 비롯한 고혈압, 당뇨 등의 질환이 발생했음은 내 몸 안의 자연치유력이 제 기능을 발휘하지 못하고 있음을 뜻한다. 그렇기 때문에 건강에 이상 증상이 나타나면 제일 먼저 할 일은 자기 성찰과 반성이 선행되어야 하고, 낙오되지 않고 병나지 않고 건강하게 100세 시대를 살기 위해서는 먼저 나 자신이 변해야 한다. 자기 성찰과 반성 없이 의사나 타인에게 자기 생명을 맡기는 것만큼 어리석고 한심한 일은 없을 것이다. 성찰과 반성을 통해 내 몸의 자연치유력을 회복시키는 데 모든 역량을 집중해야 한다.

진실로 건강한 삶을 원한다면, 건강의 참지식인 자연의학과 자연치유의 원리를 배우고 익히기 위한 시간과 노력을 투자하는 데 인색하지 말아야 한다. 지금 시간을 투자하지 않으면 훗날 어느 땐가는 고통과 죽음을 앞당기는 데 시간을 내어놓지 않을 수 없게 될지도 모른다.

암세포를 몸속에 품고 있으면서도 현재 하는 사업이나 직장, 가정을 벗어나지 못하고 적당히 현실에 안주하려고 하는 나약한 사람은 결코 암에서 자유스러울 수가 없다. 담배를 피우는 사람이 하루 피우는 양을 줄인다고 담배를 끊을 수 있겠는가? 알코올 중독자가 술을 적게 마시기 위해 노력한다고 술의 중독에서 벗어날 수 있겠는가? 주행 중인 차가 장애물과의 충돌을 피하기 위해 브레이크를 적당히 약하게 밟으면 어떻게 되겠는가?

적당한 방법은 통하지 않는다. 암에서 자유로워지는 가장 확실한 방법은 명확한 방향을 설정하고, 식습관과 생활환경 그리고 마음을 변화시켜 내 몸의 자연치유력을 회복시키는 데 모든 역량을 총 집중하는 것이다. 그리고 배움에 시간을 아껴서는 안 된다. 배움은 나에게 새로운 미래에 대한 기대감과 새로운 지식을 갖게 하고, 새로운 친구를 만나게 하며, 새로운 삶의 기회를 제공하게 될 것이다. 배우자, 그리고 또 배우자.

암이나 100세 시대나 다 같이 가장 확실한 특급 비방은 앎이고 실천이며 '비움과 채움'이다. 낡은 사고(지식)에 근거한 고정관념과 몸속의 독소를 비워내고, 새로운 것으로 내 몸과 마음을 가득 채우자.

참고문헌

- 『물은 답을 알고 있다』 에모토 마사루, 더난출판
- 『살아있는 에너지』 콜럼 코츠, 양문출판
- 『마음이 몸을 치료한다』 데이비드 해밀턴, 불광출판사
- 『100세 인생도 건강해야 축복이다』 라시르 부타르, 라이프맵
- 『물, 백과사전』 후지타 고이치로, 아르고나민
- 『건강하게 나이 먹기』 앤드류 와일, 문학사상사
- 『자연치유』 앤드류 와일, 정신세계사
- 『의료가 병을 만든다』 아보도오루, 문예출판사
- 『독소』 윌리엄 레이몽, 랜덤하우스
- 『암을 이기는 영양요법』 패트릭 퀼린, 중앙생활사
- 『암과 싸우지 마라』 곤도 마코토, 나남출판
- 『암은 병이 아니다』 안드레이스 모리츠, 에디터
- 『암 생과 사의 수수께끼에 도전하다』 타치바나 다카시, 청어람미디어
- 『병원 가지 않고 고치는 암 치료법』 후나세 슌스케, 중앙생활사
- 『암을 이기는 면역요법』 아보 도오루, 중앙생활사
- 『암 치료가 당신을 죽인다』 곤도 마코토, 한문화
- 『암 휴식은 독이고 운동은 약이다』 안나슈워츠, 위즈덤하우스
- 『건강의 배신』 이노우에 요시이스, 돌베개
- 『의사들에게는 비밀이 있다』 데이비드 뉴먼, RHK
- 『3차 산업혁명』 제레미 리프킨, 민음사
- 『21세기 건강의 길』 프란시스코 콘트라레스, 에디터
- 『병 안 걸리고 사는 법』 신야 히로미, 이아소
- 『한국, 탈핵』 김익중, 한티재
- 『완전한 몸 완전한 마음 완전한 생명』 전홍준, 에디터
- 『암 걸을 힘만 있으면 극복할 수 있다』 윤태호, 행복나무
- 『마음이 나으면 암도 낫는다』 김순임, 상지사
- 『의사는 수술 받지 않는다』 김현정, 느리게 읽기
- 『당신의 100년을 설계하라』 박상철, 생각속의 집
- 『나는 자연식으로 암을 고쳤다』 송학운, 고요아침
- 『병원 가지 않고 고치는 암』 기준성, 중앙생활사
- 『의사를 믿지 말아야 할 72가지 이유』 허현회, 맛있는책
- 『암 재발은 없다』 황성주, 청림출판
- 『내 몸이 최고의 의사다』 임동규, 에디터
- 『위험한 서양의학, 모호한 동양의학』 김영수, 창해
- 『소금과 물 우리 몸이 원한다』 박의규, 지식과 감성